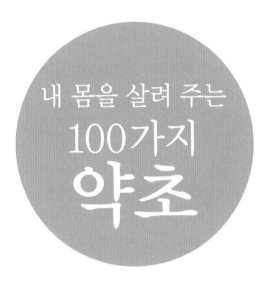

내 몸을 살려 주는
100가지
약초

編著 **최수찬**(한약학 박사/전 농촌진흥청 약초연구원)
寫眞 **김완규**(야생화 사진가)

지식서관

내 몸을 살려 주는
100가지 약초

지은이 l 최수찬
사진 l 김완규
펴낸곳 l 도서출판 지식서관
펴낸이 l 이홍식
본문 디자인 l 디자인 감7
등록 l 1990. 11. 21. 제96호
주소 l 경기도 고양시 덕양구 고양동 31-38
전화 l 031)969-9311 팩스 l 031)969-9313
e-mail l jisiksa@hanmail.net

초판 1쇄 발행일 l 2016년 3월 5일
초판 3쇄 발행일 l 2023년 2월 10일

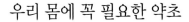

머리말

우리 몸에 꼭 필요한 약초

약식동원(藥食同源)이라는 말이 있다. "음식이자 보약" 즉, 음식(飮食)은 약(藥)과 같다 하였다. 우리 주변에서 자주 먹는 음식들은 실은 약초를 재료로 사용하고 있다.

약초는 건강의 유지·증진에 우수한 효능·효과를 가진 것으로 밝혀졌다. 식품 재료를 음양오행설(陰陽五行說)에 기초하여 배합하고 이것을 약선(藥膳)으로 하였다.

현대인들이 많이 앓고 있는 질병은 당뇨와 고혈압, 뇌경색 등이다. 정신적 스트레스나 운동 부족, 이상 기후나 환경 오염에 의한 인체 부적응으로 과거에는 생각하지 못한 다양한 질병이 생겨나고 있다.

우리 조상들은 지혜로운 생활 방식을 통하여 생존 본능의 경험을 터득하여 주변의 약초를 중심으로 약효가 있다고 밝혀진 것을 치료에 사용하여 왔다. 반복적인 경험과 학습 내용을 체계화하여 본초학과 포제법을 체계화하여 거대한 동의보감(東醫寶鑑)을 발간하였다.

이것은 오늘날 중국의 고의서(古醫書)인 《상한론(傷寒論)》과 《금궤요략》 등을 제치고 한의학 전문 서적으로 세계 문화 유산에 등재되는 쾌거를 거두었다.

이 책은 동의보감의 처방과 민간에서 전래되어 내려오는 민약요법을 수록하였으며, 약식동원(藥食同源)의 원리로 약초를 잘 활용하여 음식으로도 먹을 수 있도록 하였다.

따라서 저자는 이 책이 아직 미흡하지 하지만 부족한 부분은 차츰차츰 보완할 것을 약속드리며, 자신과 주변의 사람들이 음식을 통하여 질병 치료와 건강한 삶을 영위할 수 있기를 기원한다.

2016. 3. 5.

저자 道日 崔秀讚

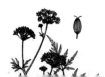

CONTENTS

◉부록

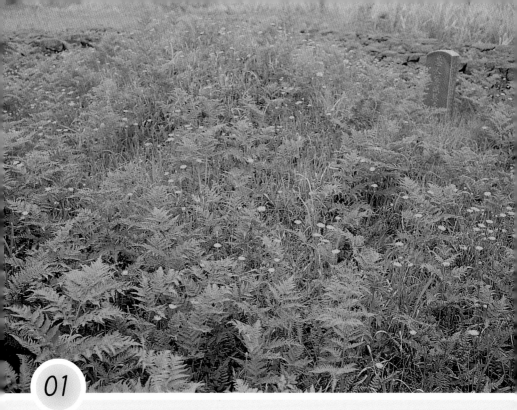

고사리

- 학　명 : *Pteridium aquilinum* var. *latiusculum* (Desv.) Und. ex Heller.
- 별　명 : 고자리
- 생약명 : 궐근(蕨根)–뿌리줄기를 말린 것, 궐엽(蕨葉)–잎을 말린 것

　잔고사리과 고사리속. 여러해살이풀. 산과 들의 양지에서 나며 굵은 땅속줄기가 옆으로 벋으면서 군데군데 잎이 나와 키 1m 정도 자란다. 잎자루는 20~80cm로 길며 잎몸은 깃 모양으로 갈라지고 작은잎은 긴 타원형이며 뒷면에 털이 있다. 봄에 잎의 가장자리가 뒤로 말리고 잎의 뒷면에 포막처럼 된 포자낭이 붙는다. 어린 잎을 식용하고 뿌리는 약재로 쓴다.

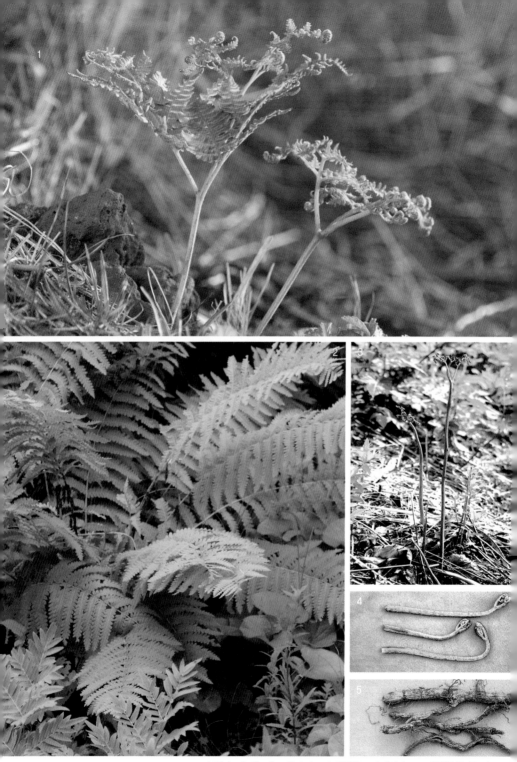

1 줄기   2 잎   3 고사리 순   4 채취한 고사리의 순   5 채취한 뿌리줄기

처방
處方

⊙ 이질(痢疾), 설사(泄瀉), 황달(黃疸), 대하(帶下)
말린 약재를 1회 4~8g씩 물 200㎖로 달여서 하루에 3회 복용한다. 또는
궐분(고사리 가루)을 끓는 물에 타서 복용한다.

● 궐분(蕨粉;고사리 가루)
고사리의 뿌리(땅속줄기)에는 전분이 많이 함유되어 있어 가을에 잎이 떨
어지면 이 뿌리에서 전분을 채취하여 고사리 분을 만드는데, 고사리 분으
로 만든 떡은 칡가루 떡과 비슷하나 끈기가 더 있고 과자, 풀 등의 원료로
쓰인다. 이 가루는 자양 강장제도 되며 해열의 효과도 크다.

● 고사리 나물
4~5월경에 어린 잎과 새순을 채취하여 먹는다. 끓는
물에 데친 후 삶아 말려 묵나물로 만들어 보관한다.
나물 무침이나 국거리로 쓰고 정어리와 같이 조려
서 먹기도 한다.

● 고사리 묵나물
그릇 바닥에 고사리를 2~3겹 깔고 그 위에 나무의 재를
얇게 뿌린다. 이것을 반복하여 고사리를 겹쳐 재운 뒤 뜨거운 물을 붓고
들뜨지 않도록 무거운 돌로 눌러 놓는다. 24시간 후 꺼내어 푹 삶고 차가
운 물에 2~3시간 우려내어 햇볕에 말린다.

효능 고사리의 맛은 달고 성질은 차갑다.
고사리 잎을 달여 복용하면 오장(五臟)을 보하고 통기(通氣), 이수(利水),
청열(淸熱), 윤장(潤腸), 강기(强氣), 화담(和痰)의 효능이 있고, 뿌리줄기는
청열(淸熱), 이습(利濕)의 효능이 있으며 편충(鞭蟲)의 구충제(驅蟲劑)로 이
용된다.

사용주의 고사리는 많이 먹으면 성기능(性機能)이 약화되고 다리가 약해지며, 눈이
어두워지고 배가 팽팽해진다.

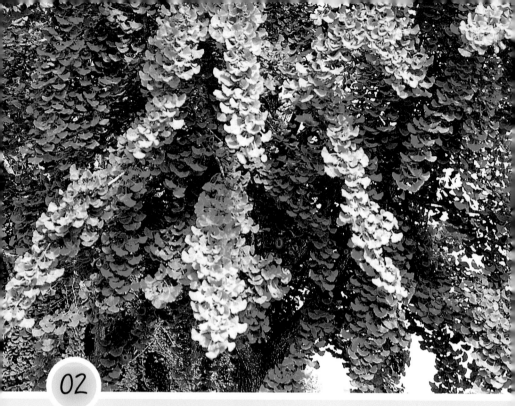

은행나무

- 학 명 : *Ginkgo biloba* L.
- 별 명 : 공손수, 압각수, 행자목, 화석나무
- 생약명 : 백과엽(白果葉)-잎을 말린 것, 백과(白果) · 은행(銀杏)-씨를 말린 것

    은행나무과 은행나무속. 갈잎큰키나무. 마을 부근에서 높이 5~10m 자란다. 잎은 어긋나고 부채꼴이다. 꽃은 암수딴그루로 4~5월에 황갈색으로 피는데 수꽃은 수상화서로, 암꽃은 꽃줄기 끝에 두 개씩 잎과 함께 달린다. 열매는 외종피(外種皮)에 싸인 공 모양 핵과이고 9~10월에 노란색으로 익는다. 씨는 계란 모양이다. 씨를 식용하며 전체를 약재로 쓴다.

⊙ 폐병(肺病)

반 정도 익은 은행을 콩기름으로 채운 항아리에 담가 밀봉하여 100일 이상 숙성시킨다. 이 숙성된 은행을 1회 1개씩 매일 3회(아침은 식전에, 점심은 식후 1시간에, 저녁은 식후 2시간에) 따뜻한 물로 복용하는데, 은행에 직접 손을 대지 말고 대나무 칼로 잘게 썰어 나무젓가락을 사용해야 한다. 중증에는 1/2~1개 더 늘리고 어린이는 1/2~1/3개 정도 복용한다. 30일 정도 복용한 후 세균 검사를 하여, 무균일 경우에는 하루 2차례로 줄인다.

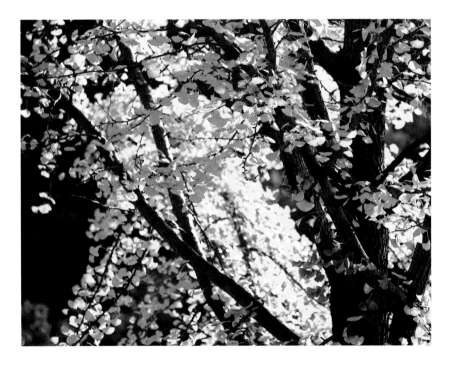

⊙ 소담(消痰), 진해(鎭咳), 천식(喘息), 폐병(肺病)

은행의 겉껍질과 내부의 심을 뺀 것 14개를 토관(土罐)에 넣어 설탕을 붓고 끓인 뒤 그 끓인 물을 수시로 복용한다.

⊙임병(淋病), 적·백대하(赤白帶下)
겉껍질을 벗긴 은행의 살과 산약(山藥)을 각각
같은 양으로 가루를 만들어 1회 약 12g씩 매일
3회 식전에 따뜻한 물로 복용한다. 수일간 복
용하면 효과를 볼 수 있다.

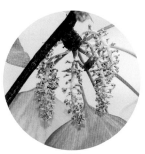
암꽃

⊙음모(陰毛)나 눈썹의 팔각충(八脚蟲)으로
　몹시 가려울 때
은행의 껍질을 짓찧어 환부에 바르거나 또는 모
공(毛孔)에 문지르면 효과를 볼 수 있다.

⊙손이나 발이 건조하여 피부가 틀 때
은행의 껍질을 벗겨내고 살을 찧은 뒤 이것을
참기름에 개어 환부에 바른다.

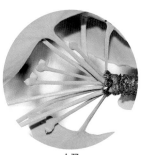
수꽃

⊙임병(淋病), 매독(梅毒), 감창(疳瘡)
은행의 껍질을 벗겨 찧은 뒤 이것을 환부에 바
른다.

⊙소아유뇨(小兒遺尿), 해수(咳嗽)
껍질을 벗긴 은행 14개를 설탕 물에 삶아 은행과 삶은 물을 함께 매일 2차
례 복용한다.

⊙백대(白帶)
껍질을 벗긴 은행 150g을 까맣게 태운 후 빙당(氷糖) 약 20g(백설탕이나
황설탕도 대용 가능)을 넣은 물 1.8ℓ에 달여 1/5 정도로 졸여지면 은행과
달인 물을 한 번에 복용한다. 매일 3회 식전에 복용하는데 여기에 술을 약
간 타서 복용하면 더욱 좋다.

⊙조루(早漏), 유정(遺精)
껍질을 벗긴 은행 20개를 소주 0.7ℓ로 삶아 먹는다. 장복(長服)하면 효과
를 볼 수 있다.

⊙야뇨(夜尿) 방지
껍질을 벗긴 은행 10개를 불에 구워서 복용한다.

⊙ 적·백대하(赤白帶下)

(1) 껍질과 속을 제거한 은행살, 연밥살, 껍질을 벗긴 율무쌀 각각 약 20g, 후추 약 5g을 섞어 가루로 만든다. 수탉 1마리의 내장을 뺀 뒤 이 약가루를 넣어 은근한 불에 흐물흐물하도록 고아 1~1.4ℓ가 되면 1회 0.35ℓ씩 매일 3회 식간에 3~5일간 복용한다. 이 기간에 냉수를 마시거나 또는 성교(性交)하는 것을 금한다.

경증에는 2일에 닭 1마리, 중증에는 1일에 닭 1마리씩 복용한다. 고혈압(高血壓)과 신염(腎炎) 또는 소변(小便)이 순조롭지 못한 사람은 이 처방을 금한다.

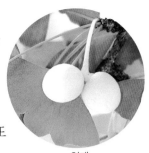
열매

(2) 오골계 1마리의 내장을 제거하고 그 속에 껍질을 벗긴 은행 21개, 연밥살 21개, 율무쌀을 가득 넣어 실로 꿰맨 뒤 물에 넣고 은근한 불로 흐물흐물하게 삶는다. 이것을 하루 3회 식전에 고기와 국물을 다 복용한다. 경증에는 2마리, 중증에는 5~7마리를 복용한다.

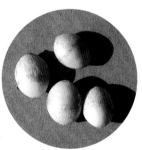
겉껍질을 벗겨낸 씨

⊙ 천증(喘症)과 폐·기관지천식(肺氣管支喘息)

껍질과 속껍질을 제거한 은행알 21개를 노랗게 볶은 후 마황(麻黃) 약 12g, 소자(蘇子) 7.5g, 관동화(款冬花) 7.5g, 강제반하(薑製半夏) 7.5g, 꿀로 볶은 상백피(桑白皮) 7.5g, 껍질을 벗긴 행인(杏仁) 약 5g, 약간 볶은 황금(黃芩) 약 5g, 감초 3.75g을 함께 넣고 물 1.4ℓ로 끓여 1/2이 되게 한다. 경증에는 이 약을 3등분하여 식후에 1등분씩 복용하고, 중증에는 2첩을 만들고 3등분하여 하루에 다 복용한다.

⊙ 소변백탁(小便白濁)

겉껍질과 속껍질을 벗긴 은행살 10개를 잘 찧어 끓인 물 0.35ℓ에 타서 이것을 하루 3회 식전에 복용한다.

⊙ 효천증(哮喘症)

겉껍질과 속껍질을 뺀 은행살 5개와 매듭을 뗀 마황(麻黃) 7.5g, 감초(甘草) 7.5g을 1첩으로 하여 매일 2첩과 재탕(再湯)까지 달여서 매일 3회 식후에 복용한다.

⊙오래 된 임병(淋病)

겉껍질과 속껍질을 제거한 은행살을 짓찧어 물 0.7ℓ로 삶아 약 0.5ℓ가 되게 한다. 은행살과 삶은 물을 매일 3회 시간에 함께 복용하되 설탕을 넣어도 좋으며 장기간 복용하면 좋은 효과를 볼 수 있다.

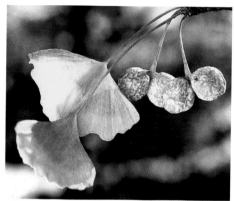
열매와 잎

⊙백대하(白帶下)

(1) 신선한 계란 1개를 구멍을 내고 껍질을 벗긴 은행 2개를 넣어 그대로 쪄 먹는다. 매번 9개를 만들어 매일 3회 식후에 1개씩 3일간 복용한다.

(2) 생은행(껍질을 벗긴 것) 7개를 으깨어 뜨거운 두부순으로 매일 3회 식전에 7개씩 복용한다. 만약 두부순이 없으면 콩을 으깨어 삶은 물로 은행을 복용해도 좋다.

⊙백탁(白濁), 백대(白帶)

은행 7개를 겉껍질과 속껍질을 빼고 으깨어 두부순(두부를 만들 때 짜낸 물)에 풀어서 매일 2차례 아침저녁 식전에 복용한다. 경증은 5일 정도 복용하고 중증은 3주 정도 계속 복용한다.

효능 열매를 은행(銀杏)이라고 하는데, 성질은 따뜻하고 맛은 달고 쓰다. 독이 조금 있다.
폐기(肺氣)를 이롭게 하고 천식(喘息)을 멈추게 한다. 소변(小便)의 빈도를 조절하고 백대하(白帶下)와 구갈(口渴)을 멎게 한다.

사용 주의 은행은 독성이 조금 있고 또 떫은 기운이 있어서, 한꺼번에 많이 먹으면 해롭다.

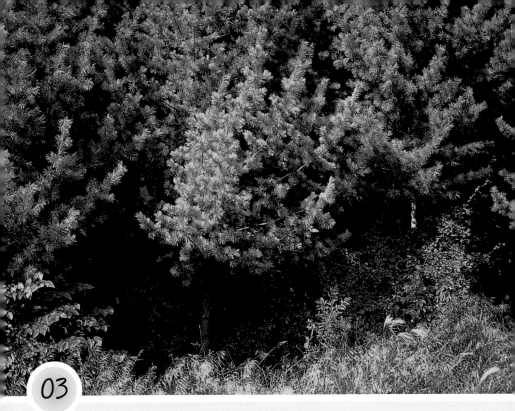

잣나무

- 학　명 : *Pinus koraiensis* Sieb. et Zucc
- 별　명 : 과송, 신라송, 오엽송, 홍송
- 생약명 : 해송자(海松子)–익은 씨

소나무과 소나무속. 늘푸른큰키나무. 고산 지대에서 높이 20
~30m 자란다. 잎은 바늘잎이고 한 곳에 5개씩 뭉쳐 난다. 꽃
은 암수한그루로 5월에 이삭처럼 달리는데 수꽃은 붉은색이고
햇가지 아래쪽에 달리며, 암꽃은 녹황색이고 가지 끝에 달린
다. 열매는 긴 달걀 모양 구과이고 다음해 10월에 여문다. 열매
는 식용하고 약재로도 쓴다.

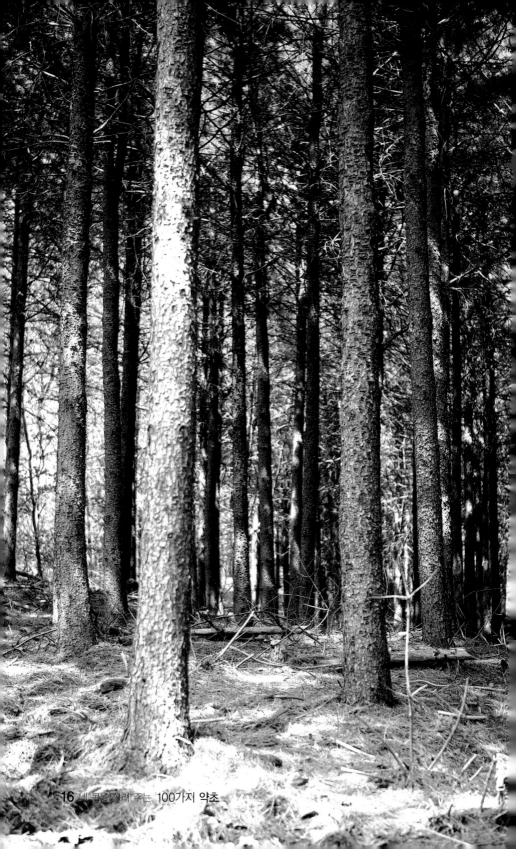

⊙ 뇌신경쇠약(惱神經衰弱), 심장허약(心臟虛弱), 양기부족(陽氣不足), 변비(便秘), 원기허약(元氣虛弱), 거친 피부

잣 600g을 술에 하룻밤 담갔다가 말려서 가루를 만든 다음 백출(白朮) 가루 300g과 함께 연밀(煉蜜)로 개어 녹두만한 크기의 환약을 빚는다. 이 환약을 1회 30~40개씩 매일 3회 식전에 복용한다. 변비(便秘)가 심한 사람은 10개를 더하여 복용한다. 이 처방에 대추살 300g과 생지황(生地黃) 말린 가루 300g을 더하면 아주 좋다.

⊙ 변비(便秘)가 심할 때

잣, 대마인(大麻仁) 같은 양을 가루로 만들어서 꿀과 식초로 개어 녹두만한 크기의 환약을 만든다. 이 환약을 1회 30개씩 매일 세 차례 식전에 따뜻한 물로 복용하면 효과를 볼 수 있다.

⊙ 장풍하혈(腸風下血)

잣(속껍질을 깐 것) 14개를 물 360~480㎖에 넣어 1/2이 되게 달인다. 이 달인 물을 한 번에 복용한다. 2~3회 계속 복용하면 하혈이 멎는다.

⊙ 경풍(驚風), 간질(癎疾)

잣(속껍질을 깐 것) 7.5g(어린이는 3.75g)을 매일 3회 식후에 따뜻한 물로 복용하면 보조 치료의 효과를 볼 수 있다.

⊙ 황수습창(黃水濕瘡)

잣기름 75g, 참기름 7.5g을 함께 달여 풀처럼 만든다. 이것을 환부에 자주 바르면 효과를 볼 수 있다.

⊙ 노화(老化)를 방지하고 피부를 윤택하게 하며, 심신(心身)을 보양하고 신장(腎臟)과 양기(陽氣)를 튼튼하게 하려면

잣(깐 것)을 술에 하룻밤 담갔다가 황정즙(黃精汁)에 하룻밤 더 담근 뒤 은근한 불로 볶는다. 황정즙(黃精汁)이 마르면 잣을 말려 보관한다. 이 잣을 1회 21개씩 매일 3회 식전에 복용한다. 장복하면 좋은 효과를 볼 수 있다.

⊙양기쇠약(陽氣衰弱), 두발(頭髮)의 흰 얼룩, 사지냉통(四肢冷痛), 기혈불순(氣血不順), 늙기도 전에 먼저 쇠약해질 때

(1)봄철의 마른 잣나무 잎 1.8kg, 원지(遠志;내심을 뺀 것) 1.2kg, 백복령(白茯苓) 600g을 모두 가루로 만들어 섞고 연밀(煉蜜)로 개어 녹두만한 크기의 환약을 빚는다. 이 환약을 1회 30개씩 매일 3회 식후에 따뜻한 물 또는 음양곽주(淫羊藿酒)로 복용한다.

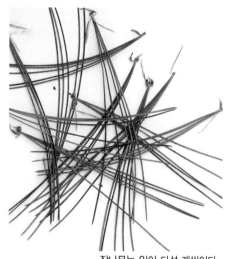

잣나무는 잎이 다섯 개씩이다.

• 음양곽주(淫羊藿酒)는 음양곽 600g에 고량주(또는 소주) 1.8ℓ를 붓고 7일 이상 숙성시킨 것이다.

(2) 봄철에 잣나무 잎을 따서 그늘에 말린 후 가루를 만들고 연밀(煉蜜)에 개어 환약을 만든다. 이 환약을 1회 30개씩 매일 아침에는 식전에, 점심과 저녁에는 식후에, 그리고 취침 전에는 각각 술이나 술과 물을 반반씩 섞은 것으로 복용한다. 장복(長服)하면 마음이 가라앉고 간(肝)이 튼튼해지며 양기를 돕고 흑발을 보하며 눈과 귀가 밝아지고 노화(老化)를 더디게 할 수 있다. 잣나무 잎 대신 솔잎을 써도 된다.

⊙초기 중풍(中風) 구급법

잣나무 잎 300g, 파흰밑과 뿌리 300g을 물 0.7ℓ로 달여 1/2이 되면 이 달인 물을 1회 2순가락씩 매일 5~7회 복용한다. 중환자는 3~4순가락씩 복용한다.

⊙토혈(吐血), 하혈(下血)

(1) 잣나무 잎 300g을 물 0.7ℓ로 달여 1/2이 되면 이 달인 물을 매일 3회 한 번에 모두 마신다. 토혈은 식전에, 하혈은 식후에 각각 복용한다. 여기에 괴화(槐花;홰나무 꽃을 말린 것) 반 줌을 넣고 달여 먹으면 더욱 좋다.

(2) 봄철에 잣나무 잎을 9번 찌고 9번 말린 것 600g, 묵은 괴화를 검게 볶은 것 300g을 모두 가루를 만들어 섞고 꿀에 개어 녹두만한 크기의 환약

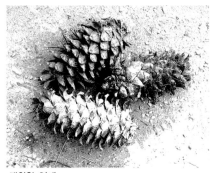

채취한 열매

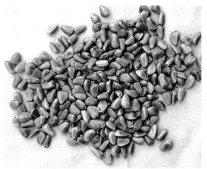

씨(잣)

을 빚는다. 이 환약을 1회 30~50개씩 매일 3회 술을 탄 물로 복용하면 모든 출혈(出血)·하혈증(下血症)을 고칠 수 있다.

⊙ 소변요혈(小便尿血)

잣나무 잎과 황련(黃連) 같은 양을 약간 볶아 가루를 만들어 이것을 1회 약 12g씩 매일 3회 식전에 술을 탄 물로 복용한다. 2~3회면 곧 효과를 볼 수 있다.

⊙ 월경(月經)이 멎지 않을 때

잣나무 잎을 검게 볶은 것과 백작약(白芍藥) 같은 양을 함께 가루로 만들고 이것을 1회 약 12g씩 매일 3회 식전에 술 또는 따뜻한 물로 복용한다. 수일이면 낫는데, 오래 된 것은 1개월이면 효과를 볼 수 있다.

⊙ 설사(泄瀉)

잣나무 잎을 삶아 그 물을 차를 마시듯 자주 복용한다.

⊙ 화상(火傷)

먼저 환부를 소주에 담그거나 종이에 소주를 적셔 환부에 발라서 통증이 멎게 한 뒤, 피부가 상한 곳에는 잣나무 생잎을 찧어 바르면 효과를 볼 수 있다. 만약 신선한 것이 없으면 마른 것을 가루로 빻아서 발라도 된다.

⊙ 사지신경통(四肢神經痛)

잣나무의 가는 가지 6kg을 3cm 길이로 썰어 술 9ℓ에 담가 1개월 정도 숙성시킨 뒤, 이것을 매일 3회 식사 때 1~2잔씩 장기간 복용하면 효과를 볼 수 있다.

⊙충치(蟲齒)

(1) 잣나무 가지를 태워 가루를 만들어 이 가루를 매일 5~7회 벌레 먹은 치아(齒牙)에 바르면 벌레는 죽고 통증은 멎는다. 먼저 연한 소금물로 양치질을 해야 한다.

(2) 송지(松脂;송진)를 엄지손가락만한 크기로 잘라 끓인 물로 풀어 우려낸 물로 양치질을 해도 된다.

• 이 처방은 악창파열(惡瘡破裂)도 치료할 수 있다.

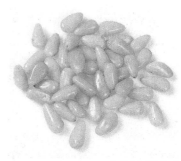

속껍질을 벗긴 씨

⊙백대하(白帶下)

백지(栢脂;잣나무 송진) 약 120g을 술 약 1ℓ에 넣고 은근한 불에 달여 술이 다 증발하면 다시 술을 조금 더 붓고 달인 후 식혀서 녹두만한 크기의 환약을 빚는다. 이 환약을 1회 70~100개씩 매일 3회 식전에 술을 탄 물이나 따뜻한 물로 복용하면 효과를 볼 수 있다.

⊙사지관절동통(四肢關節疼痛)

잣나무 마디 또는 소나무 마디 12kg을 술 24ℓ에 담가 3주 정도 숙성시킨다. 이 술을 매일 3회 식사 때 1~2잔씩 장기간 복용하면 효과를 볼 수 있다. 잣나무 잎으로 술을 담가 복용해도 좋다.

• 이것은 다리에 쥐가 났을 때에도 효과가 있다. 또한 이 술은 따뜻하게 해서 마시면 넘어져서 다치거나 어혈동통(瘀血疼痛)에도 효과가 있다.

⊙전염병(傳染病) 예방

봄철에 잣나무 잎을 잘게 썰어 이것을 1회 7.5g씩 술이나 술을 약간 넣은 따뜻한 물로 식전에 복용한다. 처음에는 맛이 떫지만 계속하면 습관이 되어 괜찮아진다.

• 솔잎을 장기간 복용하면 늙지 않고 양기가 쇠퇴하지 않으며 모든 내장병을 제거하고 일체의 독소(毒素)를 풀어 주며, 몸이 가볍고 걸음이 빠르며 모든 풍습(風濕)한 신경통(神經痛)을 치료할 수 있다.

⊙입과 눈이 비뚤어질 때

청송엽(靑松葉;푸른 잣나무 잎) 600g을 찧어 술 1.8ℓ에 2일간 담갔다가 따뜻한 곳(온돌 방이나 난로 주변)에 만 하룻동안 두어 숙성시킨다. 이 술을 1컵씩 매일 3회 식후에 마신다. 복용 시 처음 복용하고 나서는 땀을 내야 하지만 다음부터는 땀을 내지 않아도 된다.

⊙ 음낭습양(陰囊濕痒)
백엽(栢葉;잣나무 잎) 또는 송엽(松葉;솔잎)을 삶은 물로 환부를 자주 씻으면 곧 효과를 볼 수 있다.

⊙ 폐병(肺病), 효천(哮喘), 해수(咳嗽)
잣 37.5g, 도인(桃仁;복숭아나무 씨) 37.5g을 함께 찧어 고약처럼 되면 연밀(煉蜜;꿀을 졸인 것) 약 20g으로 개어 용기에 담아 둔다. 이것을 매일 3회 식후에 따뜻한 물로 1숟가락씩 복용하거나 또는 1숟가락을 끓인 물에 넣고 풀어서 복용해도 된다.

⊙ 한해(寒咳) 또는 천식(喘息)
(1) 잣(깐 것) 25개, 백부근(百部根) 볶은 것 3.75g, 마황(麻黃) 볶은 것 3.75g, 껍질을 벗긴 행인(杏仁;살구 씨) 40개를 함께 가루를 만들고 설탕과 섞어 큰 콩만한 크기의 환약을 만든다. 이 환약을 1회 7~10개(어린이는 3~5개)씩 입에 넣고 서서히 녹여서 넘긴다. 매일 5~7회면 된다.
(2) 잣(깐 것)을 볶아서 매일 식사 때 20~30개씩 먹으면 효과를 볼 수 있다. 그리고 이것은 위한증(胃寒症)도 치료할 수 있다.

⊙ 잠을 편안히 못 자거나 불면증(不眠症)일 때
잣(깐 것) 21개, 호두살 3개, 대추 5개를 물 700㎖에 함께 넣고 달여 1/2이 되면 꿀이나 설탕을 넣어 한 번에 다 먹는다. 장복(長服)하면 잠이 잘 오고 정신을 건강하게 한다.

효능 열매를 잣이라고 하는데, 성질은 평온하고 맛은 달며 독이 없다.
정력(精力)을 강화하고 심기를 보양하며 비위(脾胃)를 튼튼하게 하고 기력을 높이는 효능이 있다.
식은땀을 멎게 하고 풍습을 제거하며 요통(腰痛)을 치료하고 피부를 윤택하게 하며 이목(耳目)을 총명하게 한다. 대변(大便)을 잘 나오게 하고 소변(小便) 잦은 것을 멎게 한다. 즉, 신경쇠약(神經衰弱)에 효능이 있으며 여자의 미용에도 좋은 약이다.

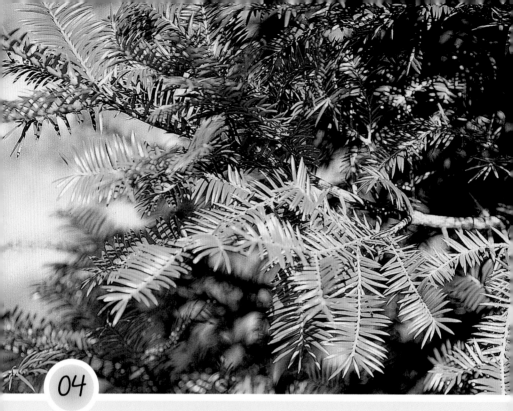

04 비자나무

- 학 명 : *Torreya nucifera* Sieb. et Zucc.
- 별 명 : 문목, 비자수
- 생약명 : 비자(榧子) · 옥과(玉果)–익은 씨를 말린 것

　주목과 비자나무속. 늘푸른 바늘잎 큰키나무. 산지에서 높이 25m 정도 자란다. 잎은 어긋나고 뾰족한 선형이다. 꽃은 암수 딴그루로 4월에 황갈색으로 피는데 수꽃은 둥근 달걀 모양이고 한 화축에 10송이가 달리며, 암꽃은 2~3송이씩 달려 녹색 포에 싸인다. 열매는 육질의 종의로 싸인 타원형 핵과이고 다음해 9~10월에 자갈색으로 익는다. 열매를 식용 · 약용한다.

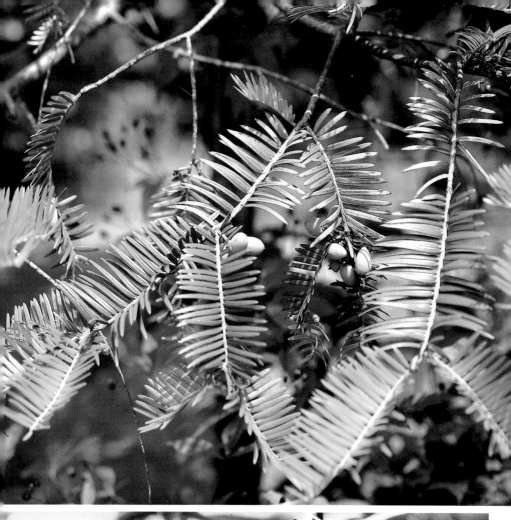

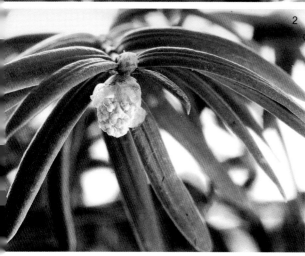

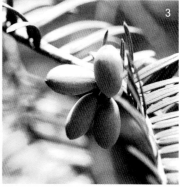

1 개비자나무
2 개비자나무 꽃
3 개비자나무 열매

처방 處方

⊙ **회충(蛔蟲), 요충(蟯蟲), 촌백충(寸白蟲)의 제거**

아침 식전에 껍질을 벗긴 비자 7개를 먹으면 모든 충질(蟲疾)을 없애 준다.
• 어린이의 복통(腹痛)에는 반숙(半熟)으로 볶아 먹어도 좋다.

⊙ **갑자기 피를 토할 때**

껍질을 벗긴 비자 7개와 껍질을 벗긴 행인(杏仁;살구 씨) 7개를 함께 가루를 만들어 따뜻한 물로 복용한다.
• 이 처방은 목구멍의 가려움증과 동통(疼痛)에도 효과를 볼 수 있다.

⊙ **탈모방지(脫毛防止)**

껍질을 벗긴 비자(榧子) 3개, 껍질을 벗긴 호두 2개, 백엽(栢葉;측백나무 잎) 300g을 섞어 함께 찧은 뒤 물 0.35ℓ 에 타서 그 물로 머리를 감으면 된다.

⊙ **탈모방지(脫毛防止), 흰 머리를 검어지게 하고 싶을 때**

껍질을 벗긴 비자씨 600g, 속껍질을 벗긴 호두살 600g, 백엽(栢葉;측백나무 잎) 600g을 모두 으깨어 설수(雪水;눈 녹은 물) 18ℓ 에 담근다. 1개월 정도 숙성시킨 후 이 물로 머리를 감으면 효과를 본다.

⊙ **내외치창(内外痔瘡)**

껍질을 벗긴 비자 5개를 볶아 매일 3회 식전에 먹으면 효과를 볼 수 있다. 이 처방은 대변(大便)을 원활하게 해 주고 치루(痔漏)도 치료할 수 있다.

⊙ **어린이의 감적(疳積), 충적(蟲積)**

비자와 사군자(使君子) 같은 양을 약간 볶아 가루를 만들고 설탕을 넣어 갠 다음 이것을 1회 약 12g씩 매일 3회 식전에 따뜻한 물로 5~7일간 복용한다. 어린이는 1회 3.75g씩, 영아는 1회 0.8~1.2g씩 복용한다.

효능 비자(榧子)는 맛이 달고 떫으며 성질이 평온하다. 독이 없다. 살충(殺蟲), 살균(殺菌) 효능이 있으며 신장(腎臟)을 튼튼하게 하고 양기(陽氣)를 강화시킨다.

사용주의 성질이 온화한 비자는 찬 성질의 녹두와는 상극(相剋)이므로 함께 먹으면 치명적인 중독이 일어날 수 있으므로 주의해야 한다.

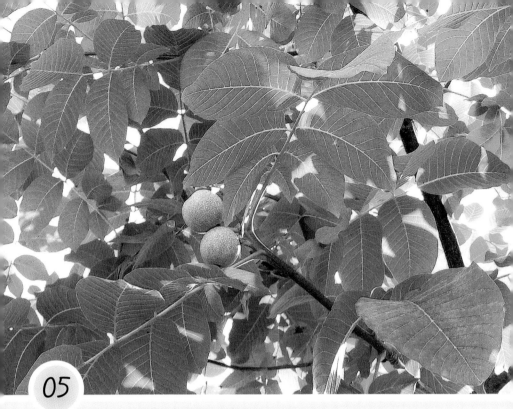

호두나무

- 학　　명 : *Juglans regia* Dode
- 별　　명 : 호도나무
- 생약명 : 호도육(胡挑肉) · 호도인(胡挑仁)-익은 씨를 말린 것

　가래나무과 가래나무속. 갈잎큰키나무. 중국 원산. 산과 들에서 높이 10~20m 자란다. 잎은 어긋나고 깃꼴겹잎이며, 작은 잎은 타원형이고 가장자리는 밋밋하다. 꽃은 암수한그루로 4~5월에 황갈색으로 피는데 수꽃 꽃차례는 밑으로 처진다. 열매는 둥근 핵과이고 9~10월에 익으며, 씨는 달걀 모양이고 주름이 많다. 씨를 생식하거나 과자를 만들어 먹는다.

⊙ 소변(小便)이 자주 나올 때

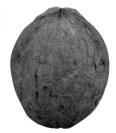

호두를 불에 구워 껍데기를 깨 버리고 공복(空腹)일 때
1개를 술로 복용하고, 취침 전에 또 1개를 복용한다.
술을 마시지 못하는 사람은 술에 따뜻한 물을 조금
타서 마신다.

⊙ 오한(惡寒)이 나고 한열동통(寒熱疼痛)으로 땀
이 안 나올 때

호두살 3개, 파흰밑(길이 3cm) 3개, 생강 큰 것으로 3조각
을 삶아서 복용하고 한동안 이불을 덮어쓰고 있으면 땀이 나고 곧 오한(惡
寒)이 사라지는 효과를 볼 수 있다.

⊙ 노인과 쇠약자의 해수(咳嗽), 천식(喘息)

⑴ 호두살, 살구 씨(껍질을 벗긴 것), 생강 조각을 각각 3.75g씩 삶은 후
이 삶은 물을 차 마시듯 하루에 1컵씩 복용한다.
⑵ 호두(껍질을 벗긴 것) 7개, 인삼 7.5g을 달여서 자주 복용하면 효과를
볼 수 있다.

⊙ 위산과다(胃酸過多)

생호두살을 생강차와 함께 복용한다.

⊙ 항문(肛門)과 자궁(子宮)의 하혈(下血)

⑴ 호두살 50개를 불에 까맣게 태워 가루를 만들고 따뜻한 물에 술을 타
서 매일 3회 식전에 지혈(止血)될 때까지 계속 복용한다.
⑵ 호두 껍데기를 태워 가루를 만들어 술로 복용해도 좋다.

⊙ 갑자기 명치가 아플 때

호두 1개, 씨를 뺀 대추 1개를 함께 볶아 익힌 다음 꼭꼭 씹어서 생강차로
복용하면 곧 효과를 볼 수 있다.

⊙ 하복통(下腹痛)

호두 1개를 태워 가루를 만들어 따끈한 술로 복용하면 곧 효과를 본다.

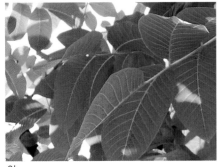
잎

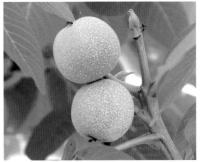
열매

◉임질(淋疾), 매독(梅毒), 독창(禿瘡) 등의 성병(性病)

호두 7개를 까맣게 태워 가루를 만들어 따뜻한 물에 술을 타서 복용한다. 매일 아침과 저녁 2회씩 장복(長服)하면 효과를 볼 수 있다. 아울러 호두살을 씹어 환부에 바르고 자주 바꾸어 주면 효과가 빨리 나타난다.

◉타박상(打撲傷)이나 넘어져서 다쳤을 때

호두살 7개를 으깨어 따끈한 술로 복용한다. 매일 2~3회 복용한다.

◉유방(乳房)이 차갑고 부었을 때

호두 3개를 껍데기를 벗겨 찧은 뒤 따끈한 청주로 2~3차례 복용한다. 술을 마시지 못하는 사람은 끓인 물에 술을 1/2쯤 섞어 마신다.

◉음경(陰莖) 및 신낭(腎囊) 종대동통(腫大疼痛) 또는 좌우 모두 부을 때, 좌종(左腫)과 우종(右腫)

마른 호두살 큰 것 1개(속은 그대로)를 쪼개어 백강잠(白殭蠶) 큰 것 1개(작은 것은 2개)를 호두 안에 끼워 삼실로 묶고 잿불에 태워 잿가루를 만든다. 이것을 따끈한 술 또는 술과 물을 1/2씩 섞은 것으로 아침저녁 하루에 두 번씩 1~2일간 복용한다. 어린이는 1/2, 아기는 1/4~1/6로 복용량을 줄인다.

◉유종(乳腫), 유선염종(乳腺炎腫), 유옹창(乳癰瘡)에서 진물이 날 때

호두의 딱딱한 껍질을 불에 태워 가루를 만들어 이것을 1회 7.5g씩 술 또는 술과 물을 1/2씩 섞은 것으로 매일 3회 식전에 복용한다. 또, 이 가루를 참기름에 개어 환부에 바른다.

⊙급·만성 임질(急慢性淋疾)

호두살(겉껍질은 벗기고 속껍질을 벗기지 않은 것) 7.5g, 대맥(大麥) 3.75g, 복령(茯苓), 감초(甘草), 등심초(燈心草)를 각각 약 2g씩 함께 달여 매일 3회 식전에 계속해서 복용한다.

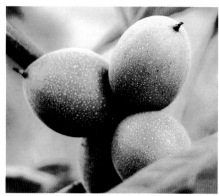

열매

⊙옹종(癰腫)과 창독(瘡毒)이 터져 아물지 않을 때

(1) 호두 1개를 껍질째 불에 태워 잿가루를 만들어 따뜻한 물이나 술로 복용한다.

(2) 호두살을 씹어 환부에 바르고 자주 바꾸어 주면 효과를 볼 수 있다.

⊙불면증(不眠症)

겉껍질은 벗기고 속껍질이 있는 호두 3~5개를 매일 3회 식후에 10일간 복용하면 곧 효과를 볼 수 있다.

⊙해수(咳嗽), 담천(痰喘)

(1) 속껍질이 있는 호두살 1개, 인삼(人蔘) 3.75g을 달여 이것을 매일 3회 식후에 복용하면 효과를 볼 수 있다.

(2) 겉껍질은 벗기고 속껍질이 있는 호두살 3개와 생강 3조각을 아침 식전과 취침 전에 먹고 따뜻한 물을 마신다.

⊙갱년기(更年期)에 성기(性器)가 쇠퇴하고 양기(陽氣)가 부족할 때

보골지(볶은 것) 150g, 토사자(술에 하룻밤 담근 뒤 3시간 쪄서 말린 것) 150g, 호두살(겉껍질은 벗기고 속껍질만 있는 것) 37.5g, 유향(乳香) 약 10g과 모려분(牡蠣粉)을 함께 볶은 것, 몰약(약간 연기가 나도록 볶은 것) 약 10g, 진침향(眞沈香) 약 10g을 준비한다.

이 약재를 모두 부드러운 가루를 만들어 연밀(煉蜜;꿀을 냄비에 졸여 연기가 난 것) 375g과 개어 녹두 크기만한 환약을 만든다. 이 환약을 1회 30~40개씩 매일 2회(아침 식사 전에는 소금을 약간 탄 따뜻한 물로, 저녁 식사 후에는 술을 약간 탄 따뜻한 물로) 복용한다. 장복(長服)하면 신장(腎臟)을 강하게 하고 장(腸)을 보할 뿐만 아니라 쉽게 머리가 하얘지지 않으며 흰 머리도 검게 변하는 효과도 있다.

⊙ 심장병(心臟病), 심계항진(心悸亢進), 가슴이 뛰고 정신이 흐리며
초조·불안하고 쓸데없이 놀랄 때

껍질을 벗긴 호두 20개와 씨를 제거한 대추 20개를 잘 찧은 다음 꿀 75g
을 넣고 개어 풀처럼 만든다. 이것을 매일 3~5차례 따뜻한 물에 약간의
술을 타서 큰 숟가락으로 3개씩 복용하면 효과를 볼 수 있다.

⊙ 신경쇠약(神經衰弱)

매일 3회 식후에, 그리고 취침 전에 껍질을 벗긴 호두 3개씩 복용한다. 장
복(長服)하면 효과를 볼 수 있다. 어린이에게 매일 아침저녁으로 호두 1개
씩 먹이면 두뇌가 명석해지는 효과를 볼 수 있다.

⊙ 풍한해수(風寒咳嗽)

호두 3개(속껍질은 그대로 두고)를 으깨어 빙당(氷糖) 3.75g과 함께 끓인
물로 복용한다. 매일 3~5회 장기간 계속하여 복용한다. 여기에 약간의 술
을 타면 더욱 효과를 볼 수 있다.
• 이 처방은 신허요통(腎虛腰痛), 이명이통(耳鳴耳痛)에도 잘 듣는다.

⊙ 어린이의 백일해(百日咳)

매일 3회 식후에 호두 2~3개씩 장복(長服)시키면 효과를 볼 수 있다.

⊙ 이종(耳腫), 이농(耳膿), 이수동통(耳水疼痛)

생호두 기름을 짜서 매일 아침저녁 한두 방울씩 귀에 넣으면 효과를 볼 수
있다.

효능 열매를 호두라고 하는데, 맛은 달고 성질은 따뜻하며 독이 없다.
호두는 신체를 건강하게 하고 피부를 윤이 나게 하며 두발을 까맣게 한다.
또, 신장(腎臟)과 혈기(血氣)를 보강하며 두뇌활동(頭腦活動)을 돕는다. 호
두는 또한 해수(咳嗽)를 치료하고 천식(喘息)을 낫게 한다. 남자에게는 양
기보강약(陽氣補强藥)이고 여자에게는 미용약(美容藥)이 된다.

사용주의 호두는 성질이 따뜻하므로 몸에 열(熱)이 많이 있는 사람은 적게 먹어야
한다.

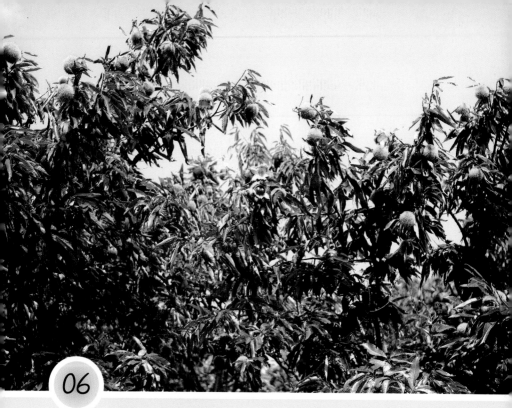

06

밤나무

- 학　　명 : *Castanea crenata* Sieb. et Zucc.
- 별　　명 : 율목, 조선밤나무
- 생약명 : 율피(栗皮)-나무껍질〔樹皮〕, 율과(栗果)·율자(栗子)-씨를 말린 것
  율엽(栗葉)-잎을 말린 것

　참나무과 밤나무속. 갈잎큰키나무. 산기슭이나 밭둑에서 높이 10~15m 자란다. 잎은 어긋나고 긴 타원형이며 가지에 2줄로 늘어선다. 꽃은 암수한그루로 6월에 잎겨드랑이에서 흰색으로 피는데 수꽃은 이삭처럼 달리고 암꽃은 그 밑에 2~3송이가 달린다. 열매는 견과이고 9~10월에 익으며, 가시가 많은 밤송이에 삽피(澁皮)인 속껍질에 싸여 1~3개씩 들어 있다. 열매는 식용하고 꽃과 열매를 약재로 쓴다.

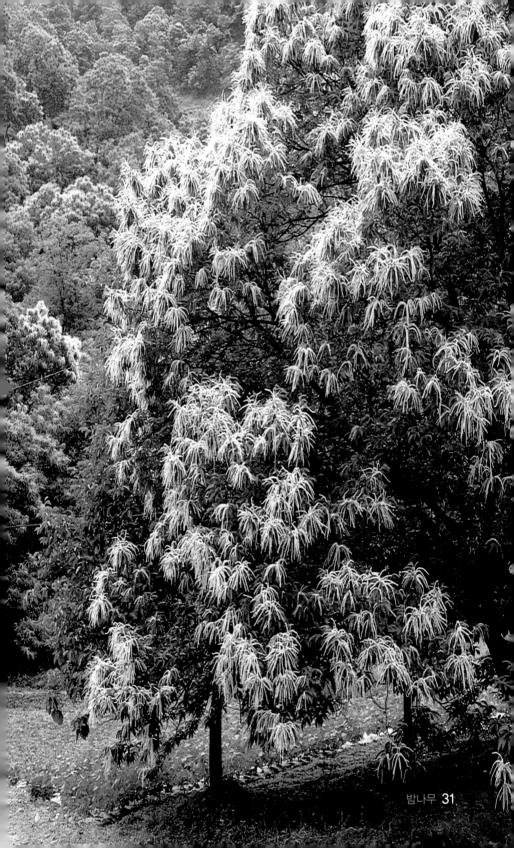

밤나무 31

⊙설사(泄瀉)

군밤 20~30개를 먹으면 효과를 볼 수 있다.

⊙감창종독(疳瘡腫毒)

생밤을 씹어서 이것으로 환부에 바른다.

⊙아이의 입이 헐었을 때

큰 밤을 삶아서 껍질을 벗겨 자주 먹인다.

⊙칼이나 도끼로 인한 외상(外傷)

생밤을 짓찧어 환부에 바른다.

⊙토혈(吐血), 하혈(下血)

밤을 태운 잿가루를 1회 7.5g씩 따뜻한 물로 하루 3회 복용하는데 토혈에는 식후에, 하혈에는 식전에 복용한다.

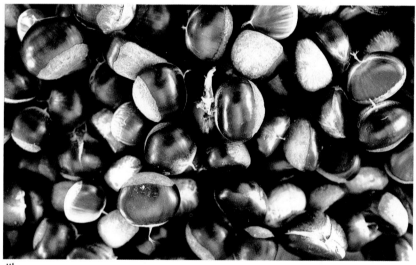

씨

⊙동물이나 생선의 가시(뼈)가 목에 걸렸을 때
밤의 속껍질을 태워 부드러운 잿가루를 만들어 빨대로 목구멍에 불어넣으면 곧 내려간다.

⊙반위토사(反胃吐瀉), 구갈(口渴), 사혈(瀉血)
밤 껍질 37.5~75g을 삶은 물을 매일 3~5회 복용한다.

⊙코피가 멎지 않을 때
밤 껍질을 태운 잿가루 7.5g, 쌀 1줌으로 죽을 쑤어 먹는다.

⊙단독창절(丹毒瘡癤), 종농양통(腫膿痒痛)
밤송이(가시가 달린 것)만 1.8ℓ를 삶은 물로 자주 환부를 씻는다. 밤나무 껍질을 삶은 물로 환부를 자주 씻어도 효과를 볼 수 있다.

⊙나력(瘰癧)
환부에 밤꽃과 꿀을 찧어 갠 고약을 바르고, 밤꽃 삶은 물을 차 마시듯 복용한다.

⊙신장(腎臟)이 허약(虛弱)하고, 허리를 다쳐 쑤시고 아프며 힘이 없을 때, 또는 복사뼈의 연약증
(1) 마른 밤 10개(속껍질 있는 것)를 으깨어 원두충(元杜沖) 150g과 함께 물 1.4ℓ로 삶아 1/2이 되면 3등분한다. 이것을 매일 3회 1등분씩 식전에 온복(溫服)한다. 장복(長服)하면 신장(腎臟)을 튼튼하게 하고 고혈압(高血壓), 신경통(神經痛)의 치료와 예방의 효력도 갖는다.
(2) 돼지 콩팥 1개를 잘게 조각으로 썰어 껍질을 벗긴 알밤 14개와 함께 구워 먹으면 보신(補身)의 효험이 있다. 쌀죽과 함께 먹어도 좋다.
(3) 매일 생밤을 10여 개씩 오랫동안 먹으면 효과를 볼 수 있다.

⊙설사(泄瀉)
껍질을 벗긴 밤 7개, 백편두 120g을 물 1ℓ로 1/2이 되도록 달여 매일 3~5차례 양껏 복용한다. 설탕을 넣어도 된다.

⊙만성설사(慢性泄瀉)
껍질을 벗긴 밤 1.8kg, 말린 계내금(鷄內金) 150g을 준비한다. 계내금을 태워 잿가루를 만들고, 밤은 쪄서 익힌 다음 말려서 가루를 만든다. 밤 가

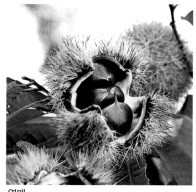
열매

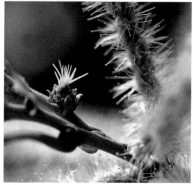
암꽃

루 1숟가락에 계내금 가루 1/2 숟가락을 약간의 설탕과 섞어 끓인 물 0.35 ℓ로 복용한다. 매일 3회 식전에 복용하며 어린이는 1/2만 복용한다.

◉하혈(下血), 토혈(吐血), 비출혈(鼻出血)
밤의 겉껍질을 태워 잿가루를 만들고 이것을 1회 7.5g씩 밥물로 매일 3회 또는 4차례 복용한다. 토혈과 비출혈은 식후에, 하혈과 설사(泄瀉)는 식전에 복용한다.
• 이 처방은 외상출혈(外傷出血)에 대해서도 발라 주면 지혈(止血)이 되고 통증(痛症)을 풀어 주는 효력을 가지고 있다.

효능 | 열매를 밤이라고 하는데, 맛은 짜고 성질이 따뜻하며 독이 없다. 속껍질은 맛은 달고 떫으며 성질이 평온하고 독이 없다.
밤은 원기(元氣)를 돕고 신기를 튼튼하게 한다. 날것을 먹으면 허리와 다리무력(腰腿無力)을 치료하고 익은 것을 먹으면 위장허약(胃腸虚弱)을 치료하며 토사(吐瀉)를 멎게 하고 창독(瘡毒)을 없애 준다.

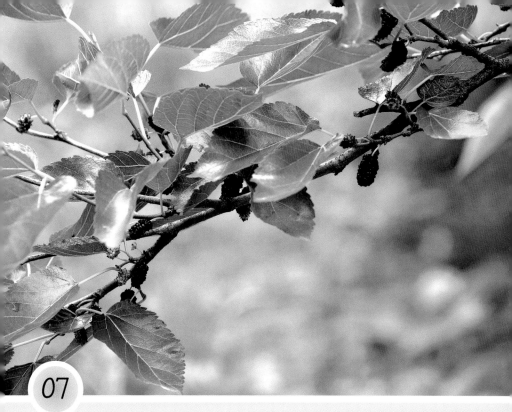

07

뽕나무

- 학 명 : *Morus alba* Linne´
- 별 명 : 가새뽕, 명주, 오돌개나무, 오디나무
- 생약명 : 상백피(桑白皮)-뿌리껍질을 말린 것, 상엽(桑葉)-잎을 말린 것
  상심자(桑椹子)-덜 익은 열매를 말린 것

　뽕나무과 뽕나무속. 갈잎중키나무. 중국 원산. 산과 들에서 높이 5m 정도 자라며 주로 누에를 치기 위해 재배한다. 잎은 난상원형이고 3~5갈래이며 가장자리에 둔한 톱니가 있다. 꽃은 암수딴그루로 4~6월에 노란색으로 피는데 수꽃이삭은 햇가지 밑부분에 달린다. 열매는 둥근 다육질 상과이며 6~7월에 검은색으로 익는다. 열매를 식용하고 전체를 약재로 쓴다.

⊙독종창절(毒腫瘡癤)과 뱀에 물렸을 때, 타박상(打撲傷)을 입었을 때
상백피(桑白皮) 삶은 물을 자주 복용한다. 여기에 약간의 술을 타면 더욱
좋다. 외상(外傷)에는 상백피를 으깨어 환부에 바르고 자주 바꾸어 붙인
다. 이렇게 3~5일간 치료하면 효과를 볼 수 있다.

⊙해수(咳嗽), 천식(喘息)
상백피(桑白皮) 37.5g, 지골피(地骨皮) 37.5g, 당감초(甘草) 약 20g을 노
랗게 볶아서 가루로 만든다. 이 가루 9.5g에 쌀 100개를 섞어 묽은 죽을
끓여 매일 3회 식간에 한 번씩 복용한다. 장기간 계속하면 효과를 볼 수
있다.
• 이 처방은 감기(感氣)도 치료되며 기침할 때 피가 섞여 나오는 증세에도
  효과를 볼 수 있다.

⊙당뇨병(糖尿病)의 갈증(渴症), 산후하혈(産後下血)
뽕나무 껍질 75g을 노랗게 볶아서 이것을 삶은 물을 차 마시듯 자주 마시면
갈증이 멎는다.

⊙어린이의 혀가 붓거나 침을 흘릴 때
상백피(桑白皮) 삶은 물을 자주 복용하면 3~5일 내에 효과를 본다.

⊙어린이의 온몸에 난 빨간 단독(丹毒)
상백피(桑白皮) 600g을 물 1.8ℓ로 1/2이 될 때까지 삶아서 그 물을 자주
마신다.

⊙수종병(水腫病)
상백피(桑白皮) 3kg에 물 18ℓ를 부어 1/2로 줄어들 정도로 삶는다. 여기
에 마른 오디 600g을 넣어 3.6ℓ가 되게 다시 삶고, 소주 300㎖를 섞어 밀
봉하여 7일간 저장한 뒤 이것을 매일 아침저녁 1컵씩 자주 복용하면 효과
를 볼 수 있다.

⊙어린이의 구감증(口疳症)
상백피를 찧어서 즙을 내어 환부에 자주 발라 주면 효과를 볼 수 있다.

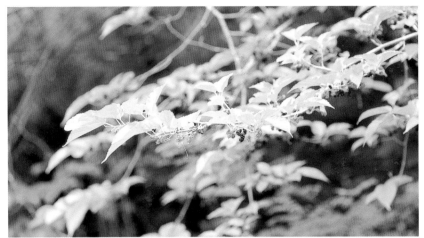
산뽕나무

⊙모발탈락(毛髮脫落)
상백피(桑白皮) 600g을 삶은 물을 2등분하여 매일 2회 1등분씩 사용하여
아침저녁마다 머리를 감는다.

⊙머리털이 윤기가 없어 거칠 때
상백피(桑白皮) 600g과 측백엽(側柏葉) 600g을 함께 넣어 삶은 물을 하루
3번에 나누어 매일 3회 머리를 감으면 윤기가 난다.

⊙임파선결핵(淋巴腺結核) 또는 임파선이 부었을 때
오디 18kg을 찧어 즙을 짜 두고, 나머지를 끓인 물 3.6ℓ에 넣고 저어서 다시
즙을 짠 뒤, 전번 즙과 합쳐서 토기(土器)에 담아 은근한 불에 물고약이 될
때까지 달인 후 사기그릇에 담아 밀봉한다. 이것을 매일 3~4차례 식간에 1
숟가락씩 끓인 물에 풀어 오랫동안 온복(溫服)하면 효과를 볼 수 있다.

⊙독두(禿頭;대머리)
오디를 찧어 즙을 내어 자주 환부에 바른다.

⊙머리 염색(染色)
잘 익은 오디 600g, 올챙이 1.8ℓ를 사기 그릇에 담아 봉한 뒤 동쪽 처마
밑에 100일 동안 달아 놓아 검은 진흙 상태로 될 때까지 숙성시키면 흑발
고(黑髮膏)가 된다. 이 흑발고로 염색하면 흑발(黑髮)이 된다.

◉사지냉통(四肢冷痛), 사지마비(四肢麻痺)

(1) 봄에 채취하여 말린 뽕나무 잎 6kg과 서리 맞은 뽕나무 잎 3kg을 1회 3.75g씩 달여서 매일 차 마시듯 복용한다. 이것을 신선차(神仙茶)라고 하는데, 장기간 복용하면 백발이 흑발로 되는 효능도 있다.

(2) 이 뽕나무 잎들을 가루로 만들어 꿀로 개어 녹두 크기만하게 환약을 빚는다. 이 환약을 1회 70~100개 정도씩 매일 3회 식전 또는 식후에 따뜻한 물이나 술로 복용한다.

◉풍증(風症), 피부병(皮膚病), 신경통(神經痛)

서리를 맞은 뽕나무 잎 600g에 쑥잎 150g을 섞어 삶은 물로 매일 목욕한다. 머리까지 전신(全身)을 물 속에 담가야 한다. 장기간 계속하면 효과를 볼 수 있다.

◉식은땀

서리를 맞은 뽕나무 잎을 말려 가루로 만들어 1회 3.75~7.5g씩 식간에 1회씩 7일간 계속 복용한다. 심한 사람은 1개월 정도 계속해야 효과를 볼 수 있다.

• 눈이 맑아지고 대소변(大小便)도 순조로워진다.

◉두발(頭髮)이 적고 잘 자라지 않을 때

뽕나무 잎 3.75g, 대마엽(大麻葉) 3.75g을 삶아 매일 최소한 3번씩 계속

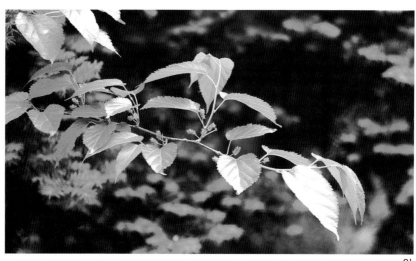

잎

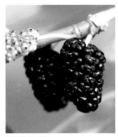
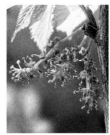
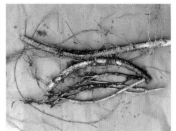

열매(오디)　　　　꽃　　　　　　채취한 뿌리

해 세발(洗髮)하면 효과를 볼 수 있다.

⊙토혈(吐血)
서리를 맞은 뽕나무 잎을 약간 볶아 가루로 만들어 매일 1회 12g씩 냉차
(冷茶)로 복용하면 효과를 볼 수 있다.

⊙눈물이 자주 흐르거나 겨울에 찬 바람을 쐬면 곧 눈물이 날 때
서리 맞은 뽕나무 잎을 삶은 물로 눈을 자주 씻으면 효과를 볼 수 있다.

⊙악창(惡瘡)의 창구(瘡口)가 아물지 않을 때
서리 맞은 뽕나무 잎을 가루로 만들어 환부에 바른다.

⊙화상(火傷)
먼저 통증을 없애고 약을 써야 한다. 통증을 없애는 방법은 냉동법(冷凍
法)과 주침법(酒浸法)이 있다. 냉동이나 주침(酒浸)중에는 상처에 물이 들
어가서는 안 된다. 통증이 멎게 되면, 서리를 맞은 뽕나무 잎을 까맣게 태
워 가루로 만들어 참기름으로 개어서 환부에 바른다.

●냉동법(冷凍法)
여름에는 환부에 얼음 주머니를 대며 겨울에는 눈을 넣은 설낭(雪囊)이나
얼린 동석(冬石)을 댄다. 환부가 차가워지면 통증이 멎는다.

●주침법(酒浸法)
고량주(60도)에 환부를 담근다. 소주로 대용해도 좋다. 술은 도수(度數)가
높을수록 좋다. 2시간쯤 지나면 통증이 멎는다. 온몸이 데었을 때는 종이
에다 술을 발라서 환부에 붙이고 자주 바꾸어 준다.

⊙중풍(中風) 예방법

(1) 연한 뽕나무 잎을 그늘에 말린 뒤 가늘게 썰어 매일 20g씩 차 마시듯 달여 복용한다.

(2) 연한 뽕나무 잎을 가루로 낸 후 꿀로 개어서 녹두 크기의 환약을 빚는다. 이 환약을 1회 60개 정도씩 매일 3회 식전 또는 식후에 따끈한 술로 복용한다.

• 장기간 계속하면 양기(陽氣)를 튼튼하게 하고 눈이 밝아지며 흑발(黑髮)이 나게 된다. 그리고 신경통(神經痛)을 치료하는 효과가 있다.

⊙무좀

매일 마른 뽕나무 잎 7.5g을 물 3.6ℓ로 삶아 약 1ℓ 정도 되게 한 뒤 하루 3회씩 마시고 나머지 물로는 환부를 자주 씻는다. 3~5일이면 효과를 볼 수 있다.

⊙수족마비(手足麻痺)

서리를 맞은 뽕나무 잎을 물에 끓인다. 물이 뜨거워지기 전에 먼저 이 물을 탈지면으로 찍어 손과 발을 문지른다. 그 다음 물이 뜨거워지면 손발을 물에 담근다. 이렇게 되풀이하면 효과를 볼 수 있다.

⊙등산피로(登山疲勞), 여독(旅毒)

뽕나무 잎을 씹거나 생상백피(生桑白皮)를 먹으면 피로가 풀린다.

⊙뱀에 물려 상하거나 독(毒)이 번질 때

뽕나무 잎이나 상백피를 찧어 환부에 바른다.

• 뽕나무 잎을 그대로 환부에 대고 싸매 두어도 응급처치는 될 수 있다.

⊙몸이 붓고 소변(小便)이 나오지 않을 때

뽕나무 가지 600g, 팥 1.8kg을 물 12.6ℓ에 넣고 5.4ℓ가 되도록 삶은 다음 이 삶은 물을 자주 복용하면 효과를 볼 수 있다.

⊙풍습증(風濕症), 관절염(關節炎)

말린 뽕나무 가지(3cm 크기로 자른 것) 75g, 율무쌀 75g을 물 1.8ℓ에 함께 넣고 죽을 끓인 후 뽕나무 가지는 건져내고 나머지를 3등분하여 1일 3회 식전에 1등분씩 복용한다. 증세가 심하면 오가피(五加皮) 37.5g을 더 넣는다.

⊙노인과 어린이의 유뇨증(遺尿症), 양기부족(陽氣不足), 조루증

상표초(桑螵蛸) 75g, 익지인(益智仁) 약 20g을 가루로 만든다. 이때 고혈압(高血壓) 환자가 아니면 인삼(人蔘) 75g과 산약(山藥) 75g을 더 넣어도 된다. 이 가루를 끓인 물에 개어 녹두 크기의 환약을 빚는다. 이 환약을 1회 30개씩 매일 아침 식사 전, 오후 3~4시경, 취침 전에 끓인 물로 복용한다. 증세가 심한 사람은 1회 50개 정도, 10세 전후 어린이는 1회 10~20개, 4세 전후 어린이는 5~10개씩 복용한다.

⊙어린이의 발열(發熱), 대변이 딱딱하고 소변이 노랄 때, 잠이 잘 오지 않거나 수족구안(手足口眼)이 땅기는 경풍(驚風) 증세가 날 때

신선한 뽕나무 잎 600~1,800g을 물로 삶아 이 삶은 물을 자주 복용하면 효과가 있다. 오디나 상백피를 써도 된다.

●오마환(烏麻丸)

(1) 봄에 채취한 뽕나무 잎을 말려 가루로 만든 것 600g, 검은깨 150g, 백밀(白蜜) 600g을 준비한다. 먼저 검은깨를 찧고 물 1ℓ로 끓여 농즙(濃汁)을 만든다. 이 농즙에 백밀을 넣고 된풀처럼 졸인 뒤 뽕나무 잎 가루를 섞어 녹두 크기로 환약을 빚는다. 이 환약을 오마환(烏麻丸)이라고 한다. 이 오마환을 1회 50~100개씩 매일 3회 식후에 따뜻한 물로 복용한다. 설사(泄瀉)하는 사람은 복용을 일단 중지했다가 설사가 멎은 후에 다시 복용해야 한다. 이 약을 복용하는 동안 찬 것은 먹지 말아야 한다.

(2) 또한 적하수오(赤何首烏) 600g과 껍질 벗긴 백하수오(白何首烏) 600g을 얇게 썰어서 3번 찧어 말려 가루로 빻아 위 처방과 합쳐 사용한다.

• 오마환은 눈을 밝게 하고 머리카락을 까맣게 하며, 양기(陽氣)를 보강하고 배변(排便)을 순조롭게 한다.

효능 상백피(桑白皮)는 뽕나무의 뿌리껍질로, 맛은 달고 성질은 차다.
사폐평천(瀉肺平喘), 이뇨청종(利尿淸腫)의 효능이 있다.
• 상지(桑枝)는 뽕나무 줄기로, 맛은 쓰고 성질은 평하다.
거풍습(祛風濕), 행수(行水)의 효능이 있다.
• 상엽(桑葉)은 뽕나무 잎으로, 맛은 달고 쓰며 성질은 차다.
거풍청열(祛風淸熱), 양혈(凉血), 명목(明目)의 효능이 있다.
• 상심자(桑椹子)는 뽕나무 열매 이삭으로, 맛은 달고 성질은 차다.
청량(淸凉), 지해(止咳)의 효능이 있다.

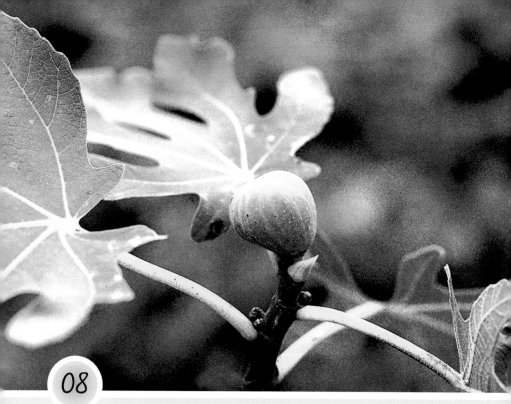

08

무화과나무

- 학　명 : *Ficus carica* L.
- 별　명 : 무과
- 생약명 : 무화과(無花果)─열매와 잎을 말린 것

　뽕나무과 무화과속. 갈잎떨기나무. 지중해 연안·소아시아 원산. 주로 관상용으로 재배하며 높이 2~4m 자란다. 나무껍질은 매끈하고 회록색을 띤다. 잎은 어긋나고 넓은 달걀 모양이며 3~5갈래로 갈라진다. 꽃은 암수한그루로 잎겨드랑이에서 6~7월에 피는데, 알 모양의 화낭(花囊) 속에 수꽃은 상부에, 암꽃은 하부에 위치하며 꽃턱에 묻혀 보이지 않는다. 열매는 꽃턱이 자란 것으로 달걀 모양이고 8~10월에 흑자색 또는 황록색으로 익는다. 열매를 식용하고 뿌리·잎·열매·나무 껍질은 약재로 쓴다.

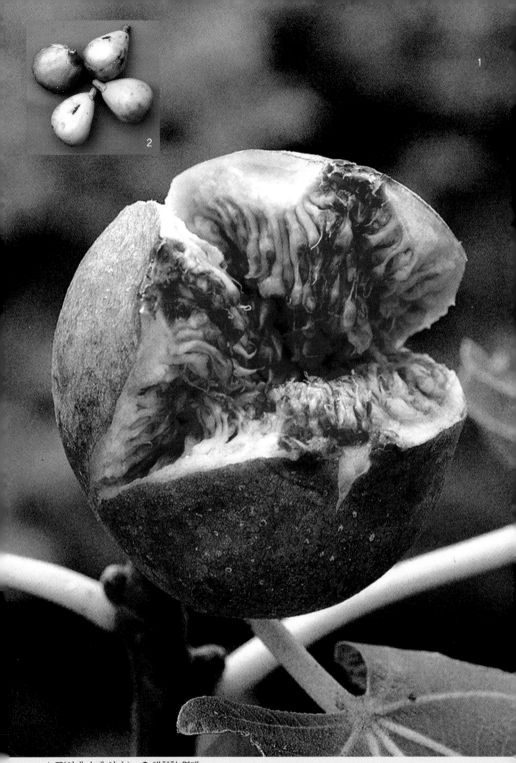

1 꽃(열매 속에 있다.)　2 채취한 열매

⊙ 내외치루종통(內外痔漏腫痛)

잘 익은 무화과를 10일 정도 소금에 절인 후, 납작하게 눌러 햇볕에 말려서 매일 4~5차례 복용한다. 또 무화과나무 잎을 삶은 물로 환부를 적시면서 3~5차례 씻는다.

⊙ 치장(痔腸), 치루(痔漏), 하혈(下血)

생무화과 큰 것 1~2개(마른 것은 약 20g), 괴화(槐花) 약 20g을 돼지고기 600g과 함께 삶으며 졸인다. 이 고기와 국물을 매일 3회 식간에 먹으면 효과를 볼 수 있다.

⊙ 소아다담(小兒多痰), 담화핵(痰火核), 해수(咳嗽) 기침, 식욕부진, 얼굴이 노랗고 여윌 때, 난폭하며 잘 떠들 때, 대소변불순, 적뇨(赤尿)

무화과 10개와 돼지고기 살코기 300g을 썰어 양념으로 조미(助味)한 다음 이것을 장기간 먹으면 효과를 볼 수 있다.
• 이 처방은 어른의 담습(痰濕)을 제거하고 비위(脾胃)를 조절하며 주독(酒毒)을 풀어 준다.

⊙ 초기 치창(痔瘡)

무화과를 꿀을 조금 넣고 아주 흐물흐물하게 찐다. 이것을 매일 아침저녁 식전에 복용한다.

● 보후탕(保喉湯)

무화과 3~5개를 백설탕을 넣고 달인 것을 보후탕(保喉湯)이라고 한다.
• 이 탕은 인후(咽喉)를 보호할 뿐만 아니라 열(熱)을 정상화시키고 담(痰)을 제거하며 소염(消炎) · 지통(止痛)의 효능이 있다. 노래를 부르는 사람이나 연설을 하는 사람들에게도 유익하다. 이 처방에 흰 꿀을 가하면 치창(痔瘡)에도 효과를 볼 수 있다.

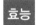 **효능** 열매인 무화과(無花果)는 맛이 달고 성질이 평온하며 잎에 약간의 독이 있다.
비위(脾胃)를 돕고 설사(泄瀉)를 멎게 할 뿐만 아니라 인후통(咽喉痛)을 치료한다.

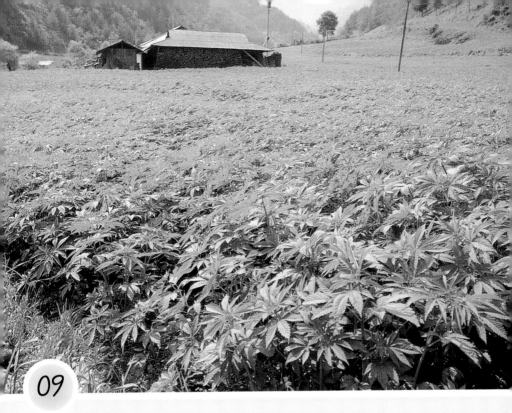

09

삼

- 학 명 : *Cannabis sativa* Linné
- 별 명 : 대마, 역삼
- 생약명 : 대마(大麻) · 화마인(火麻仁)–여문 씨를 말린 것

　뽕나무과 삼속. 한해살이풀. 중앙아시아 원산. 농가에서 재배하고 키 1~2.5m 자라며 줄기는 사각형이다. 잎은 손바닥 모양 겹잎으로 밑부분은 마주나고 윗부분은 어긋난다. 작은잎은 피침형이고 뒷면에 잔털이 많으며 가장자리에 톱니가 있다. 꽃은 암수딴그루로 7~8월에 연녹색으로 피는데 수꽃은 원추화서이고 암꽃은 수상화서로 달린다. 열매는 둥글납작한 수과이고 단단하며 10월에 회색으로 익는다. 수피로 삼베를 짜고 전초를 약용한다.

처방
處方

⊙ 풍습마비(風濕痲痺)

삼꽃 150g과 바꽃(검은콩과 함께 3~4시간 찐 후 검은콩을 제거한 것) 37.5g을 섞어 노랗게 볶은 후 가루를 만들어 꿀로 개어 고약처럼 되면 용기에 담아 둔다. 이것을 매일 3회 식후 또는 식간에 끓인 물로 1컵에 풀어서 복용한다.
• 이 처방은 신경통(神經痛)에도 효과를 볼 수 있다.

⊙ 풍습종창(風濕腫瘡), 요통(腰痛), 사지마비(四肢痲痺)

마자인(麻子仁;삼 씨) 300g을 부드럽게 으깨어 물 3.6ℓ를 붓고 저어서 즙을 짠다. 이 즙에 쌀을 넣고 적당히 죽을 쑤어 파, 후춧가루, 소금 등의 양념을 넣고, 1회 0.35ℓ씩 매일 3회 식간에 복용한다. 장복(長服)하면 효과를 볼 수 있다.

⊙ 변비(便秘)

껍질을 벗긴 마자인(麻子仁), 소자(蘇子) 각각 360g을 잘 씻은 다음 찧어서 부드러운 가루를 만들고 다시 물을 부어 개어서 즙을 350㎖ 짜서 반으로 나누어 반은 아침 식전에 따끈하게 복용하고, 나머지 반은 저녁 식사 2시간 뒤에 복용한다.

⊙ 월경불통(月經不通)

껍질을 벗긴 마자인(麻子仁) 3.6kg, 도인(桃仁) 75g을 으깨어 뜨거운 고량주에 하룻동안 담가 둔다. 이 술을 매일 3회 식전에 1잔씩 장기간 복용하면 효과를 볼 수 있다. 술을 못하는 사람은 따뜻한 물을 섞어 복용해도 된다.
• 이 처방은 요복통(腰腹痛)에도 효과를 볼 수 있다.

⊙ 피로하고 미열(微熱)이 있으며 뼈마디가 쑤시고 근육이 땅겨 아프며, 소변이 좋지 않고 대변이 순조롭지 않으며 호흡이 불편할 때

마자인(麻子仁) 900g에 물 3.6ℓ를 넣고 눋지 않게 저으며 삶아서 물이 1/2이 되면 이것을 3등분하여 식간에 매일 복용하면 효과를 볼 수 있다.

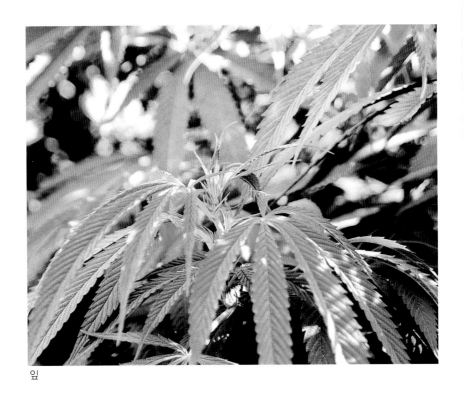
잎

⊙구토(嘔吐)가 멎지 않을 때
마자인(麻子仁) 37.5g을 으깨어 물 0.7ℓ를 넣고 달여 익힌 다음 즙을 내어
1회 1컵씩 매일 3회 약간의 소금을 넣고 복용하면 효과를 볼 수 있다.

⊙당뇨병(糖尿病), 갈증(渴症)
마자인(麻子仁) 삶은 물을 차를 마시듯 장기간 자주 복용하면 갈증은 곧
풀어진다.

⊙각기종(脚氣腫), 복고종(腹臌腫)
(1) 노랗게 볶은 마자인(麻子仁) 1.8kg을 으깨어 물 3.6ℓ로 달여 물이 1/2
이 되면 마자인 찌꺼기를 제거하고 이 물에 팥 1.8kg을 넣고 다시 삶아 다
익으면 이것을 1회 0.35ℓ씩 복용한다.
(2) 마자인을 노랗게 볶아 으깨고 삶은 물을 차 마시듯 자주 복용한다.
(3) 마자인 1.8kg를 고량주 또는 소주 5.4ℓ에 넣고 3일간 숙성시킨 뒤 이

술을 1회 1~2컵씩 매일 3~4차례 계속 복용하면 효과를 볼 수 있다.

⊙ 적리(積痢), 백리(白痢), 복통(腹痛)
마자인(麻子仁) 1.8kg을 물 5.4ℓ로 삶아 1/2이 되면 즙을 짠다. 이 즙에 녹두 350g을 넣고 다시 삶아 익힌 다음, 녹두도 먹고 물도 마시면 효과를 볼 수 있다.

⊙ 적백이질(赤白痢疾)
마자인(麻子仁)을 노랗게 볶은 후 부드러운 가루를 만들어 1회 3.75g씩 하루 3회 식전에 따뜻한 물로 복용한다. 어린이는 양(量)을 1/2로 줄인다. 쉽게 효과가 나지 않을 때에는 양을 2배로 해서 복용한다.

⊙ 혈적(血積), 충적(蟲積) 종물(腫物)
마자인(麻子仁) 37.5g과 파흰밑(길이 약 6cm) 3개를 함께 넣고 달인 물을 3등분하여 1등분(약 350㎖)씩 매일 3회 식간에 복용한다.

⊙ 감창(疳瘡), 두창(頭瘡) 또는 그 창독(瘡毒)
마자인(麻子仁)을 으깨거나 곱게 가루내어 꿀에 개어서 환부에 바른다.

⊙ 탈발(脫髮)을 방지하고 머리를 검게 하고 싶을 때
마엽(麻葉)을 삶은 물로 머리를 감으면 백발(白髮)을 예방할 수 있다.

⊙ 탈발(脫髮) 또는 탈후(脫後) 모발이 나지 않을 때
껍질이 있는 마자인(麻子仁) 1.8kg을 불에 태워서 잿가루를 만들어 돼지기름으로 개어 환부에 자주 바른다. 동시에 마자인(麻子仁) 삶은 물을 차 마시듯 자주 복용한다.
• 마유(麻油)를 머리에 바르면 두발이 빠지지 않으며 빠진 곳에 새 머리카락이 생긴다.

⊙ 어린이의 적열 단독(赤熱丹毒)
마자인(麻子仁)을 가루로 만들어서 물로 개어 자주 환부에 바른다.

⊙ 피부풍습양증(皮膚風濕痒症)
마자인(麻子仁) 삶은 물을 차를 마시듯 수시로 복용하면 곧 효과를 볼 수 있다.

●내로익기환(耐老益氣丸)

껍질을 벗긴 마자인(麻子仁) 3.6kg, 검은콩 1.8kg을 은근한 불에 볶아 부드러운 가루를 만들어 꿀로 개어 녹두 크기의 환약을 빚는다. 이 환약을 내로익기환(耐老益氣丸)이라고 한다.

• 이 환약을 1회 50개씩 매일 3회 따뜻한 물로 오랫동안 복용하면 기력(氣力)을 보(補)하고 대소변(大小便)을 이롭게 해 주며 위장(胃腸) 질환과 신경통(神經痛)을 치료할 수 있다.

효능 삼은 맛이 쓰고 성질이 따뜻하다.
위장(胃腸)을 윤활하게 하고 더러운 것은 청소해 주며 대소변(大小便)을 돕고 신진 대사(新陳代謝)를 촉진하며 풍습마비(風濕痲痺)를 제거하고 적체(積滯)를 풀며 피를 활발하게 한다. 장기간 복용하면 원기(元氣)를 보(補)하며 몸이 경쾌해진다.

사용 주의 삼의 씨껍질과 잎은 약간의 독(毒)이 있으므로 식용해서는 안 된다.

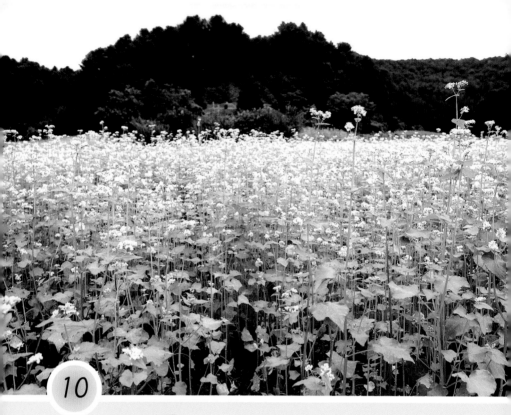

메밀

- 학 명 : *Fagopyrum esculentum* Moench
- 별 명 : 교맥(蕎麥), 모밀
- 생약명 : 적지리(赤地利)–씨를 말린 것

　마디풀과 메밀속. 한해살이풀. 중앙 아시아 원산. 밭에서 재배하고 키 60~90cm 자란다. 원줄기는 속이 비고 붉은빛이 돈다. 잎은 어긋나고 끝이 뾰족한 염통 모양이며 잎자루가 길다. 꽃은 7~10월에 흰색으로 피고 줄기와 가지 끝에 모여 달린다. 열매는 세모진 달걀 모양 수과이고 10월에 흑갈색으로 익는다. 씨를 식용하고 잎과 씨를 약재로 쓴다.

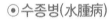

처방 處方

⊙남자의 백탁(白濁)과 여자의 적·백대하(赤白帶下)

메밀(껍질이 있는 것) 1.8ℓ를 검게 태운 잿가루를 계란 흰자위로 개어 환약을 빚는다. 이 환약을 1회 50개씩 매일 3회 식전에 소금을 약간 탄 따뜻한 물로 복용한다.

⊙고혈압(高血壓)

메밀 껍질, 검은콩 껍질, 녹두 껍질, 국화, 결명자를 같은 양을 넣어 베개를 만든다(검은콩과 녹두는 물에 오랫동안 불렸다가 껍질을 벗겨 말려야 한다). 이 베개를 청뇌명목침(淸腦明目枕)이라고 한다.

• 이 베개를 장기간 사용하면 두풍열(頭風熱)을 제거하고 뇌를 청신하게 하며 눈을 맑게 하는 효과가 있다.

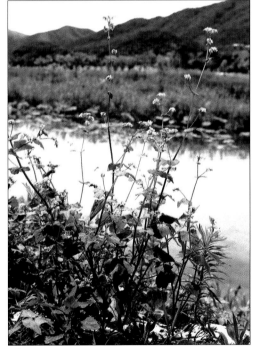
전초

⊙수종병(水腫病)

메밀 가루 22.5g, 대극 가루 약 12g을 함께 볶은 다음 이것을 1회 약 12g씩 매일 3회 식전에 따뜻한 찻물로 복용한다. 만약 대변(大便)이 급하게 나오거나 설사(泄瀉)할 때에는 하루 쉬었다가 다시 복용한다.

⊙적백이질(赤白痢疾)

메밀 가루 7.5g을 설탕물로 매일 3회 식전에 복용한다.

⊙화상(火傷)

메밀 가루를 노랗게 볶아

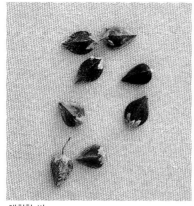
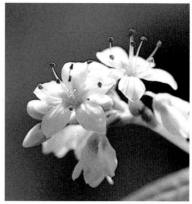

채취한 씨   꽃

물로 개어 환부에 바른다.

⊙위장염(胃腸炎), 대장염(大腸炎)
메밀 가루를 노랗게 볶아서 1회 7.5g씩 매일 3회 식전에 끓인 물로 복용한다.

⊙창독(瘡毒), 종통(腫痛)
메밀 가루 75g, 유황 가루 75g을 함께 물에 개어서 환부에 바른다. 식초에 개어 발라도 같은 효과를 볼 수 있다.

효능 메밀은 맛이 달고 성질이 차며 독이 없다.
위장(胃腸)을 이롭게 하고 기력(氣力)을 도우며 독소(毒素)를 풀어 주고 창종(瘡腫)을 제거하며 이질(痢疾)을 낫게 하고 대하증(帶下症)을 멎게 한다.

사용주의 메밀은 위(胃)가 약한 사람이 먹으면 더욱 약해진다. 메밀을 돼지고기, 양고기, 조기와 함께 먹으면 풍(風)을 일으키고 눈썹 등 모발이 탈락하므로 주의해야 한다.

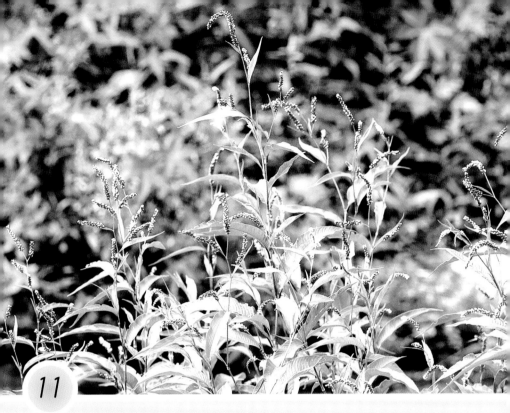

어꿔

- 학   명 : *Persicaria hydropiper* (L.) Spach
- 별   명 : 고채, 날채, 당채, 수료(水蓼), 역귀, 유료(柳蓼), 택료(澤蓼)
- 생약명 : 수교(水膠)−뿌리를 포함한 전초를 말린 것

  마디풀과 개여뀌속. 한해살이풀. 들의 습지와 냇가에서 키 40
~80cm 자라며 줄기는 홍갈색을 띤다. 잎은 어긋나고 피침형
이며 가장자리가 밋밋하다. 꽃은 6~9월에 적색으로 피고 가지
끝에 밑으로 처지는 이삭 모양으로 달린다. 꽃잎은 없고 연녹색
꽃받침 끝이 적색이다. 열매는 납작한 수과이고 9월에 검은색
으로 익는다. 어린 순은 식용하고 전초를 약재로 쓴다.

⊙이질(痢疾), 설사(泄瀉), 장출혈(腸出血), 각기(脚氣), 월경과다(月經過多), 월경(月經)이 멈추지 않을 때

여뀌의 전초를 말린 약재 15~30g(신선한 것은 30~60g)을 달여 복용한다. 신선한 것은 생즙을 내어 복용하기도 한다. 뿌리는 술을 담가 마시기도 하고 열매는 가루를 내거나 생즙으로 복용하기도 한다.

⊙이질(痢疾), 수양성 하리(水樣性下痢), 위복교통(胃腹絞痛), 월경불순(月經不順)

수료근(水蓼根;여뀌 뿌리) 15~30g을 달여서 복용한다. 또는 술을 담가 복용하면 효과를 볼 수 있다.

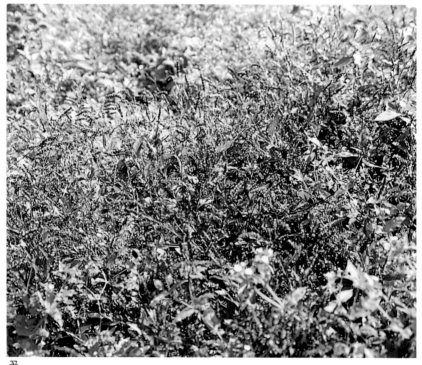
꽃

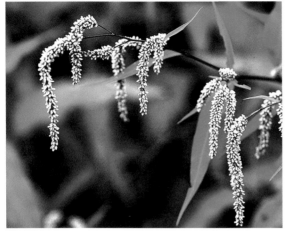

흰여뀌

채취한 잎과 줄기

⊙피부습진(皮膚濕疹), 疥癬(개선)
여뀌의 뿌리를 삶은 물로 환부를 씻거나 볶아서
뜨거울 때 환부에 도포(塗布)한다.

⊙타박상(打撲傷)
여뀌의 생풀을 짓찧어 환부에 붙이거나 달인 물
로 환부를 씻는다.

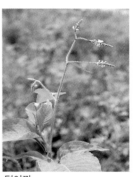

털여뀌

효능 여뀌를 말린 것을 수료(水蓼)라고 하는데, 맛은 맵고 성질은 차다.
화습(化濕), 행체(行滯), 거풍(祛風), 소종(消腫), 지혈(止血)의 효능이 있어
이질(痢疾), 수양성 하리(水樣性下痢), 설사(泄瀉), 장출혈(腸出血), 위복교
통(胃腹絞痛), 각기(脚氣), 월경과다(月經過多), 월경불순(月經不順), 피부습
진(皮膚濕疹), 개선(疥癬), 타박상(打撲傷)의 치료에 쓴다. 잎은 맛이 매우
므로 조미료 재료로도 쓰고 줄기와 잎을 짓이겨 즙을 내어 냇물에 풀어서
물고기를 잡는 데 이용한다.

**사용
주의** 너무 많이 복용하면 양기(陽氣)가 상(傷)하고 토사(吐瀉)와 심장내막염을
일으킨다.

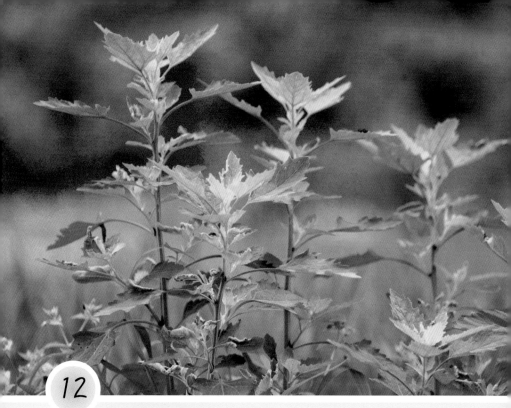

명아주

- 학　명 : *Chenopodium album* var. *centrorubrum* Makino
- 별　명 : 공쟁이대, 능쟁이, 도시락초, 도투라지, 붉은잎능쟁이, 청여장
- 생약명 : 여엽(藜葉)–잎을 말린 것

　명아주과 명아주속. 한해살이풀. 들에서 키 1m 정도 자라며 줄기에 녹색 줄이 있다. 잎은 어긋나고 달걀 모양이며 가장자리에 물결 모양의 톱니가 있다. 꽃은 6~7월에 황록색으로 피고 줄기 끝에 많이 모여 달린다. 열매는 포과이고 꽃잎에 싸인 납작한 원형이며, 8~9월에 익고 검은색 씨가 들어 있다. 어린 잎과 열매는 식용하고 성숙한 잎은 약용한다.

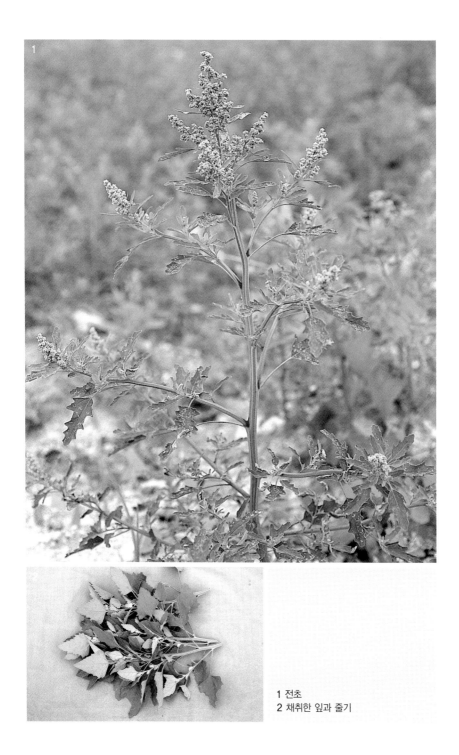

1 전초
2 채취한 잎과 줄기

⊙ 장염(腸炎), 설사(泄瀉), 이질(痢疾), 충교상(蟲咬傷)
명아주의 잎과 줄기를 말린 것을 1회 7~10g씩 달여서 복용한다.

⊙ 설사(泄瀉)
명아주 잎을 황설탕에 재워 효소를 만들어 복용한다. 위(胃)를 보(補)하며, 해열(解熱), 기력보충(氣力補充) 등에도 효과를 볼 수 있다.

⊙ 충치통(蟲齒痛)
말린 명아주 잎을 달인 물을 입에 물고 있으면 통증(痛症)이 멈춘다.

⊙ 중풍(中風), 천식(喘息)
명아주의 전초를 말린 것 20g을 물 180㎖에 넣고 달여서 하루 3회 식간에 나누어 복용하면 효과를 볼 수 있다.

⊙ 동맥경화(動脈硬化) 예방
명아주 생즙을 계속 복용한다. 몹시 쓰므로 꿀을 타서 복용해도 좋다.

⊙ 소아두창(小兒頭瘡)
명아주 씨를 볶아 가루를 만들어 참기름에 개어 환부에 바른다.

⊙ 소양(瘙痒)
명아주의 생잎을 환부에 문지르면 가려운 증세를 완화시킬 수 있다.

⊙ 사마귀, 티눈
명아주 잎을 불에 태운 잿가루를 환부에 바른다.

⊙ 어루러기, 독충교상(毒蟲咬傷)
명아주 생잎을 짓찧어 즙을 내어 환부에 바르면 효과를 볼 수 있다.

효능 명아주의 잎과 줄기를 말린 것을 여(藜)라고 하는데, 맛은 달고 성질은 평온하며 약한 독성이 있다.
아미노산, 지방산, 비타민 A · B · C 등이 함유되어 있고 청열(淸熱), 건위(健胃), 강장(强腸), 해열, 해독(解毒), 살균, 살충(殺蟲)의 효능이 있다.

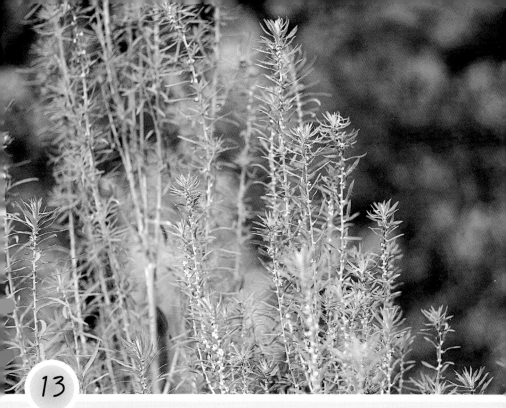

댑싸리

- 학　명 : *Kochia scoparia* Schrad.
- 별　명 : 공쟁이, 비싸리, 지맥(地麥), 익명(益明), 지규(地葵), 천두자(千頭子)
- 생약명 : 지부자(地膚子)‐씨를 말린 것

　명아주과 댑싸리속. 한해살이풀. 밭둑이나 민가 근처에서 키
1m 정도 자라며 가지가 많이 갈라진다. 잎은 어긋나고 피침형
이며 가장자리는 밋밋하다. 꽃은 암수딴그루로 7~8월에 연녹
색이나 붉은색으로 피고 잎겨드랑이에 모여 수상화서로 달린
다. 꽃받침은 5갈래이고 꽃잎은 없으며 꽃밥은 노란색이다. 열
매는 원반형 포과이고 9월에 익는다. 어린 잎은 식용하고 씨는
약재로 쓰며 줄기와 가지는 빗자루를 만들 때 사용한다.

처방
處方

⊙허약(虛弱)하고 열(熱)이 많을 때

댑싸리 씨 37.5g, 감초(甘草) 약 12g을 물 0.7ℓ로 1/2이 되도록 달인다. 이 달인 물을 매일 3회 식간에 복용하면 효과를 볼 수 있다.

⊙풍열적목(風熱赤目)

댑싸리 씨 볶은 것 1.8ℓ에 생지황(生地黃) 300g을 즙을 내어 반죽해서 떡처럼 만들고 이것을 말려서 가루를 만들어 1회 약 12g씩 매일 3회 식전에 따뜻한 물로 3~5일간 복용하면 효과를 볼 수 있다.

⊙두부풍습종대(頭部風濕腫大), 인사불성(人事不省)

(1) 댑싸리 씨 37.5g과 생강 작은 조각으로 썬 것 약 20g을 물 0.7ℓ로 달여 1/2이 되면 술 1숟가락을 타서 마시고 땀을 내면 곧 효과를 볼 수 있다.
(2) 댑싸리 씨 37.5g, 생강 37.5g을 함께 찧어 3등분하여 5시간마다 1등분씩 따끈한 술로 복용하고 땀을 내면 효과를 볼 수 있다.

⊙늑골 아래가 아플 때

댑싸리 씨를 가루로 만들어 이것을 1회 7.5g씩 따끈한 술로 복용한다. 1~2차례 복용하면 곧 효과를 볼 수 있다.

⊙산기통(疝氣痛)

댑싸리 씨를 볶아서 가루를 만들어 이것을 따끈한 술로 1회 7.5g씩 1~2차례 복용하면 곧 효과를 볼 수 있다.

⊙풍습요통(風濕腰痛)

댑싸리 씨를 가루로 만들어 이것을 1회 7.5g씩 매일 5~7회 따끈한 술로 장복(長服)한다.
• 이 처방은 소변(小便)을 이롭게 하는 효과를 본다.

⊙혈리(血痢)가 멎지 않을 때

(1) 댑싸리 씨 약 190g, 지유(地楡) 37.5g, 황금(黃芩) 37.5g을 함께 가루

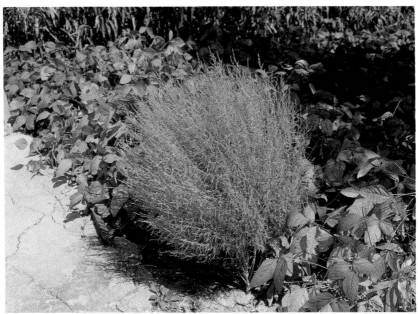
전초

로 만들어 이것을 1회 7.5g씩 매일 3회 식전에 술과 물을 반반씩 섞은 것으로 복용한다.

(2) 생댑싸리 씨를 찧어 즙을 마시거나 또는 댑싸리 씨 삶은 물을 자주 마셔도 효과를 볼 수 있다.

⊙열림동통(熱淋疼痛), 수족통(手足痛)

댑싸리 씨 175g을 물 7.2ℓ로 달여서 1/2이 되면 이 달인 물을 1회 0.35ℓ씩 매일 3회 식전에 따끈하게 복용한다. 장기간 복용하면 효과를 볼 수 있다.

• 이 처방은 신경통(神經痛)도 치료할 수 있다.

⊙종창(腫瘡)

댑싸리 씨 삶은 물을 자주 복용하고, 또 이 삶은 물로 매일 3~5차례 환부를 씻는다.

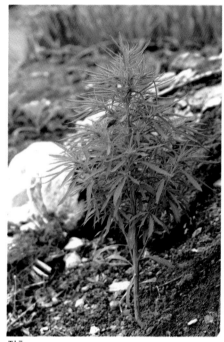
전초

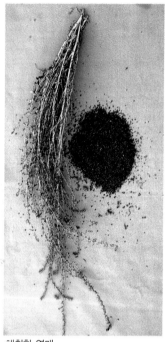
채취한 열매

● 장양죽(壯陽粥)

댑싸리 씨 1, 쌀 2의 비율로 죽을 쑤어 매일 아침 장기간 먹으면 강양명목(强陽明目)의 효과를 본다. 이 죽을 장양죽(壯陽粥)이라고 한다.

효능 댑싸리의 씨와 잎은 성질이 차며 맛이 쓰고 독이 없다.
방광열(膀胱熱)을 제거하여 소변(小便)을 이롭게 하며, 보신강양(補身强陽)의 효능이 있어 장기간 복용하면 노화(老化)를 더디게 하고 피부의 열진(熱疹) 등을 제거하며 산기통(疝氣痛)과 음낭축상(陰囊縮上)을 치료한다.

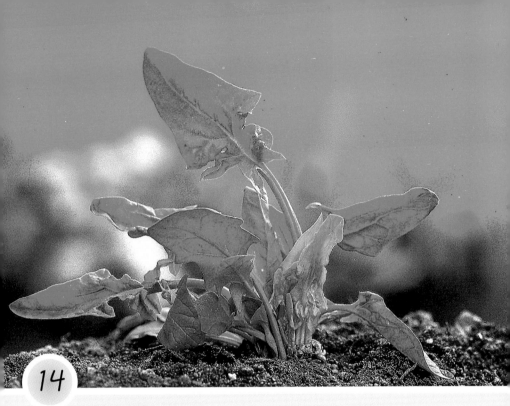

시금치

- 학　명 : *Spinacia oleracea* L
- 별　명 : 적근채
- 생약명 : 파릉(菠薐)–전초

　명아주과 갯는장이속. 한(두)해살이풀. 밭에서 채소로 재배하며 키 50cm 정도 자란다. 잎은 어긋나고 긴 삼각형이며, 밑부분은 날개 모양이고 잎자루는 위로 갈수록 짧아진다. 꽃은 암수 딴그루로 5월에 연한 노란색으로 피고 줄기 끝이나 잎겨드랑이에 모여 달린다. 열매는 포과이고 작은 포에 싸인 뿔이 2개 있다. 어린 잎을 나물로 먹는다.

처방 處方

⊙폐병(肺病), 농염(濃炎)으로 피를 토하거나 폐(肺)에 구멍이 났을 때
시금치의 생잎과 뿌리의 즙을 내어 1회 1컵씩 매일 3~5회 마시면 효과를
볼 수 있다.

⊙**당뇨병(糖尿病)으로 갈증(渴症)이 심할 때**
(1) 시금치 전초 5개와 계내금(鷄內金) 1개를 물 1ℓ로 달여 1/2이 되면 이
것을 수시로 복용한다.
(2) 시금치와 계내금을 함께 말려서 가루를 만들어 이것을 1회 3.75g씩 매
일 3~5차례 밥물로 복용한다.

⊙**빈혈두통(貧血頭痛)**
시금치의 생잎과 뿌리로 즙을 내고 약간 끓여 매일 2~3회씩 장기간 복용
하면 효과를 볼 수 있다.

⊙**혈열피부병(血熱皮膚病)**
(1) 시금치 1.2~1.8kg을 뿌리째 2~3시간 달여서 이것을 자주 마신다.
• 이것은 주독(酒毒)을 풀어 줄 뿐만 아니라 소변(小便)에 이롭고 위장(胃
腸)을 깨끗이 해 주며 대변불순(大便不順), 신장병(腎臟病)에도 좋다. 단,
위장병(胃腸病) 환자는 많이 마시면 안 된다.
(2) 시금치에 쇠고기를 넣고 볶아서 복용해도 효과를 볼 수 있다.

⊙**혈열피부병(血熱皮膚病), 홍종소양(紅腫瘙痒), 교점질(膠粘質)의
황수(黃水)가 흐를 때, 대변(大便)이 항상 건조할 때**
뿌리가 달린 시금치 1.2~1.8kg에 다량의 물을 넣고 은근한 불에 2~3시
간 졸인 다음 즙을 내어 1회 1컵씩 매일 5~7회 복용한다.
• 이 처방은 술 중독(中毒)이나 머리가 어지럽고 골이 팽창하는 데, 소변적
열(小便積熱)과 소변 시 아플 때 등에도 쓸 수 있다. 신염(腎炎), 여자의
경수과다(經水過多), 하복냉한(下腹冷寒), 비위허한(脾胃虛寒), 자주 배
탈이 나고 많이 먹지 못하는 경우에도 효과를 본다.

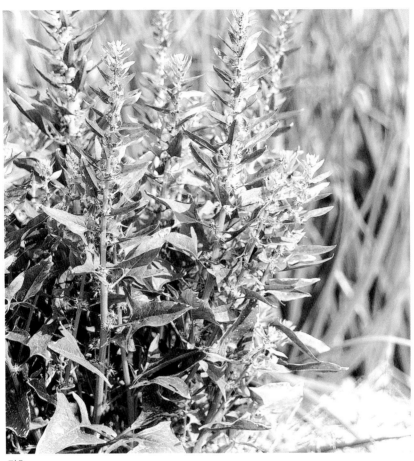

전초

⊙폐병(肺病), 늑막염(肋膜炎), 손바닥과 발바닥 가운데에서 심한 열이 날 때, 변비(便秘)

적근채 150g, 무 1/4개(크기가 작으면 1/2개), 당근 1뿌리, 토마토(토마토가 없으면 부추로 대용) 1개, 배추 1/8개(크기가 작으면 1/4개)를 물 4.5ℓ에 넣고 끓여 1.8ℓ가 되게 졸인 뒤 삼베로 꼭 짜서 찌꺼기는 버리고 국물만 남기면 오채탕(五菜湯)이 된다. 이 탕을 3등분으로 나누어 1일 3회 식후에 1등분씩 마신다.

• 만약 환자가 고혈압(高血壓)이 있으면 토마토와 배추를 빼고 묏미나리 150g을 넣는다. 이렇게 하면 고혈압이나 조루증(早漏症)의 치료 효과도 볼 수 있다.

⊙술에 취해서 쉽게 깨어나지 못
할 때

시금치의 생잎과 뿌리로 즙을 내어 여
러 번 마시면 깨어난다. 위장(胃腸)이
냉(冷)한 사람은 약간 끓여서 복용해야
한다.

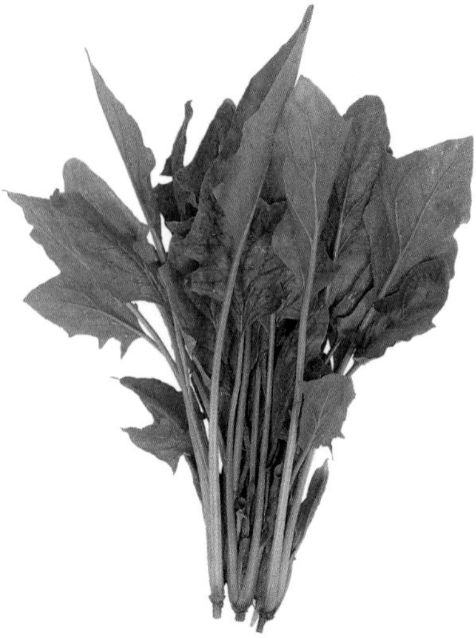

⊙백내장(白內障)

시금치 삶은 물로 눈을 씻으면 보조 치
료의 효과를 볼 수 있다. 매일 수시로
씻는다.

● **엽록소면(葉綠素麵; 엽록소 국수)**

뿌리가 달린 시금치를 깨끗이 씻은 뒤 찧어 즙
을 내고 이 즙을 밀가루에 개어 국수를 만들어 삶아 먹으면 맛도 좋고 영
양도 풍부하다.

효능 시금치의 뿌리가 붉은색이어서 적근채(赤根菜)라고 하는데, 맛은 달고 성
질은 차며 독이 없다.
지혈(止血), 소갈(掃渴), 파농(破膿), 해열(解熱), 이수(利水), 해독(解毒)의
효능이 있다.

**사용
주의** 시금치는 초산(草酸) 성분이 너무 강해서 많이 먹으면 뼈가 연해지고 치아
(齒牙)를 상한다. 그리고 신장(腎臟)·담(膽) 또는 방광(膀胱)의 결석(結石)
증세를 앓기 쉬우므로 주의해야 한다.

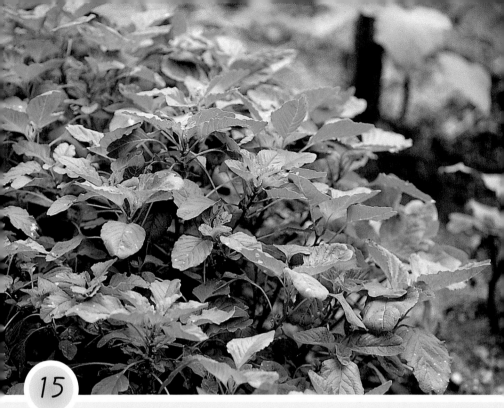

비름

- 학　명 : *Amaranthus mangostanus* L.
- 별　명 : 비듬나물, 참비름
- 생약명 : 녹현(綠莧) · 백현(白莧) · 야현(野莧)-잎과 줄기를 말린 것

　비름과 비름속. 한해살이풀. 인도 원산. 길가나 밭에서 키 1m 정도 자란다. 잎은 어긋나고 넓은 달걀 모양이며 잎자루가 길다. 꽃은 7월에 녹색으로 피고 줄기 끝과 잎겨드랑이에 이삭화서가 모여 원추형으로 달린다. 열매는 타원형 삭과이고 10월에 익으며 흑갈색 씨가 1개씩 들어 있다. 어린 잎은 식용하고 잎과 뿌리를 약재로 쓴다.

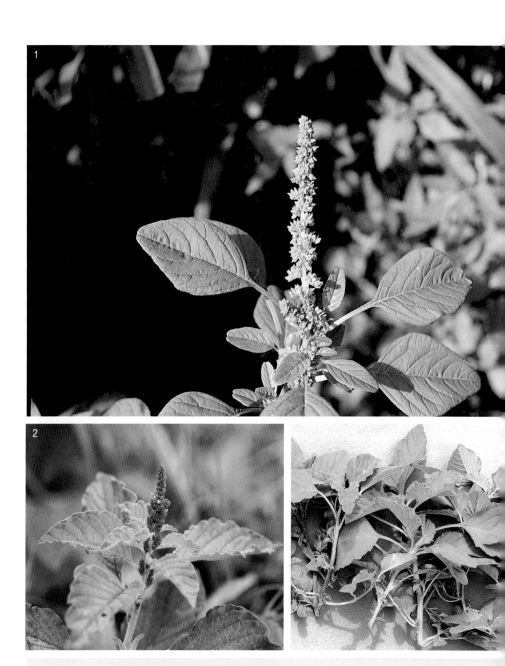

1 개비름(나물로 먹는 비름과 구분하여 먹지 않는다고 하여 이름에 '개' 자를 붙였다.)
2 잎
3 채취한 잎과 줄기

⊙혓바늘이 돋았을 때
비름 뿌리를 달여서 복용한다.

⊙이질(痢疾)
비름 150g을 물에 진하게 달여서 1회 0.35ℓ씩 1일 4회 마시면 효과를 볼 수 있다.

⊙변비(便秘), 안질(眼疾)
비름의 어린 순으로 나물이나 국을 끓여 먹는다. 비름은 쓴맛이 없으므로 끓는 물에 살짝 데친 후 찬 물에 헹구고 요리한다. 이 나물이나 국을 장기간 계속 먹으면 좋은 효과를 볼 수 있다.

⊙안질(眼疾)
비름을 연하게 달인 물로 환부를 씻어낸다.

⊙입술이 갈라졌을 때
비름 생풀을 짓찧어 즙을 내어서 환부를 몇 차례 씻으면 효과를 볼 수 있다.

⊙음부(陰部)가 냉(冷)할 때
비름 뿌리를 짓찧어 음부에 붙이면 효과를 볼 수 있다.

⊙치질(痔疾), 종기(腫氣), 뱀이나 벌레에 물렸을 때
비름의 생잎을 찧어 환부에 붙인다.

효능 | 비름은 맛은 달고 성질은 차가우며 독은 없다.
기(氣)를 보(補)하고 열을 내리게 하여 간풍과 객열(客熱)의 치료에 효과가 있다. 아울러 사(邪)를 없애며 대소변을 통(通)하게 하고 충독(蟲毒)을 없애 준다.

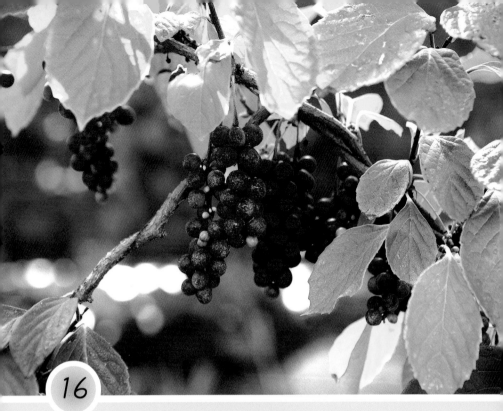

16

오미자나무

- 학　　명 : *Schizandra chinensis* Baill.
- 별　　명 : 개오미자, 오메자
- 생약명 : 오미자(五味子)–익은 열매를 말린 것

　목련과 오미자속. 덩굴성갈잎떨기나무. 산골짜기의 전석지에서 길이 6~9m 자란다. 잎은 어긋나고 달걀 모양이며 가장자리에 톱니가 있다. 꽃은 암수딴그루로 5~7월에 연분홍색 또는 흰색으로 피고 새가지의 잎겨드랑이에 한 송이씩 달린다. 꽃이 진후에 화탁이 길게 자라 열매가 된다. 열매는 이삭 모양의 장과이고 8~9월에 붉은색으로 익는다. 어린 순을 나물로 먹고 열매를 약재로 쓴다.

⊙ 감기(感氣) 기침

(1) 오미자와 생강을 함께 넣고 삶아서 먹으면 효과를 볼 수 있다.

(2) 오미자를 물에 담가 두고 그 우려낸 물을 차처럼 수시로 마시면 보통 기침에 효과가 있다.

⊙ 구내염(口內炎)

말린 오미자를 달인 물로 입 안을 헹궈내면 효과를 볼 수 있다.

⊙ 폐질환(肺疾患)으로 인한 기침, 유정(遺精), 음위(陰萎), 식은땀, 구갈(口渴), 만성 하리(慢性下痢), 급성 간염

말린 오미자를 1회 1~4g씩 뭉근하게 달이거나 가루내어 복용한다.

⊙ 기관지천식(氣管支喘息)

오미자, 천궁(川芎), 행인, 마황, 진피, 감초, 빙당(氷糖) 각 6g씩을 섞어 달여서 복용한다. 1회 200㎖씩 하루 3회 복용한다.

⊙ 신경증(神經症;노이로제)

오미자 150g을 가루로 만들어 소주에 일주일 정도 담가 우려내어 1회 1숟가락씩 하루 2회 복용하면 효과를 볼 수 있다.

⊙ 알코올 중독증(中毒症)

오미자를 1회 5~7g씩 달여서 하루에 2~3회 복용한다. 4~5일 계속 복용하면 효과를 볼 수 있다.

⊙ 냉증(冷症), 저혈압(低血壓), 불면증(不眠症)

오미자 300g, 소주 또는 고량주(35도 이상) 1.8ℓ의 비율로 술을 담가 2~3개월 숙성시킨다. 이것을 오미자주(五味子酒)라고 부른다. 이 술을 매일 잠자기 전에 1잔 정도 마시면 효과를 볼 수 있다.

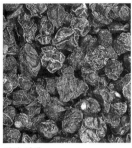
말린 열매

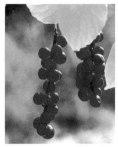
열매

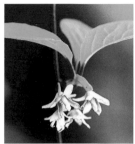
꽃

● 오미자차(五味子茶)

오미자를 찧어서 소주(20도 이상, 10배량)에 넣고 15일 정도 재워 놓으면 오미자차(五味子茶)가 된다. 이것을 1대 10의 비율로 물에 타서 하루에 3번 마신다. 마실 때 설탕이나 꿀을 넣어서 마셔도 된다.

• 오미자차는 기(氣)와 폐(肺)를 보(補)하여 기침을 멈추게 하며 몸과 정기(精氣)를 보(補)하고 눈을 밝게 한다. 그리고 진액을 생겨나게 하여 갈증(渴症)을 멈추고 가슴이 답답한 증세를 낮게 하며 땀을 멈추게 하므로 원기회복(元氣回復)에 좋다.

● 오미자화채(五味子花菜)

오미자 화채는 천연적인 색과 향기가 좋은 청량 음료이다. 오미자를 차가운 물에 조금씩 담가 진하게 우려낸다. 우려낸 물을 한 번 끓여 고운 채에 받쳐내고 설탕을 진하게 타서 시럽을 만들면 오미자화채가 된다. 마실 때에는 차가운 물로 신맛을 알맞게 희석한 다음 잣을 5, 6개 띄우면 된다.

효능 다 익은 열매에서 단맛, 짠맛, 신맛, 쓴맛, 매운맛의 다섯 가지 맛이 나므로 오미자(五味子)라고 부르는데, 신맛이 강하고 성질은 따뜻하다.
심장(心臟)을 강하게 하고 혈압(血壓)을 내리게 하며 면역력을 높여 준다. 오장(五臟)을 튼튼하게 하므로 강장제(强壯劑)로 쓰고, 폐(肺) 기능을 강하게 하여 진해(鎭咳), 거담(去痰) 작용을 하므로 기침이나 갈증(渴症) 등을 치료하는 데 도움이 된다.

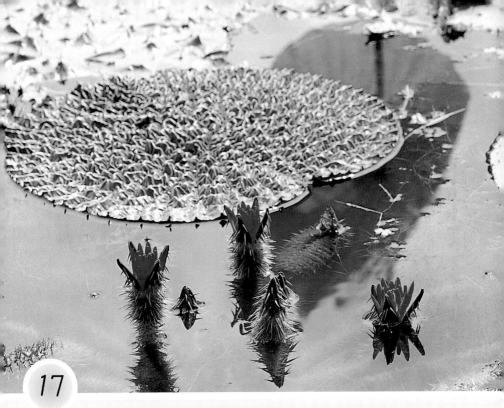

17

가시연꽃

- 학　명 : *Euryale ferox* Salisbury
- 별　명 : 검화, 계두, 방석연꽃, 자인련, 자화연
- 생약명 : 감실(芡實) · 감인(芡仁) · 계두실(鷄頭實)–익은 씨를 말린 것

　　수련과 가시연꽃속. 한해살이물풀. 연못이나 늪지에서 키 30cm 정도 자란다. 뿌리를 흙에 내리지 않고 떠다니는 수생부유식물이며 전체에 억센 가시가 있다. 잎은 뿌리에서 나오고 큰 방패 모양이며, 겉면이 주름지고 양면 맥 위에 가시가 있다. 꽃은 7~8월에 자색으로 피고, 긴 꽃자루 끝에 1송이씩 달린다. 열매는 둥근 장과이고 9월에 검은색으로 익는다. 열매를 약용한다.

처방
處方

⊙ **여성의 대하(帶下)**

황기(黃芪) 약 20g, 용골(龍骨) 15g을 천으로 잘 싸서 감인(芡仁) 2컵과 함께 죽을 쑤어 먹는다. 한 번에 모자라면 2~3회 더 만들어 먹는다. 황기와 용골은 먹지 않는다.

⊙ **연로(年老)하여 기력이 허약할 때, 소변(小便)이 잦거나 소변불금 (小便不禁), 도한증(盜汗症)**

감인(芡仁) 약 20g, 인삼(人蔘) 7.5g, 황기 7.5g을 넣고 죽을 끓인다. 죽에서 황기는 건져내고 인삼과 감인은 함께 매일 아침저녁 2차례씩 장복(長服)하면 효과를 볼 수 있다.

⊙ **조루(早漏), 유정(遺精), 양기부족(陽氣不足), 소변불금(小便不禁), 자한(自汗), 도한(盜汗), 대하(帶下), 백탁(白濁)**

대숙지황(大熟地黃) 15g, 산수유(山茱萸) 약 12g, 감인(芡仁) 15g, 산약(山藥) 7.5g, 찐 토사자(兎絲子) 7.5g, 복분자(覆盆子) 7.5g, 익지인(益智仁) 7.5g을 함께 달인다. 이 달임약을 증세가 경미한 사람은 1첩으로 재탕까지 포함하여 매일 2회 아침 식전과 취침 시에 복용한다. 심한 사람은 2첩으로 재탕까지 포함해 매일 4회 식전과 취침 시에 복용한다. 단, 대소변불리(大小便不利)나 소화불량에는 복용하면 안 된다.

⊙ **조루와 유정(遺精), 빈뇨, 여성의 대하(帶下)와 백탁(白濁)**

감인 3, 쌀 1의 비율로 감인죽(芡仁粥)을 끓여서 매일 3회 식전에 1그릇씩 복용한다. 복용할 때 각자의 구미 (口味)에 따라 설탕이나 소금을 타는 것은 임의로 하면 된다.

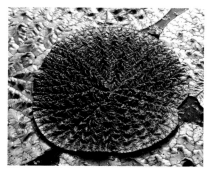

• 감인죽은 장기간 복용하면 몸이 가볍고 눈이 맑아지며, 신장(腎臟)을 튼튼하게 하고 정력을 보강하며, 무릎과 허리가 무겁고 아프며 쑤시고 무력한 데의 치료에 도움을 준다.

잎

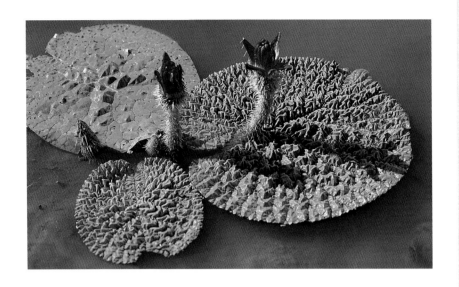

⊙유정(遺精), 조루(早漏)

가시연꽃의 연화심(蓮花芯;연꽃술) 150g을 삶아 자주 복용한다.

⊙양위(陽痿), 조루(早漏), 유정(遺精), 활정(滑精), 발기불능(勃起不能), 발기하더라도 단단하지 못하고 오래가지 못할 때, 여인의 대하(帶下) 및 기혈허약(氣血虛弱)

감인(芡仁;껍질을 벗기고 쪄서 익힌 다음 말린 것), 연밥살(볶아서 익힌 것), 백복령(白茯苓;2시간 이상 쪄서 익히고 말린 것)·율무쌀(껍질을 벗기고 쪄서 익혀 말린 것), 산약(山藥;쪄서 익히고 말린 것)을 각각 300g씩 혼합해서 가루로 만들어 씨를 빼고 쪄낸 대추살 약 3.6kg과 반죽을 하여 녹두 크기의 환약을 만든다. 이 환약을 1회 50~100개씩 매일 3회 식전에 담염수(淡鹽水)나 따뜻한 물로 복용한다. 이 환약을 오정환(五精丸)이라고 한다.

효능 가시연꽃의 열매는 감실(芡實)이라 하여 그 속의 씨인 감인(芡仁)과 함께 약으로 쓰는데, 맛은 달고 떫으며 성질이 평온하고 독이 없다.

고신(固腎), 보비(補脾), 삽정(澁精), 지사(止瀉)의 효능이 있어, 유정(遺精), 임탁(淋濁), 대하(帶下), 소변불리(小便失禁), 수양성 하리(水樣性下痢), 주독(酒毒)의 치료에 쓴다.

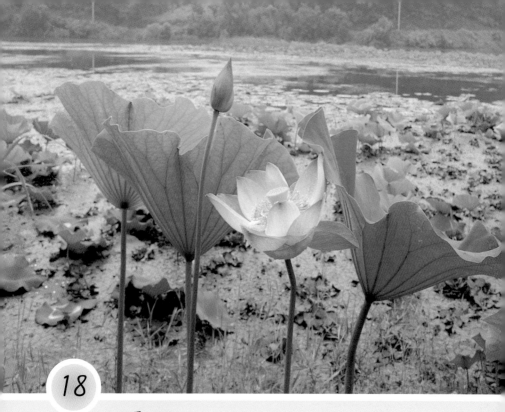

연꽃

- 학　명 : *Nelumbo nucifera* Gaertner
- 별　명 : 연
- 생약명 : 연실(蓮實) · 연자육(蓮子肉)–익은 씨를 말린 것
　　　　　연근(蓮實)–뿌리줄기

　수련과 연꽃속. 여러해살이물풀. 못이나 강가에서 자라며 가을에 뿌리줄기는 굵어져서 덩이줄기를 이룬다. 잎은 둥근 방패 모양이고 백록색이며 잎자루에 짧은 가시가 나 있다. 꽃은 7~8월에 분홍색이나 흰색으로 피고 꽃자루 끝에 1송이씩 달린다. 열매는 타원형 견과이고 9월에 검은색으로 익는다. 잎과 땅속줄기와 열매는 식용하고 전초를 약재로 사용한다.

⊙ **유정조루(遺精早漏), 백탁백대(白濁白帶), 설사구토(泄瀉嘔吐)**

⑴ 껍질과 내심을 뺀 연밥살 1.8kg을 고량주에 2일 동안 담갔다가 꺼내 돼지 위(胃) 속에 집어넣고 잘 꿰맨 다음, 이 돼지 위(胃)를 항아리에 넣고 술을 부어 숙성시킨다. 숙성되면 돼지 위를 꺼내 말려서 가루를 만들고, 항아리의 술은 약간의 밀가루를 섞어 물렁물렁하게 다시 익힌 후 돼지 위 가루를 넣어 녹두만한 크기의 환약을 빚는다. 이 환약을 1회 50~100개씩 하루 3회 식간에 복용한다.

⑵ 껍질과 내심을 뺀 연밥살과 백복령(白茯苓)을 잘게 잘라 삶은 후 말려 가루로 만든다. 이 가루를 1회 1순가락씩 따뜻하게 데운 물과 술을 1/2씩 섞은 것 등으로 복용한다.

⊙ **양기부족, 조루(早漏), 설사, 여자의 백대하혈(白帶下血)**

껍질과 내심을 뺀 연밥살을 햇볕에 말린 후, 은근한 불에 노랗게 볶아 가루로 만든 것이 연자청심차(蓮子淸心茶)이다. 이 차를 1회 1순가락씩 끓인 물에 넣고 설탕을 타서 매일 식간에 마신다. 장기간 복용하면 흑발(黑髮)은 하얗게 변하지 않고 백발(白髮)이 까맣게 되는 효과를 볼 수 있다. 또 귀가 잘 들리고 눈이 밝아지며, 위(胃)와 장(腸)을 튼튼하게 하고 식욕을 돋워 주며 정력(精力)을 강하게 한다.

⊙ **남자의 악성 유정(惡性遺精) 또는 조루(早漏)**

연밥 내심 약 12g, 진사(辰砂) 약 0.4g을 함께 갈아 가루로 만들어서 매일 4회(아침 · 점심 · 저녁 식전에, 그리고 취침 전) 끓인 물로 복용한다.

⊙ **설사이질(泄瀉痢疾)**

껍질과 내심을 뺀 연밥살을 노랗게 볶아 가루로 만들어 1회 7.5g씩 하루 3회 식전에 밥물로 복용한다. 장기간 복용하면 효과를 본다.

⊙ **반위토식(反胃吐食), 식체(食滯)**

껍질과 내심을 뺀 연밥살 22.5g을 노랗게 볶아 가루로 만들고 오매(烏梅) 약 12g, 백두구(白荳蔲) 약 12g을 함께 갈아 가루내어 7등분한다. 이 가루를 1등분씩 물로 복용하면 효과를 볼 수 있다.

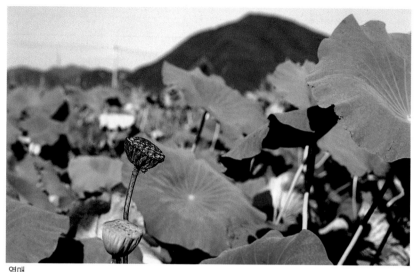
열매

⊙오래 된 혈리(血痢)
연잎을 태운 재를 1회 7.5g씩 밥물이나 삶은 물로 여러 번 복용하면 효과를 볼 수 있다.

⊙심장병(心臟病), 심계정충(心悸怔忡), 불면증(不眠症), 초조불안(焦燥不安), 가슴이 뛰고 답답할 때
연밥살 20개, 용안육(龍眼肉) 10개, 백자인(柏子仁) 30개, 산조인(酸棗仁) 112.5g을 물 1.8ℓ로 1/2이 되게 달인다. 이것을 매일 3회 식후에 1회 2/3 분량씩 따끈하게 복용한다. 장복(長服)하면 효과를 볼 수 있다. 노인들이 이 물을 자주 복용하면 건강 유지에 큰 도움이 된다.

⊙가슴이 자주 답답하거나 열이 나고 목이 말라 갈증(渴症)이 나며, 구토(嘔吐)와 설사(泄瀉)를 하거나 식욕이 부진할 때
연근즙, 배즙, 생강즙, 포도즙, 지황(地黃)즙을 각각 0.35ℓ씩 섞은 후 설탕이나 꿀을 타서 수시로 차 마시듯 복용한다. 이 과즙들은 2가지나 3가지만 섞어도 된다.

⊙생선이나 게 중독(中毒)
연근즙을 1회 0.35ℓ씩 매일 3회씩 마시면 효과를 볼 수 있다.

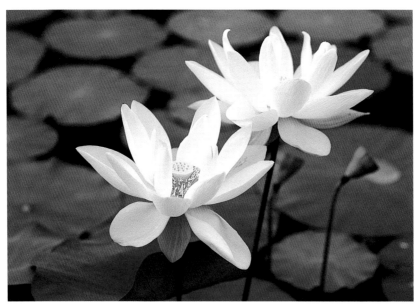
백련

⊙소변(小便) 시 통증으로 찔끔거리거나 소변의 빛깔이 노랄 때
연근즙, 지황즙, 포도즙을 섞어서 매일 1컵씩 수시로 마시면 효과를 볼 수
있다.
• 이 처방은 눈이 빨갛고 아프거나 목이 아플 때에도 효과가 있다.

⊙비출혈(鼻出血), 자궁하혈(下血), 대소변하혈(大小便下血), 토혈(吐血)
⑴ 연근즙 0.35ℓ에 꿀 1숟가락을 섞어 복용한다. 상부 출혈(出血)은 식후
에, 하부 출혈(出血)은 식전에 매일 3회씩 복용한다.
⑵ 껍질과 내심을 뺀 연밥살을 노랗게 볶아 가루로 만들고 이것을 1회
7.5~12g씩 꿀 1숟가락을 섞어 끓인 물로 복용한다.
⑶ 출혈(出血)이 심한 환자는 연근즙 0.35ℓ, 사람의 머리카락을 태운 재
3.75~7.5g을 섞은 후 꿀 1숟가락을 넣어 끓인 물로 복용한다. 꿀은 넣지
않아도 된다.

⊙토혈(吐血)과 하혈(下血)
연근즙에 약간의 소금을 넣어 자주 마신다.

◉ 대소변하혈(大小便下血), 자궁 하혈(下血)

말린 연방(連房)과 형개(荊芥) 이삭을 잘게 잘라서 불에 태워 잿가루로 만들어, 이 가루를 1회 7.5g씩 밥물로 매일 3회 식전에 복용하면 효과를 볼 수 있다.

◉ 산후하혈(産後下血)

연방(連房) 5개, 향부자(香附子) 7.5g을 태워 잿가루로 만들어, 이 가루를 1회 7.5g씩 매일 3회 식전에 밥물로 복용한다.

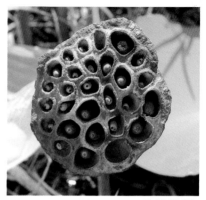
연자육(열매살)

◉ 치루(痔漏)

연수(蓮鬚;연꽃의 수술) 3.75g, 검은 나팔꽃 씨 3.75g, 당귀 약 20g을 말려 가루를 만들어 매일 3회 식전에 따뜻한 물이나 약간의 술을 넣은 따뜻한 물로 5~7일 복용한다.

◉ 양위불기(陽痿不起), 조루(早漏), 유정(遺精), 백탁(白濁), 대하(帶下) 등, 성(性) 계통의 쇠약(衰弱)

연수(蓮鬚), 연밥살, 연꽃(蓮花), 감인(芡仁), 율무쌀, 백하수오(白何首烏), 적하수오(赤何首烏), 말린 산약(山藥), 백복령(白茯苓), 백복신(白茯神), 검은깨, 마른 뽕나무 잎, 백편두(白扁豆) 각기 약 20g씩을 술에 넣고 6시간 동안 쪄서 말린 후 가루로 만든다. 적하수오와 백하수오는 반드시 얇은 조각으로 썰어 넣어야 한다. 금앵자(金櫻子) 1.2kg을 오랫동안 삶은 다음 즙을 짜고 찌꺼기는 버린 뒤 즙을 다시 달여 묽은 풀처럼 되면 밀가루를 약간 섞어 묽은 고약처럼 되게 한다. 여기에 앞서 만들어 둔 약가루를 넣고 개어서 녹두 크기만한 환약을 빚는다. 이 환약을 1회 70개 정도씩 따뜻한 물 또는 밥물, 술을 약간 넣은 따뜻한 물로 복용한다.
- 이 처방은 계속 복용하면 검은 머리가 하얗게 쇠는 것을 예방하고, 흰 머리가 검은 머리로 돌아오는 효과를 볼 수 있다.

◉ 축농증(蓄膿症)

연근과 천궁(川芎) 같은 양을 은근한 불로 구운 후 말려서 가루로 만들어 1회 7.5g씩 매일 3회 식후에 밥물이나 끓인 물로 1개월간 복용하면 효과를 볼 수 있다.

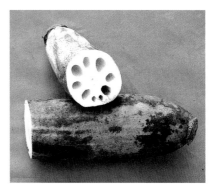

채취한 뿌리줄기(연근)

⊙빈뇨(頻尿), 신기쇠약(腎氣衰
　弱), 조루(早漏)
껍질을 벗긴 연밥 14개를 내심을
빼고 설탕을 넣어 달인 후 연밥살과
물을 매일 2차례씩 복용한다.

⊙산후에 갑자기 가슴·위(胃)·
　장(腸) 또는 자궁이 아플 때
연잎 삶은 물을 여러 번 복용한다.
• 토혈(吐血)과 하혈(下血)도 멈추는 효과
　가 있다.

⊙충치(蟲齒)나 풍치(風齒)로 아플 때
많은 양의 연잎과 꼭지를 식초를 섞어서 삶은 다음, 다시 연잎과 꼭지를
떼어서 삶으면 고약 상태가 되는데 이 고약을 이[齒]가 아픈 곳에 바르면
곧 효과가 나타난다.

⊙설사(泄瀉)
연밥 14개를 껍질을 벗겨 설탕을 넣고 삶은 뒤 이것을 매일 2차례씩 먹으
면 효과를 볼 수 있다.

⊙가슴이 뛰고 불안하여 안면(顔面)이 광택이 없고, 기력이 허약하
　여 열이 나며, 체질이 약하고 빈혈(貧血)이 있을 때
연근을 설탕을 넣고 달여서 자주 복용한다. 물을 많이 넣고 오래 달여 풀
처럼 걸쭉할수록 좋다.
• 이 처방은 복부진통(腹部鎭痛) 및 장(腸)이 꼬이는 것을 치료할 수 있다.

⊙타박상(打撲傷)
연잎을 태워 잿가루를 만들어 1회 7.5g씩 매일 3회 식전에 따끈한 술로 복
용한다. 술 대신 3세 이하의 남아(男兒)의 소변(小便)으로 복용해도 좋다.

⊙경수(經水)가 찔끔찔끔 멎지 않을 때
말린 연방(連房)을 태워 잿가루를 만들어 1회 7.5g 정도씩 따끈한 술이나
물과 술을 섞은 것으로 복용하면 효과를 볼 수 있다.

◉ 수종병(水腫病)
말린 연잎을 태워 잿가루를 만들어 1회 7.5g씩 매일 아침저녁 2회 밥물로 계속 복용한다.

◉ 위장쇠약(胃腸衰弱), 자주 설사(泄瀉)를 할 때
껍질과 내심을 제거한 연밥살 1.8kg을 6시간 동안 쪄서 말린 후 가루로 만든 후 꿀에 개어 녹두만한 크기로 환약을 빚는다. 이것을 양위환(養胃丸)이라고 한다. 이 환약을 1회 30~40개씩 매일 아침 · 저녁 식전에 따뜻한 물로 복용한다. 변비(便秘)가 있는 사람은 삼가야 한다.

◉ 위출혈(胃出血), 폐출혈(肺出血), 허열(虛熱), 빈혈(貧血)
연근즙을 자주 복용하면 효력을 볼 수 있다.

◉ 폐병출혈(肺病出血)
연근 300g, 백합(百合) 600g에 약 5배 정도의 물을 넣고 달여 1/2이 되면 이것을 1회 0.35ℓ씩 매일 3회 식후에 따끈하게 복용한다.
• 들백합은 맛은 쓰지만 효력은 매우 좋다.

◉ 빈혈(貧血), 체력쇠약(體力衰弱)
말린 연근을 가루내어 1회 1숟가락씩 약간의 설탕을 넣고 끓인 물로 1컵씩 매일 3회 식후에 복용한다. 아침 공복 시나 취침 시에 1컵씩 더 복용하면 더욱 좋다.

◉ 폐결핵(肺結核)
연근 300g, 돼지고기(살코기) 300g을 여러 가지 조미료를 넣고 죽을 끓여 이것을 반찬 대신 하루 3회 같이 먹으면 보약의 효과를 본다.

◉ 비위쇠약(脾胃衰弱)에서 오는 소화불량(消化不良)
연밥살 약 188g, 돼지의 위(胃) 1개를 아주 흐물흐물하게 삶아 여기에 여러 가지 양념을 넣고 반찬처럼 먹는다.

◉ 만성 설사(慢性泄瀉)
매일 아침저녁 껍질을 벗긴 연밥살 180g과 쌀 180g으로 죽을 쑤어 먹으면 효과를 볼 수 있다.

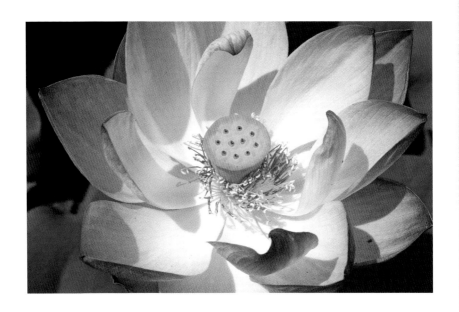

⊙유정(遺精), 조루(早漏)

연화심(蓮花芯;연꽃술) 150g을 삶은 물을 차 마시듯 자주 복용하면 좋다. 장복(長服)하면 큰 효과를 볼 수 있다.

⊙토혈(吐血), 하혈(下血)

연밥살을 잘게 조각으로 썬 것 600g, 말린 하엽(荷葉;연잎) 112.5g(생연잎은 300g 정도), 백모근(白茅根) 37.5g, 배 1개, 곶감 1개, 씨를 뺀 대추 10개를 물 2.1ℓ로 달여 1/2이 되면 이것을 1회 0.35ℓ씩 매일 3회 식전 또는 식후에 복용한다. 토혈 환자는 식후에 복용하고 하혈 환자는 식전에 복용한다.

⊙소변뇨혈(小便尿血), 혈림(血淋)

연즙 350㎖에 머리카락을 태운 잿가루 7.5g을 섞어 이것을 매일 3회 식전에 1~2일 복용한다.

⊙불면증(不眠症)

연밥살(껍질을 벗기고 속심을 뺀 것) 30개, 용안육(龍眼肉) 112.5g을 물 2.1ℓ로 달여 1/3이 되면, 3번으로 나누어 매일 3회 식후에 따끈하게 복용한다. 만약 백합 75g과 산조인(酸棗仁) 75g을 첨가하면 더욱 좋다.

⊙동상(凍傷)

연근을 삶아 익힌 다음 찧어서 환부에 바른다. 매일 아침저녁 한 번씩 바꿔 가면서 바르면 웬만한 것은 2~3일이면 효과를 볼 수 있다.

⊙풍습창독(風濕瘡毒)

말린 연방(連房)을 태워 잿가루를 만들어 이것으로 환부를 문지르면 된다. 진물이 날 때는 잿가루를 그대로 사용하고 진물이 없을 때에는 잿가루를 참기름에 개어서 환부에 바른다. 하루에 2~3차례 닦고 발라 주면 효과를 볼 수 있다. 마른 연잎을 대용할 수도 있다.

⊙각기습종통양(脚氣濕腫痛痒)

말린 연잎을 삶은 물로 자주 환부를 씻는다.

⊙전신풍습양(全身風濕痒)

연잎을 삶은 물로 목욕한다.

⊙음종통양(陰腫痛痒)

연잎, 부평초(浮萍草) 같은 양을 함께 삶은 물로 환부를 씻어내면 효과를 볼 수 있다.

●양신죽(養神粥)

껍질과 내심을 제거한 연밥살을 곱게 찧어서 쌀과 섞어 죽을 쑤어서 복용한다.
• 장기간 먹으면 기혈(氣血)을 돕고 몸을 가볍게 해 주며 몸이 튼튼해진다. 산후·병후 또는 기혈(氣血) 쇠약자에게 매우 유익하다.

효능 연(蓮)의 맛은 달고 떫으며 성질은 평온하고 독이 없다.
양심(養心), 자양(滋養), 익신(益腎), 보비(補脾), 삽장(澁腸), 진정(鎭靜), 수렴(收斂), 지혈(止血), 지사(止瀉)의 효능이 있다.

사용주의 소화불량이나 변비(便秘)가 있는 사람은 연밥살을 먹으면 안 된다.
혈기(血氣)가 매우 허약한 사람은 연잎을 써서는 안 된다.

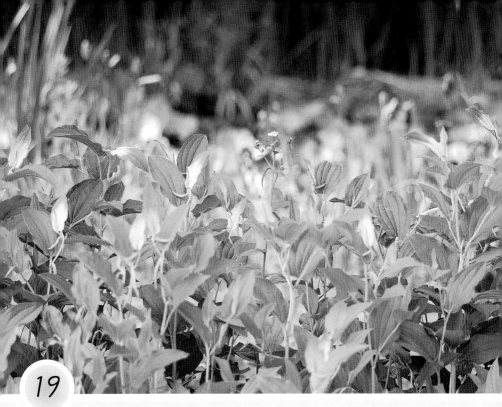

삼백초

- 학　　명 : *Saururus chinensis* (Lour.) Baill.
- 별　　명 : 백화연, 삼점백, 송장풀, 수목통
- 생약명 : 삼백초(三白草)-꽃을 포함한 잎과 줄기를 말린 것

　　삼백초과 삼백초속. 여러해살이풀. 들판의 습지나 물가에 자라는 수생 정수식물로 키 50~100cm 자란다. 잎은 어긋나고 끝이 뾰족한 긴 타원형이다. 가장 위쪽의 잎 2~3장이 백색이어서 꽃잎처럼 보인다. 꽃은 6~8월에 흰색으로 피고 꽃잎이 없는 작은꽃들이 이삭처럼 모여 총상화서로 달린다. 열매는 둥근 장과이고 씨가 1개씩 들어 있다. 전초를 약재로 쓴다.

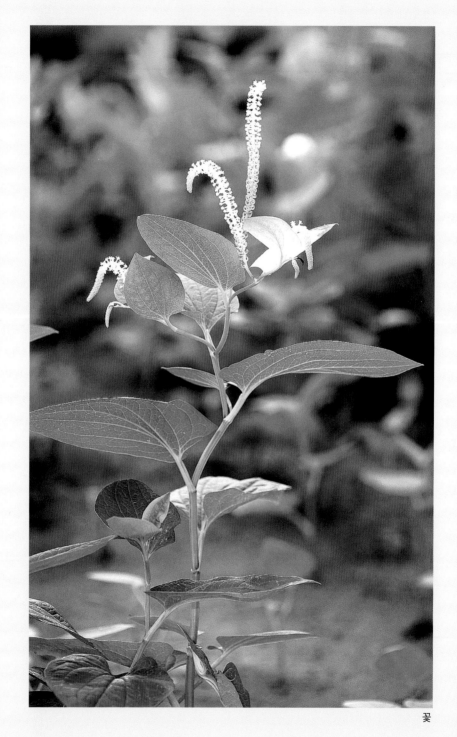

꽃

⊙소변불리(小便不利), 각기(脚氣), 임질(淋疾), 치질(痔疾), 위장병
　(胃腸病), 간염(肝炎), 황달(黃疸)

삼백초 10~15g을 물 600㎖에 넣고 은근한 불로 물의 양이 1/2로 졸아들
때까지 달인다. 이 달인 물을 하루에 4~5회 복용한다. 변비(便秘)가 심할
때는 삼백초의 양을 조금 늘려서 달인다.

⊙축농증(蓄膿症)

자기 전에 삼백초의 생잎을 뭉쳐 콧구멍에
넣어 두고 잠을 잔다. 하루에 한쪽 콧구멍씩
생잎을 30분 정도 넣었다가 코를 풀면 콧물
과 함께 잎이 빠져나오면서 코가 뚫린다.

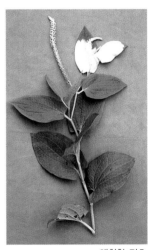

⊙치조농루(齒槽膿漏)

삼백초의 생잎을 소금물에 담갔다가 약간 으
깨어 잇몸과 볼 사이에 끼워 놓고 잠을 잔다.

⊙뱀에 물린 상처나 종기(腫氣)

삼백초의 생풀을 찧어 환부에 붙이면 고름이
잘 나오고 통증도 완화된다.

채취한 전초

| 효능 | 전초를 삼백초(三白草)라고 부르는데, 맛은 맵고 쓰며 성질은 차다. 악취(惡臭)를 풍기는 유세포를 갖고 있어 해독작용(解毒作用)을 한다. 또, 항균성(抗菌性)이 있기 때문에 세균성 설사(細菌性泄瀉)를 치료하는 데 탁월한 효능이 있다. |
| 사용 주의 | 경우에 따라 복용 후 구토(嘔吐)를 일으키므로 주의해야 한다. |

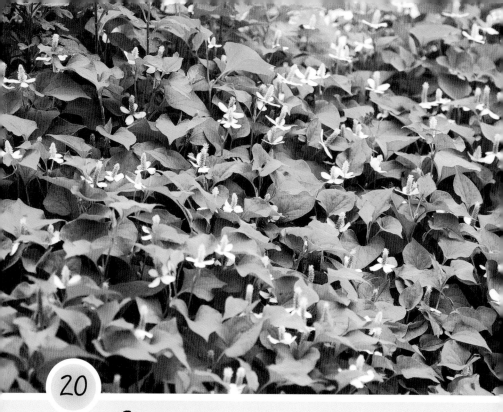

20

약모밀

- 학　명 : *Houttuynia cordata* Thunberg
- 별　명 : 멸, 십약, 십자풀, 어성초, 중약, 즙채, 집약초, 취채
- 생약명 : 어성초(魚腥草)·십약(十藥)-지상부를 말린 것

　삼백초과 약모밀속. 여러해살이풀. 습지에서 키 30~60cm 자란다. 잎은 어긋나고 심장형이며 가장자리가 밋밋하다. 꽃은 5~6월에 노란색으로 피고 원줄기 끝에 이삭화서로 달리며, 꽃잎과 꽃받침은 없고 꽃차례를 싸고 있는 흰색 타원형 총포 4장이 꽃잎처럼 보인다. 열매는 3갈래로 갈라지는 삭과이고 8~9월에 익으며 씨는 갈색이다. 전초를 약재로 쓴다.

⊙ 폐렴(肺炎), 폐농양(肺膿瘍), 열리(熱痢), 말라리아, 임병(淋病), 백대(白帶)

말린 약모밀 전초를 1회 4~6g씩 달여서 복용하면 된다. 또는 말린 약모밀의 전초를 가루내어 환약을 만들거나 꿀에 타서 복용하기도 한다.

⊙ 임산부의 부증(浮症), 화농성 관절염(化膿性關節炎)

꽃이 필 때 채취하여 말린 약모밀 전초 10~15g을 차처럼 달여서 하루 3회로 나누어 복용하면 효과를 본다.

• 장복하면 고혈압(高血壓) 예방과 축농증(蓄膿症) 치료에도 효과가 좋은 약으로 알려져 있다.

⊙ 치질(痔疾), 치루(痔漏), 치핵(痔核)

약모밀의 생뿌리줄기(땅속줄기)를 찧어 즙을 내어서 1회 약 4㎖씩 하루 3회 복용한다.

⊙ 치질(痔疾), 습진(濕疹), 무좀, 종기(腫氣), 독충(毒蟲)에게 물린 데

약모밀의 생잎을 짓찧어 환부에 바른다. 또는 약모밀의 전초를 달인 물로 환부를 씻어낸다.

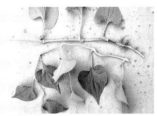
채취한 전초

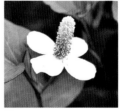
꽃

효능 전초에서 생선 비린내가 강하게 난다고 하여 어성초(魚腥草)라고 부르는데, 맛은 맵고 쓰며 성질은 조금 차다.

청열(淸熱), 해독, 이뇨(利尿), 소종(消腫)의 효능이 있어, 폐렴(肺炎), 폐농양(肺膿瘍), 열리(熱痢), 말라리아, 수종(水腫), 백대(白帶), 옹저(癰疽), 치창(痔瘡), 탈항(脫肛), 습진, 독창(禿瘡), 개선(疥癬)을 치료하는 데 쓴다.

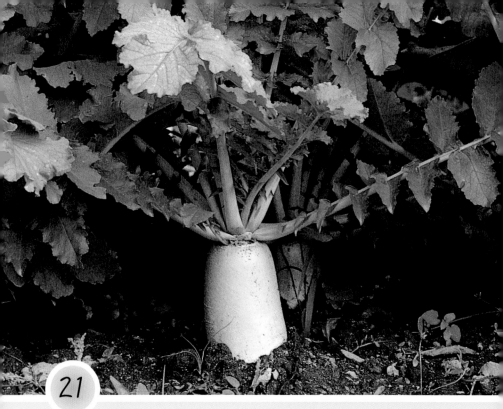

21

무

- 학　명 : *Raphanus sativus* L.
- 별　명 : 나복, 내복, 노복, 동삼, 무시, 무우, 청근
- 생약명 : 내복자(萊菔子)–여문 씨를 말린 것

　십자화과 무속. 한(두)해살이풀. 밭에서 채소로 재배하며 키 1m 정도 자란다. 뿌리는 원기둥 모양으로 크고 흰색이며 살이 많다. 잎은 밑동에서 모여나고 긴 타원형이며 깃 모양으로 갈라진다. 꽃은 4~6월에 엷은 홍자색으로 피고, 줄기 끝에 모여 달린다. 열매는 각과이고 기둥 모양이며 6~7월에 익는다. 뿌리는 잎과 함께 식용하고 약용으로도 쓴다.

⊙ 위산과다증(胃酸過多症), 딸꾹질
생무즙 1컵과 술 1컵에 생강즙을 섞어서 매일 3회 식후에 복용한다. 장복(長服)하면 효과를 볼 수 있다.

⊙ 위(胃)가 음식물을 안 받는 병, 만성 위장염(慢性胃腸炎), 구토
생무를 썰어서 꿀과 함께 끓여 수시로 복용하면 구토가 멎는다.

⊙ 더운 날 갑자기 졸도(卒倒)하거나 말을 못할 때
생무즙 350㎖에 생강즙 1/2잔을 섞어 복용하면 곧 증상이 호전된다.

⊙ 연탄가스 중독(中毒)
빨리 통풍이 잘 되는 곳에 눕게 하고 이불 등을 씌워 보온 조처를 한 뒤 생무즙을 복용한다. 위장병(胃腸病)이 있는 허약 체질의 환자에게는 생강즙을 조금 넣어 복용하게 해야 한다.

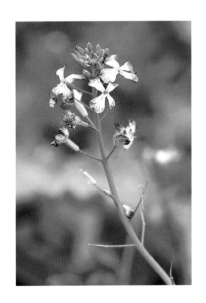

⊙ 피부가 찢어지지 않은 타박상(打撲傷)
생무나 무잎을 찧어 환부에 바르고 마르면 다시 바꾸어 준다. 이렇게 하면 혈액순환(血液循環)이 활발해지고 근육통(筋肉痛)을 덜어 준다.

⊙ 낭습증(囊濕症), 발에 땀이 나고 냄새가 날 때
무국을 끓인 후 국물에 소금을 조금 타서 환부를 자주 씻는다.

⊙ 폐병토혈(肺病吐血)
무를 염소의 피 또는 붕어와 같이 삶아 상식(常食)하면 효과를 볼 수 있다.

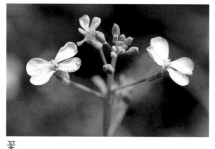
꽃

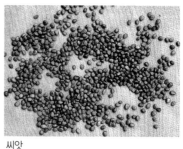
씨앗

⊙비출혈(鼻出血;코피)이 멎지 않을 때
생무즙 1컵에 술(청주)을 약간 넣고 끓여서 복용한다. 몇 차례 복용하다보면 효과를 볼 수 있다.

⊙적·백이질(赤白痢疾), 복통(腹痛)
(1) 무즙·꿀·물 각각 1컵씩을 섞어서 끓인 물을 매일 3회 식전에 복용한다.
(2) 무잎을 큰 그릇에 삶아 적리(赤痢)는 백설탕을, 백리(白痢)는 황설탕을 타서 하루 3회 식전에 복용한다.

⊙변 전후(便 前後)의 대장출혈(大腸出血)
무 껍질과 연꽃 잎 같은 양을 불에 태워서 숯을 만든 다음 이것을 갈아낸 가루 3.75g을 매일 3~5차례 끓인 물로 복용한다.

⊙노인의 해수(咳嗽), 소화불량(消化不良)
무씨를 노랗게 볶아 가루로 만들고 꿀을 섞어 녹두 크기의 환약을 만든다. 이 환약을 1회 30~50개씩 하루 3~5회 입 안에 넣어 녹여서 넘기면 된다.

⊙식체(食滯), 비만(肥滿), 소화불량(消化不良)으로 인한 답답증
무씨를 노랗게 볶아 찧어 식후에 1찻숟가락씩 끓인 물로 복용한다. 가루로 만들어서 복용해도 좋다.

⊙음주(飮酒) 후 토혈(吐血)
무즙 0.35ℓ에 소금을 약간 넣어서 복용하면 곧 멎는다.

⊙하퇴부(下腿部)의 종창(腫氣)
흰 무의 껍질만을 벗겨서 물로 삶은 다음 식혀서 환부에 붙인다. 매일

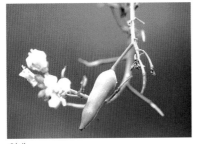
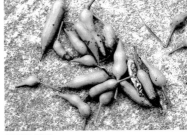

열매   채취한 열매

3~5회 바꾸어서 붙인다. 중증(重症)의 경우에도 1주일이면 곧 효과를 볼 수 있다.

◉몸에 열이 나고 입 안이 쓰며, 입이 마르고 대변(大便)이 굳어 나오기 힘들 때

무를 크게 썰어 조각내고, 생마늘 조각(무의 1/5 분량)과 함께 기름으로 볶은 다음, 소금을 약간 넣어 삶는다. 그 삶은 물을 수시로 복용하면 효과를 볼 수 있다.

• 가을과 겨울의 계절성 질병(季節性疾病)을 예방하고 위(胃)를 도우며 신체(身體)를 청신(淸新)하게 한다.

◉폐(肺)와 위(胃)의 열독(熱毒)

생무 2, 생마늘 1의 비율로 잘게 썰어 소금을 넣고 기름에 볶은 다음 물을 부어 국처럼 끓인 생무 생마늘탕을 복용한다.

• 대변불통(大便不通), 변비(便秘), 입 안이 쓰고 마를 때, 열을 내리게 할 때에도 효과를 볼 수 있다.

◉방광염(膀胱炎), 배뇨불순(排尿不順)

빨간무를 삶은 물을 자주 복용한다.

• 이 처방은 위장불순(胃腸不順)을 없애 주고 가슴의 신경통(神經痛)을 완화시키며, 보심(補心)·보혈(補血) 작용을 하고 발한성(發汗性) 증세에는 열을 내리며 독(毒)을 없애는 작용을 한다.

◉당뇨증(糖尿症)으로 구갈(口渴)이 심할 때

생무즙을 조금씩 자주 복용하면 효과를 볼 수 있다. 이것을 마신 뒤에 위(胃)가 쓰리고 아프면 밥물이나 우유 1컵을 마시면 풀어진다.

⊙각기(脚氣), 습종병(濕腫病)

무씨를 노랗게 볶아 가루내고, 껍질을 벗긴 은행(銀杏) 같은 양을 가루내어 무씨 가루와 섞은 후, 꿀을 타서 녹두 크기의 환약을 만든다. 이 환약을 1회 30~40개씩 복용하는데, 환약을 입 안에 넣어 물 대신 침으로 녹여서 넘기면 된다. 매일 3~5회씩 장복(長服)하면 효과가 크고 소화(消化)도 잘 된다.

⊙급성 악성 이질(急性惡性痢疾)

흰무즙 0.35ℓ를 달여 1/2이 되면 이 달인 물에 흰꿀 1숟가락을 타서 1~2회 복용하면 효과를 볼 수 있다.

⊙풍한해수(風寒咳嗽)

흰무즙 1컵, 후추 14개, 마황(麻黃) 3.75g을 쪄서 낸 즙을 3등분한 뒤, 매일 3회 식후에 1등분씩 복용한다.

⊙해수(咳嗽)

흰무 큰 것 1개를 속을 파내고 그 속에 꿀 1컵을 넣고 그대로 찐다. 이것을 6등분한 뒤 매일 3회 식후에 1등분씩 복용한다. 이것이 2일분이므로 계속 만들어 복용하면 효과를 볼 수 있다.

⊙어린이 백일해(百日咳)

흰무즙 1컵에 설탕을 약간 넣어 찜통에 찐다. 이것을 매일 3~5컵 정도 마신다. 어린이는 1~2 숟가락이면 충분하다.

⊙무를 많이 먹거나 무즙을 많이 마셔서 위(胃)가 아플 때

속히 생강차 1컵을 복용하면 곧 풀어진다.

효능 무의 뿌리줄기인 나복(蘿蔔)은 맛이 달고 매우며 성질은 서늘하다. 소적체(消積滯), 화담열(化痰熱), 하기(下氣), 관중(寬中), 해독(解毒)의 효능이 있다.
   • 무의 잎인 나복엽(蘿蔔葉)은 맛이 맵고 쓰며 성질은 평온하다. 소식(消食), 이기(理氣)의 효능이 있다.
   • 무의 씨인 내복자(萊菔子)는 맛이 달고 매우며 성질은 평온하다. 소식제창(消食除脹), 강기화담(降氣化痰)의 효능이 있다.

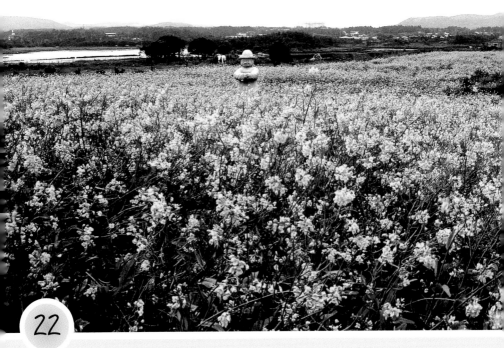

22

유채

- 학　　명 : *Brassica napus* L.
- 별　　명 : 대개, 채종유, 평지
- 생약명 : 채종유(菜種油)–씨에서 뽑아낸 기름

　십자화과 배추속. 두해살이풀. 농가의 밭에서 재배하며 키
1m 정도 자란다. 잎은 깃털 모양으로 약간 갈라지고 원줄기를
감싸는 넓은 피침형이며 가장자리에 톱니가 있다. 꽃은 4월에
노란색으로 피고 가지와 원줄기 끝에 여러 송이가 모여 총상화
서로 달린다. 열매는 원기둥 모양 각과이고 5~6월에 여물며 씨
는 흑갈색이다. 잎과 줄기를 식용하고 씨로 기름을 짠다.

처방
處方

⊙혈리(血痢), 복통(腹痛), 장풍하혈(腸風下血)

유채 잎을 찧어 만든 즙액(汁液) 720㎖에 꿀 180㎖를 섞어서 익힌 다음, 아침 저녁 2회 공복 시에 복용한다.

⊙풍열(風熱)로 붓거나, 종기(腫氣)가 나서 가렵고 아프며 고열(高熱)이 나거나 더웠다 추웠다 할 때

유채 전초를 짓찧어 환부에 바르거나 삶은 물로 씻고, 유채 씨를 가루로 만들어 따뜻한 물로 여러 차례 복용하면 효과를 볼 수 있다.

⊙부인(婦人)의 피임(避姙)

월경(月經) 이틀 후에 유채 씨 37.5g과 사물탕(四物湯)을 섞어 약 1첩을 만든다. 이 약을 매일 2첩과 재탕까지 합쳐 3회에 걸쳐 식전에 복용하는데 3일간 계속해서 6첩을 복용하면 1개월 내에는 임신을 막을 수 있다. 안심하지 못할 땐 월경(月經) 뒤 15일 이전이나 교합(交合) 후 이틀째 2첩을 더 복용한다.
- 임상 시험(臨床試驗)에 의하면 그 효율은 70~80% 이상이었다. 이 처방은 여자들의 월경불순(月經不順), 적·백대하(赤白帶下), 요슬통(腰膝痛)의 치료 효과도 있고, 또한 피와 기운을 보충해 준다.

⊙난산(難産)

유채 씨 15개를 갈아 따끈한 술로 복용한다. 효과가 없을 때에는 잠시 후에 다시 복용해도 좋다.

⊙흑발염색(黑髮染色)

유채 씨로 짠 기름을 두피(頭皮)에 바르고 손으로 문지르면 길고 까만 머리가 된다. 그리고 머리카락이 하얗게 변하는 속도도 느려진다.

⊙나력(瘰癧) 또는 목 아래 뭉친 것이 낫지 않을 때

유채 싹을 찧어 환부에 바르고 하루에 2회 바꿔 준다.

효능 씨로 기름을 짜내므로 유채(油菜)라고 부르는데, 맛은 맵고 성질이 따뜻하며 독이 없다.
행혈(行血), 파기(破氣), 소종(消腫), 산결(散結)의 효능이 있어, 산후복통(産後腹痛), 하혈(下血), 혈리(血痢), 종독(腫毒), 치루(痔漏), 몽정(夢精)의 치료에 쓴다. 유채는 부인병(婦人病)에 특히 유효하다.

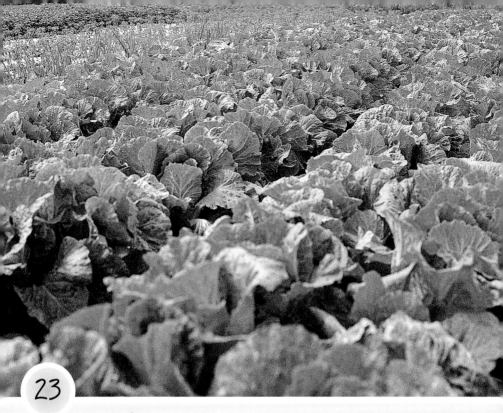

배추

- 학　명 : *Brassica campestris subsp.* napus var. *pekinensis* Makino
- 별　명 : 백채, 숭채
- 생약명 : 백채(白菜) · 숭채(菘菜)-잎

　십자화과 배추속. 두해살이풀. 농가에서 채소로 재배한다. 뿌리에서 난 잎은 끝이 둥근 타원형이고 한데 포개져 자라며, 가장자리에 불규칙한 톱니가 있고 양면에 주름이 많다. 줄기에 달린 잎은 줄기를 싼다. 꽃은 4월에 노란색으로 피고 줄기 끝에 모여 달린다. 열매는 각과이고 긴 뿔처럼 생겼으며 6월에 익으면 껍질이 쪼개져서 씨가 떨어진다. 전초를 식용한다.

⦿ 변비증(便秘症)
배추 잎으로 즙을 짜서 매일 1컵씩 식간에 복용한다. 장복하면 좋은 효과를 볼수 있다.

⦿ 손발에 열이 날 때
배추 잎으로 즙을 짜서 수시로 복용하면 열이 가라앉는다.

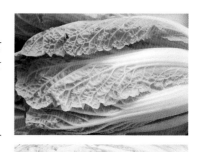

⦿ 술에 취해 깨지 못할 때
배추 씨를 찧어 냉수와 함께 복용하면 곧 깨어난다.

⦿ 탈모(脫毛), 탈발증(脫髮症)
배추 씨로 기름을 짜서 매일 머리에 바르면 머리카락이 빠지는 것을 막을 수 있다. 다른 부분의 탈모 예방에도 쓸 수 있다.

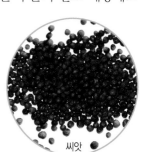

⦿ 종기(腫氣)가 곪기 시작할 때
배추 잎을 찧어서 환부에 바른다.

⦿ 철기(鐵器)에 녹이 날 때
배추 씨 기름을 낫이나 칼 등에 발라 두면 녹이 잘 생기지 않는다.

씨앗

효능 배추는 맛은 달고 성질이 따뜻하며 독이 없다.
비(脾;지라)를 튼튼하게 해 주고 위(胃)를 강하게 한다. 소화(消化)를 돕고 담(痰)을 내려가게 한다. 또한 갑갑한 것을 풀어 주고 대소변(大小便)을 잘 통하게 한다.

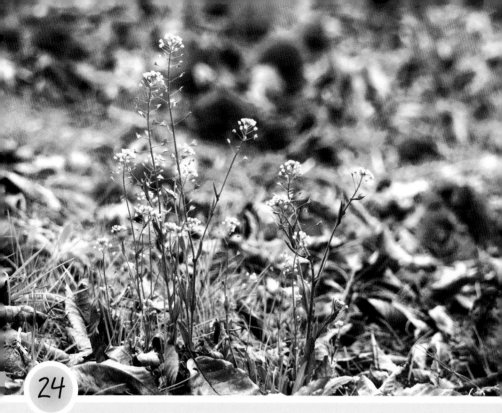

냉이

- 학　명 : *Capsella bursa-pastoris* (L.) L. W. Medicus
- 별　명 : 나시, 나싱개, 제채
- 생약명 : 제(薺)–전초를 말린 것

　십자화과 냉이속. 두해살이풀. 들과 밭에서 키 10~50cm 자란다. 뿌리잎은 모여나서 사방으로 퍼지고 깃 모양으로 깊게 갈라지며, 줄기잎은 어긋나고 피침형이다. 꽃은 5~6월에 흰색으로 피고 십자 모양이며 줄기 끝에서 총상화서로 달린다. 꽃받침과 꽃잎은 4개씩이다. 열매는 삼각형 단각과이고 5~7월에 익는다. 어린 식물을 나물로 먹고 전초를 약재로 쓴다.

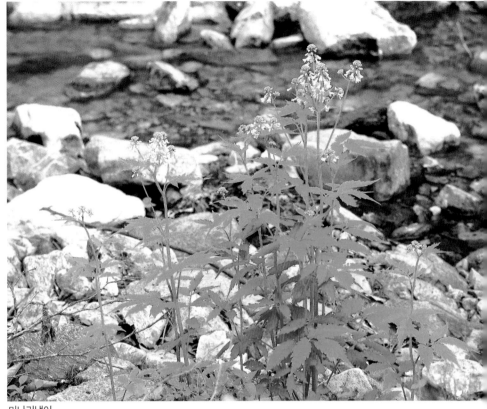

미나리냉이

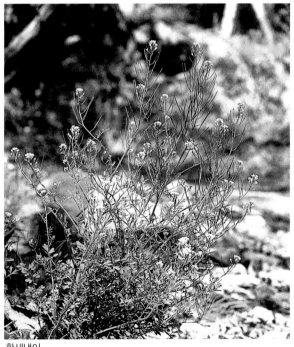

황새냉이

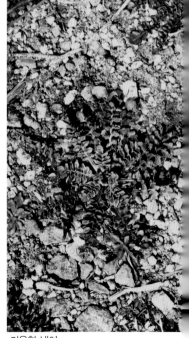

겨울형 냉이

⊙간경화증(肝硬化症), 복막염(腹膜炎), 부어서 물집이 생길 때, 헛배가 부를 때, 사지(四肢)가 바싹 마를 때

마른 냉이 뿌리 300g과 불에 볶은 정력(葶藶;황새냉이 씨) 300g을 함께 가루를 만들어서 꿀에 개어 은행(銀杏)만한 크기의 환약을 빚는다. 이 환약을 1회 2개씩 매일 아침저녁 2차례 진피(陳皮)를 끓인 물로 복용하면 3~4일 내에 효과를 볼 수 있다.

• 이 처방은 장기간 복용하면 소변(小便)을 순조롭게 해 주는 효과도 볼 수 있다.

⊙눈의 예막(瞖膜)

냉이의 전초를 깨끗이 씻고 불에 쐬어 말린 뒤 갈아 가루로 만들어 이 가루를 물에 타서 매일 3회씩 환부를 씻는다. 또, 이 가루로 쌀알 크기의 알약을 빚어 눈골에 넣고 아픈 것을 참으며 오래 있으면 효과를 볼 수 있다.

⊙두 눈이 몹시 빨갛거나 통증이 멎지 않을 때

냉이 뿌리를 찧어 나온 즙을 안약처럼 눈에 떨어뜨리면 효과를 본다.

⊙적백이질(赤白痢疾)

냉이 전체를 불에 태워 잿가루로 만들고 이 잿가루를 1회 7.5g씩 하루 2회 식전에 복용한다. 이 처방을 복용할 때에는 밀가루 음식은 피해야 한다.

⊙어린이 이질(痢疾)

냉이 꽃을 그늘진 곳에서 말린 후 가루로 만들어 이 가루를 1회 7.5~12g씩 대추 삶은 물로 복용한다. 갓난아기는 0.2~0.4g, 3~5세는 0.8~1.2g, 7~10세는 3.75g으로 복용량을 조절한다.

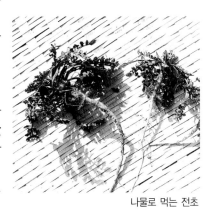

나물로 먹는 전초

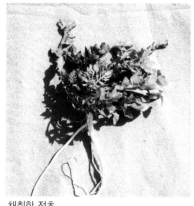

채취한 전초

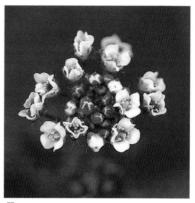

꽃

⊙ 간장쇠약(肝臟衰弱), 간울(肝鬱), 간염(肝炎), 간경화증(肝硬化症), 눈이 침침할 때

냉이의 전초를 깨끗이 씻어 그늘에 말린 뒤 가루로 만들어 매일 3회 식후에 복용한다. 1회 복용량은 5~12g이며 병세에 따라 조절한다.

• 이 처방은 간질(肝疾), 안질(眼疾), 위장염(胃腸炎), 적·백이질(赤白痢疾), 자주 설사(泄瀉)를 할 때에도 효과가 있다.

⊙ 바람을 쐬면 눈물이 흘러내리거나 냉통(冷痛), 열통(熱痛), 두통(頭痛)이 날 때

냉이 씨를 가루로 갈아 1회 3.75~7.5g씩 매일 3회 식전에 따뜻한 물로 복용하고, 쌀알만한 양의 가루를 눈에 떨어뜨리면 효과를 볼 수 있다.

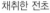

효능 냉이의 맛은 달고 성질은 평온하다.
간(肝)을 튼튼하게 하고 눈을 밝게 한다. 또, 위(胃)를 튼튼하게 하고 장(腸)에도 이롭다. 그리고 간경화증(肝硬化症), 복막염(腹膜炎) 등에도 좋은 효과가 나타난다.

• 냉이 씨를 장복하면 신장(腎臟)을 보강시켜 주며 이뇨(利尿)에도 좋고 고혈압(高血壓)을 억제시키는 작용을 한다. 또한 양기(陽氣)를 증강시키는 데도 효과를 볼 수 있다.

• 냉이 씨를 침대 밑이나 옷장에 두면 벌레가 생기지 않는다. 또한, 태워서 연기를 피우면 파리가 접근하지 못한다.

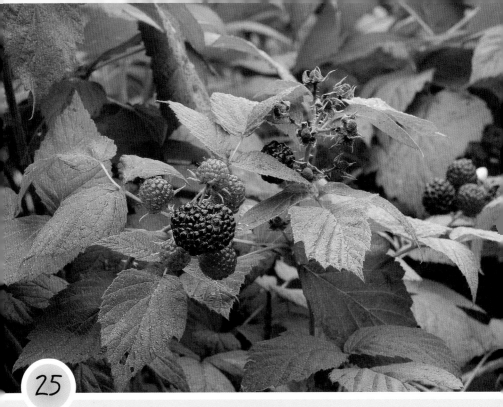

25

복분자딸기

- 학 명 : *Rubus coreanus* Miq.
- 별 명 : 고무딸기, 곰딸
- 생약명 : 복분자(覆盆子)-덜 익은 열매를 말린 것

장미과 딸기속. 갈잎떨기나무. 산록 양지에서 높이 3m 정도 자란다. 잎은 어긋나고 작은잎 5~7개로 된 깃털 모양이다. 작은잎은 타원형이고 가장자리에 예리한 톱니가 있다. 꽃은 5~6월에 연한 홍색으로 피고 가지 끝에 산방화서로 달린다. 열매는 핵과가 모여서 반달 모양의 둥근 복과를 이루고 7~8월 흑색으로 익는다. 열매를 식용하고 전초를 약재로 쓴다.

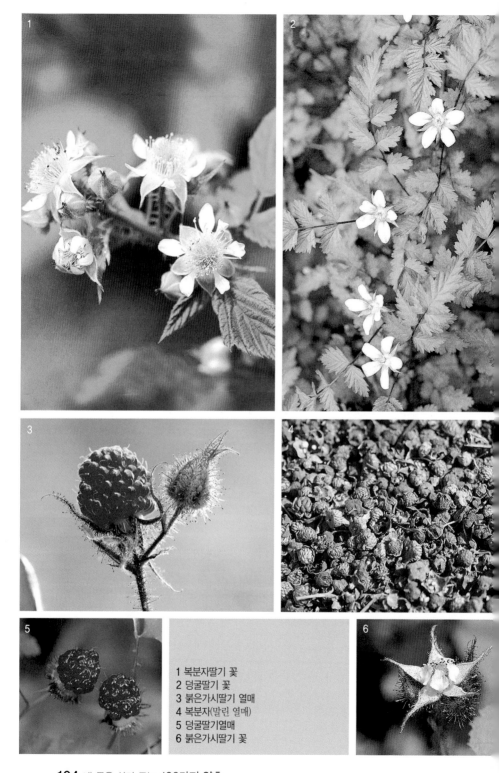

1 복분자딸기 꽃
2 덩굴딸기 꽃
3 붉은가시딸기 열매
4 복분자(말린 열매)
5 덩굴딸기열매
6 붉은가시딸기 꽃

⊙음위(陰萎), 유정(遺精), 빈뇨(頻尿), 야뇨증(夜尿症), 시력약화
말린 복분자를 1회 2~4g씩 달이거나 가루내어 복용한다.

⊙자궁출혈(子宮出血)
말린 복분자를 1회 5~6g씩 달여 하루 2~3회씩 5~6일 복용한다.

⊙화장독(化粧毒)
복분자 40g, 현삼 40g, 녹두 60g을 달여서 복용한다. 또, 약재를 물에 넣고 30~40분 끓인 물을 자주 환부에 바르거나 얼굴을 씻는다.

⊙빈뇨(頻尿), 야뇨증(夜尿症)
복분자, 개암풀 씨, 사마귀 알집 각각 10g을 섞어 달여서 하루 3번에 나누어 복용한다.

⊙음위증(陰萎症)
복분자를 술에 담갔다가 건져내어 약한 불에 말린 것을 가루내어, 이 가루를 1회 8~12g씩 매일 아침 물로 복용한다.

⊙야뇨증(夜尿症), 빈뇨(頻尿), 간(肝)과 신장(腎臟)이 허하여 눈이 잘 보이지 않을 때, 허약한 남성의 유정(遺精)
복분자가 갓 익기 시작할 때 채취하여 그대로 말리거나 또는 끓는 물에 1~2분간 담갔다가 건져내어 햇볕에 충분히 말려 이용한다. 이 재료가 충분히 마르면 곱게 분말로 만들어 유리병에 넣어두고 필요할 때마다 복분자차(覆盆子茶)로 마신다. 뜨거운 물 1잔에 말린 복분자 가루를 2~3숟갈 (6~12g)씩 타서 하루에 2~3잔을 마신다. 취향에 따라 꿀이나 설탕을 조금씩 가미하기도 한다. 복분자차는 간과 신장 및 정기를 보하고 눈을 밝게 하며 오줌을 줄인다.

효능 복분자딸기의 열매를 복분자(覆盆子)라고 하는데, 맛은 달고 시며 성질이 조금 따뜻하다.
간과 신장 및 정기를 보하고 눈을 밝게 하며 오줌을 줄인다. 야뇨증, 빈뇨, 간과 신장(腎臟)이 허하여 눈이 잘 보이지 않을 때, 허약한 남성의 유정, 음위(陰萎), 소변불금(小便不禁)의 치료에 쓰인다.

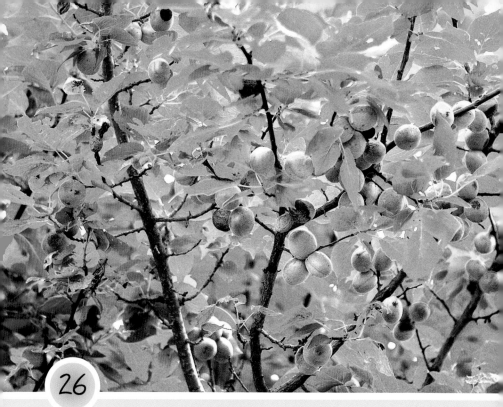

26

살구나무

- 학 명 : *Prunus armeniaca* var. *ansu* Max.
- 별 명 : 고행인, 광행인, 북행인, 행수
- 생약명 : 행인(杏仁)-씨를 말린 것

    장미과 벚나무속. 갈잎큰키나무. 산기슭과 마을 부근에서 높이 5m 정도 자란다. 잎은 어긋나고 달걀 모양이며 가장자리에 겹톱니가 있다. 꽃은 4월에 연분홍색으로 피고 잎이 나기 전에 묵은 가지에 달리며, 꽃잎은 5장이고 둥근 모양이다. 열매는 둥근 핵과이고 털이 많으며, 6~7월에 노랗게 익는다. 열매의 과육은 식용하고 뿌리를 제외한 전체를 약재로 쓴다.

처방
處方

⊙폐병(肺病), 해수(咳嗽), 천식(喘息), 담혈(痰血), 백일해(百日咳) 및 감기(感氣) 기침

(1) 살구 씨 5.4ℓ를 껍질을 벗겨 말리고, 씨를 노랗게 볶아 부드럽게 간 뒤 꿀 1.8ℓ를 넣어 찐다. 이것을 1회에 1숟가락씩 1일 3회 수시로 복용한다.

(2) 살구 씨 100개를 껍질을 벗긴 후 돌절구에 찧어 물 5.4ℓ에 풀어 천주머니로 여과한다. 남은 찌꺼기를 물 1.8ℓ에 넣어 풀고 다시 여과한 다음 바싹 짜서 나온 즙을 모두 다시 여과시킨다. 이 살구즙에 설탕을 넣어 묽은 죽처럼 끓인 다음 밀봉하여 보관한다. 이것을 1일 3회 식후에 1숟가락씩 끓인 물에 타서 복용한다.

⊙감기(感氣), 몸살, 오랜 기침, 만성 기관지염(慢性氣管支炎) 및 노약자의 해수병(咳嗽病)

껍질을 벗긴 살구 씨 약 20g을 잘게 찧어 죽을 쑨다. 이 죽에 설탕이나 꿀을 타서 1회 1숟가락씩 매일 3회 식후에 복용한다.

⊙머리가 멍하거나 시름시름 아플 때, 또 정신이 없고 답답할 때

껍질을 벗긴 살구 씨 15g과 호두(胡桃) 간 것 15g을 노랗게 볶아서 함께 찧은 다음 꿀 15g을 넣어 병에 담아 둔다. 이것을 1회 1숟가락씩 매일 식후에 끓인 물로 복용한다. 이것은 병이 없는 사람도 매일 차 마시듯 복용하면 보신차(補身茶)로서 대단히 유용하다.

⊙기관지천식(氣管支喘息)

살구 씨와 복숭아 씨 각각 1.8ℓ를 껍질을 벗겨 노랗게 볶아 가루로 만들어서 꿀에 갠 다음 보릿가루를 약간 넣고 함께 개어 녹두 크기의 환약을 만든다. 이 환약을 1회 20개씩 매일 3회 식후에 상복(常服)하면 효과를 볼 수 있다.

⊙천식(喘息)으로 인한 부종(浮腫)

껍질을 벗긴 살구 씨를 노랗게 볶아 가루를 만든다. 쌀 1컵과 살구 씨 가루 1/2컵으로 죽을 쑤어 매일 2회(아침, 저녁) 식전에 먹는다.

⊙두풍(頭風), 홍종풍양
　(紅腫風痒)

살구 씨(껍질 있는 그대로)
14개를 찧어 계란 노른자
위 1~2개로 개어 환부에
바른다. 또, 껍질 있는 살
구 씨(5.4ℓ)를 찧어 삶은
물로 머리를 자주 씻는다.

⊙고혈압(高血壓), 중풍
　(中風), 반신불수(半身
　不隨), 입이 돌아가서
　말을 하지 못할 때

껍질 있는 살구 씨 7개를
찧어 부드럽게 한 다음 매
일 2회 죽력즙(竹瀝汁;대나
무 기름으로 만든 즙)으로
복용한다. 쉽게 효과를 볼
수 없으면 살구 씨를 10개
또는 14개로 늘려 복용한
다. 이것은 구급 처방(救急
處方)이므로 다른 치료와
병행해도 좋다.

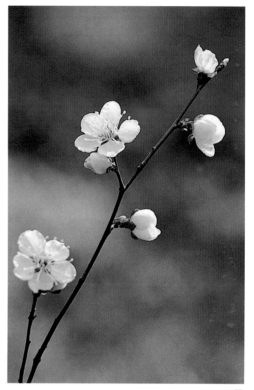

꽃

⊙후두결핵(喉頭結核), 후통(喉痛), 해수(咳嗽), 또는 소리를 내지
　못할 때

껍질을 벗긴 살구 씨를 노랗게 볶은 후 빻아 가루로 만든다. 이 살구 씨 가
루 1.2g을 계피 가루 약 0.4g과 섞은 후 입에 넣고 서서히 침과 함께 삼키
면 된다.

⊙개고기를 먹고 체(滯)하거나 위(胃)가 꼿꼿하거나 중독(中毒)되었
　을 때

껍질을 벗긴 살구 씨 600g을 물 3ℓ에 넣고 끓여 물이 1.2ℓ 정도로 줄 때
까지 졸인다. 이 끓인 물을 3번으로 나누어 매일 하루 3회 복용한다.

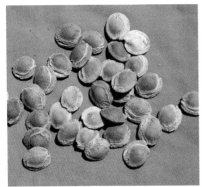
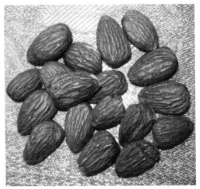

채취한 겉씨　　　　　　　행인(채취한 속씨)

◉음창(陰瘡)이 부어서 가려울 때

껍질 있는 살구 씨를 까맣게 태워 가루를 만든 다음, 참기름에 개어 환부에 자주 바른다.

◉음도양통(陰道痒痛)

껍질을 벗긴 살구 씨를 까맣게 태운 후 찧어 참기름에 개어서 엷은 탈지면에 발라 음도(陰道)에 삽입하는데 자주 바꾸어 주면 좋다.

◉귓속이 곪았을 때

껍질 있는 살구 씨를 까맣게 태워 가루를 만든 다음, 호두 기름을 섞어 고약처럼 갠 뒤 탈지면에 싸서 귓구멍을 막는다. 이것을 매일 3~4회 계속하면 좋다.

◉코에 종기(腫氣)가 났을 때

살구 씨를 고운 가루로 만들어서 인유(人乳:산모의 젖)에 개어서 환부에 바른다.

◉감창(疳瘡)이나 독창(禿瘡)이 터졌을 때

살구 씨를 까맣게 태운 후 기름을 짜서 환부에 바른다.

◉풍치통(風齒痛)

참대 꼬치로 살구 씨 1개를 꽂아 촛불에 뜨겁게 달군 후 이것을 풍치(風齒)에 대고 문다. 식으면 바꾸어 주고, 이렇게 되풀이하면 효과를 볼 수 있다.

◉어린이의 배꼽이 헐거나 아플 때
껍질을 벗긴 살구 씨를 으깨어 환부에 바른다.

◉개에 물려 헐었을 때
살구 씨를 입으로 씹거나 침을 묻혀 짓찧은 것을 환부에 바른다.

◉소아두창(小兒頭瘡)
살구 씨를 까맣게 태워 가루를 만들어 환부에 바른다. 진물이 없으면 참기름으로 개어 바른다.

◉벌레가 귀에 들어갔을 때
살구 씨 기름을 귓구멍에 조금씩 흘려 넣으면 곧 벌레가 기어나온다.

◉불임증(不姙症)
살구 꽃, 복사나무 꽃을 말려 가루를 만들어 섞은 후 1회 7.5g씩 1일 3회 식간에 계속 복용한다. 이 처방은 피부 미용에 좋은 효과를 볼 수 있다. 또 이 가루 약 12g을 삶은 물로 세수하면 얼굴이 깨끗해진다.

◉전신부증(全身浮症)
살구 잎을 진하게 삶아 농즙을 만들어 1일 3회씩 매일 씻고, 또 이 즙을 1컵씩 마시면 효과를 볼 수 있다.

◉타박상(打撲傷), 어혈(瘀血), 답답하고 아플 때
동쪽으로 향한 살구나무 가지(1.2~1.8kg)를 가늘게 썰어서 소주 1ℓ로 삶아 찻잔으로 매일 4~5잔 마신다. 술이 먹기 힘든 사람은 물을 타서 마셔도 된다.

◉살구를 많이 먹어 위(胃)를 상하거나 중독(中毒)되었을 때
살구나무 가지 삶은 물을 마시면 풀어진다.

◉폐병(肺病) 또는 오래 된 해수(咳嗽)병
껍질을 벗긴 살구 씨 7.5g, 길경(桔梗) 7.5g, 자완(紫菀) 7.5g, 돼지 폐(肺) 1개를 씻어 약의 3배 정도의 물을 붓고 달인다. 돼지 폐와 달인 물을 매일 3~5회씩 복용한다. 환자가 조열(潮熱)이나 허열(虛熱)이 있을 때에는 인삼 7.5g과 지골피(地骨皮) 약 12g을 넣어서 복용하는 것이 좋다.

◉효천증(哮喘症)을 완화시킬 때

껍질을 벗긴 살구 씨 37.5g, 돼지 폐(肺) 1개를 작은 조각으로 썰어서 물 1.8ℓ에 달여 1/2이 되면 이 달인 물을 매일 3~5회 1컵씩 복용한다.

◉위염(胃炎), 십이지장궤양(十二指腸潰瘍), 위장염(胃腸炎)

껍질을 벗긴 살구 씨를 볶아 가루를 만든 것 37.5g, 오징어 뼈(오징어 등의 흰 뼈)를 노랗게 구워 가루를 만든 것 112.5g을 함께 섞는다. 이 가루를 1회 1순가락씩 매일 3회 식사 30~60분 전에 따뜻한 물로 복용한다. 장복(長服)하면 효과를 볼 수 있다.

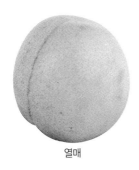

열매

효능 씨는 행인(杏仁)이라 하여 약재로 쓰는데 맛은 쓰고 성질이 조금 따뜻하며 독성이 약간 있다.

폐(肺)와 대장 질환의 치료에 효과를 볼 수 있다. 대장(大腸)을 깨끗이 하고 해수(咳嗽)·천식(喘息) 등 기관지(氣管支) 계통의 질병을 멎게 한다. 또, 미용약(美容藥)으로도 쓰인다.

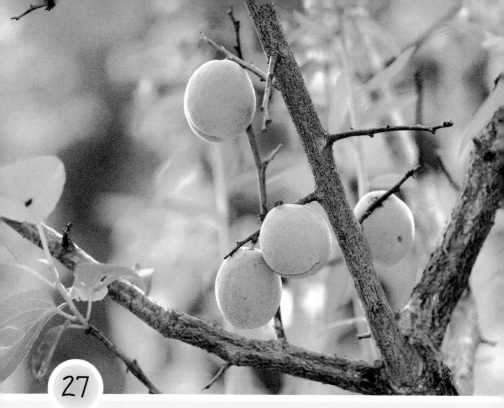

매실나무

- 학　명 : *Prunus mume Siebold & Zucc.*
- 별　명 : 매화나무
- 생약명 : **매실(梅實)**-열매, **오매(烏梅)**-열매를 소금에 절여서 말리거나 불에 그을린 것

　　장미과 벚나무속. 갈잎큰키나무. 중국 원산. 마을 부근에서 재배하며 높이 4~6m 정도 자란다. 잎은 어긋나고 달걀 모양이며 가장자리에는 잔톱니가 있다. 꽃은 잎이 나기 전인 2~4월에 흰색 또는 담홍색으로 피고 잎겨드랑이에 1~3개씩 달린다. 열매는 둥글고 6~7월에 노란색으로 익으며 신맛이 강하다. 열매를 식용하며 열매와 줄기를 약재로 쓴다.

⊙혈뇨(血尿), 혈변(血便), 이질(痢疾)

오매(烏梅) 약 12g을 불에 태워 잿가루를 만든다. 이 잿가루를 식초와 함께 풀처럼 되게 끓여 녹두만하게 환약을 빚는다. 이 환약을 1회 40개 정도씩 매일 3회 식전에 밥물로 복용한다.

⊙적 · 백이질(赤白痢疾), 설사(泄瀉), 갈증(渴症)

소금에 절여서 말린 오매(烏梅)를 물에 넣고 끓여 그 끓인 물을 차 마시듯 수시로 복용한다.

⊙적 · 백이질(赤白痢疾)의 복통(腹痛)

씨를 뺀 오매(烏梅) 3.75g을 구워 가루를 만들고 1회 약 0.8g씩 1일 3회 밥물로 복용한다.

⊙구토(嘔吐), 설사(泄瀉)

소금에 절여서 말린 오매(烏梅)를 달여 그 달인 물을 천천히 복용하면 효과를 볼 수 있다.

⊙배가 부어 아플 때나 속이 답답할 때

오매(烏梅) 14개를 삶아 그 삶은 물을 복용한다.

⊙회충(蛔蟲)의 제거

오매(烏梅)를 삶아 자주 복용한다. 장복하면 몸 속의 다른 기생충의 제거도 기대할 수 있다.

⊙개에게 물렸을 때

오매(烏梅)를 가루로 만들어 1회 7.5g씩 3일 정도 술로 복용하면 독(毒)을 뺄 수 있다. 이것은 임시 응급 처방이므로 상처가 심할 때는 반드시 전문 의사의 진단과 치료를 받아야 한다.

⊙대변(大便)이 굳어 불편할 때

오매(烏梅) 10개를 쪄서 씨를 빼내고, 오매 살로 대추 크기만하게 빚어 항

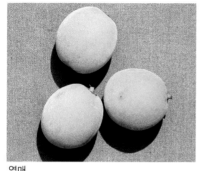
열매

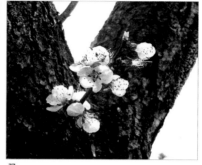
꽃

문(肛門)에 넣으면 얼마 후 변이(便) 나오고 통(通)하게 된다.

⊙타박상(打撲傷)으로 인한 출혈(出血)
오매(烏梅)를 불에 태워 재를 만들어 환부에 바른다.

⊙어린이 두창(頭瘡)
오매(烏梅)를 태워 재를 만들어 환부에 바른다. 진물이 없으면 참기름에 개어 환부에 바른다.

⊙유황독(硫黃毒) 제거
씨를 뺀 오매(烏梅) 3.75g, 설탕 2g을 함께 끓여 복용한다. 이 처방은 물고기 중독(中毒)도 풀어 주는 효능이 있다.

⊙만성 이질, 아메바성 대장염(大腸炎) 및 토사통(吐瀉痛)
마른 매실나무 잎을 끓여 복용한다. 설탕을 넣어도 된다.

⊙월경(月經)이나 하혈(下血)이 멎지 않을 때
매실나무 잎(불에 구운 것), 종려나무 껍질 같은 양을 가루로 만들어 섞고, 이 가루를 1회 7.5g씩 매일 3회 식간에 따끈한 술로 복용한다. 술을 못 하는 사람은 물을 조금 타서 복용한다.

⊙해수(咳嗽), 각혈(咯血)
오매(烏梅) 5개를 구워 말려서 가루를 만들어 정종 술로 복용한다. 매일 3회 식후에 한 번씩 복용하면 효과를 볼 수 있다.

⊙간장강화(肝腸强化)와 눈을 맑게 하려면

껍질을 벗긴 매인(梅仁)을 노랗게 볶아 가루를 만들어 매일 아침저녁 따뜻한 물로 복용한다. 장기간 계속하면 장(腸)이 잘 통하고 변(便)에 이로우며 간(肝)이 튼튼해진다.

⊙경수(經水)가 찔끔찔끔 나와서 멎지 않을 때과 하혈(下血)이 멎지
  않을 때

불에 구워 말린 매엽(梅葉), 종려피(棕櫚皮) 같은 양을 가루로 만들어 섞고, 이 가루를 1회 7.5g씩 매일 2차례 식간에 따끈한 술로 복용한다. 술을 못 하는 사람은 따뜻한 물에 술을 타서 복용한다.

⊙이질(痢疾)

오매(烏梅) 마른 것 3개, 설탕 1숟가락을 물 350㎖에 달여 1/2이 되도록 졸여서 매일 3회 식전에 복용한다.

⊙아기들의 창(瘡)을 예방하는 목욕탕(沐浴湯)

매근(梅根)과 이근백피(李根白皮), 도근백피(桃根白皮) 같은 양을 함께 넣고 삶은 물에 아기를 목욕시키면 피부병(皮膚病)이 나지 않는다. 더욱이 여름에 자주 목욕하면 이롭다.

●매화차(梅花茶)

갓 핀 매화(梅花) 1, 꿀 2의 비율로 섞어 용기에 담고 공기가 통하지 못하도록 밀봉하여 2개월간 숙성시킨다. 이 숙성된 매화를 1회 3개씩을 끓인 물에 불리면 매화차(梅花茶)가 된다.

• 매화차를 식후에 장복하면 안색(顔色)을 광택나게 하고 정신을 새롭게
  해 준다.

효능 열매를 매실(梅實)이라고 하는데 맛은 시고 떫으며 성질은 따뜻하다.
매실을 소금에 절여서 말린 것이나 불에 그슬린 것을 오매(烏梅)라고 한다. 매실은 꿀에 재우면 장기간 보관할 수 있으며, 술에 담그면 오매주(烏梅酒)라고 하여 풍습마비(風濕痲痺), 반신불수(半身不隨), 신경통(神經痛)을 치료하고 토사(吐瀉)를 멎게 하며 이질(痢疾)을 치료한다.

사용주의 매실은 신맛이 강하므로 많이 먹으면 치근(齒根)을 상할 수도 있다. 매실로 이[齒牙]가 상했을 때는 호두를 먹으면 효과를 볼 수 있다.

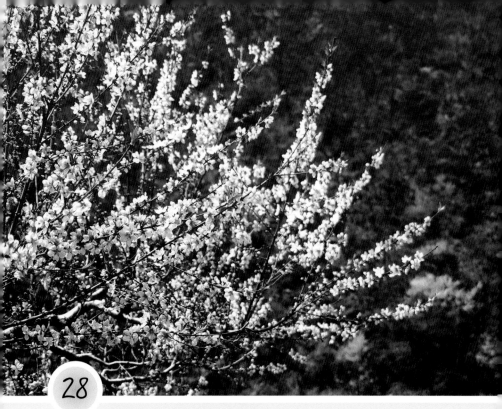

28 복사나무

- 학 명 : *Prunus persica* (L.) Batsch
- 별 명 : 복숭아나무, 복상나무
- 생약명 : 도인(桃仁)－씨알을 말린 것, 도화(桃花)－꽃을 말린 것

　장미과 벚나무속. 갈잎중키나무. 과수로 재배하며 높이 3~6m 자란다. 잎은 어긋나고 피침형이며 가장자리에 톱니가 있다. 꽃은 4~5월에 연홍색으로 피고 잎이 나기 전에 1~2송이씩 잎겨드랑이에 달리며, 꽃잎은 5장이다. 열매는 핵과이고 8~9월에 익는다. 열매는 식용하고 전초를 약재로 사용한다.

⊙대소변불통(大小便不通), 변비(便秘)

(1) 복사나무의 생잎으로 즙을 내어 1회 1/2컵씩 매일 3회 복용한다.

(2) 말린 복사나무 껍질 삶은 물을 복용한다.

(3) 복사나무 꽃잎 37.5g을 말려서 가루로 만들어 1회 약 12g씩 따뜻한 술에 타서 매일 3회 복용한다.

(4) 껍질을 벗긴 복숭아 씨에 소금 약 12g을 섞어 노랗게 볶은 다음 소금을 제거하고 그 씨만 찧어 하루 3회 식후에 한 번씩 복용한다.

⊙음도(陰道)에 부스럼이 나거나 아프고 가려울 때

복사나무의 꽃이나 생뿌리를 찧어 탈지면에 골고루 묻혀서 환부를 감싼다. 약재가 마르면 몇 번 탈지면을 바꾸어 주는 사이에 부스럼이 가라앉거나 통증(痛症)과 가려움증이 없어진다.

⊙발에 종기(腫氣)가 났을 때

복사나무 꽃이나 잎 또는 도근백피(桃根白皮)에 식염(食鹽)을 조금 넣어 찧은 후 식초를 조금 섞어 환부에 바른다.

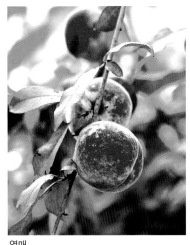
열매

⊙각기종창(脚氣腫瘡)

복사나무 꽃 말린 것을 가루로 만들어 따끈한 술로 복용한다. 술을 못하는 사람은 물로 복용해도 되지만, 소주 몇 방울을 섞는 것이 좋다. 또, 복사나무 껍질에 식염을 넣어 삶은 물을 환부에 바르면 곧 효과를 볼 수 있다.

⊙중풍(中風), 반신불수(半身不隨), 신경통(神經痛) 예방

껍질을 벗긴 복숭아 씨를 밥물에 하룻밤 재워 둔 다음 약한 불로 3시간 동안 찐다. 이것을 말려 가루로 만든 후 꿀과 찰밥에 개어 녹두만한 환약을 만든다. 이 환약을 1회 30~40개씩 매일 2회 아침저녁으로 따끈한 술이나 따뜻한 물로 복용한다. 단 하혈(下血)하는 사람은 복용을 금해야 한다.

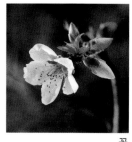
꽃

⊙반신불수(半身不隨), 반신마비(半身麻痺), 신경병(神經病)

껍질을 벗긴 복숭아 씨 1kg을 소주 5.4ℓ에 담근 후 밀봉하여 그늘에 두고 1개월 정도 숙성시킨다. 이 숙성시킨 복숭아 씨를 말려서 가루로 만들어 꿀에 갠 뒤 녹두 크기만하게 환약을 만든다. 이 환약을 1회 40~50개씩 매일 3회 식간에 씨를 담갔던 술로 복용한다. 술을 못하는 사람은 술과 물을 반반씩 섞은 것으로 복용해도 된다.

⊙해수(咳嗽), 천식(喘息), 양옆 가슴이 아플 때, 가슴이 답답할 때

(1) 복숭아 씨 75g, 살구 씨 75g을 껍질을 벗겨 찧은 다음 쌀과 섞어 죽을 끓여 매일 수시로 먹는다.

(2) 복숭아 씨 5.4kg을 껍질을 벗겨 찐 다음 자루에 넣어 고량주(高粱酒) 18ℓ에 담가 1주일 정도 숙성시킨 뒤 1회 1잔씩 매일 3~4차례 복용한다.

(3) 말린 도노(桃奴;월동하여 이듬해 봄에 딴 열매)를 불에 태워 가루로 만들어 1회 3.75~7.5g씩 공복 시 따뜻한 물로 복용하면 효과를 볼 수 있다.

⊙갑자기 가슴이 아프거나 위경련(胃痙攣), 위동통(胃疼痛) 또는 위(胃) 안이 뭉치거나 자궁(子宮)이 아플 때

(1) 껍질을 벗긴 복숭아 씨 37.5g을 찧어서 쌀과 섞어 묽은 죽을 끓여 복용한다.

(2) 복숭아 씨 7개를 껍질을 벗겨 찧은 뒤 물에 삶아서 복용한다.

(3) 껍질을 벗긴 복숭아 씨 7개를 찧은 다음 따뜻한 물로 복용하거나 동쪽으로 향한 복사나무 가지를 꺾어 술과 물을 반반 섞은 것으로 삶아 먹어도 효과를 볼 수 있다.

⊙부인(婦人)의 오색대하(五色帶下)가 멎지 않을 때

복숭아 씨를 숯불에 태워 잿가루를 만들고 이 잿가루를 1회 7.5g씩 따끈한 술에 풀어 매일 3회 식간에 복용한다.

• 이 처방은 월경(月經)이 멎지 않을 때 생기는 복통(腹痛)에도 쓴다.

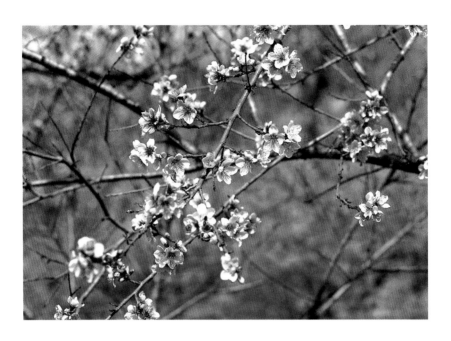

⊙임신부의 하혈(下血)이 멎지 않거나 자주 피를 볼 때
도노(桃奴)를 불로 까맣게 태워 부드러운 가루로 만들어 1회 7.5g씩 매일
2~3회 식전에 따뜻한 물로 복용한다.

⊙산후병(産後病) 및 산후체증(産後滯症) 예방
껍질을 벗긴 복숭아 씨 1,200개를 물에 삶아 찧은 다음 소주 5.4ℓ에 담가
병에 넣어 둔다. 이 병을 풀로 밀봉한 후 물에 끓인다(솥에 붓는 물은 병마
개의 2/3 위치까지 붓는다). 이렇게 12시간 끓인 후 이 물을 산후에 1회 1
숟가락씩 매일 3회씩 1개월 정도 복용한다.
• 이 처방은 위통(胃痛), 복통(腹痛)에도 효과를 볼 수 있다.

⊙산후어혈(産後瘀血)
껍질을 벗긴 복숭아 씨 20개를 연뿌리와 함께 삶아서 매일 3회씩 마신다.
장기간 복용하면 효과를 볼 수 있다.

⊙산후음양(産後陰痒)
복숭아 씨를 짓찧어 참기름으로 개어서 탈지면에 얇게 골고루 묻혀 음부
(陰部) 내에 밀어 넣고 밤낮으로 바꾸어 주면 효과를 볼 수 있다.

◉산후음종통(産後陰腫痛)

복숭아 씨를 숯불에 까맣게 태워 잿가루를 만든 뒤 참기름에 개어 환부에 바른다.

◉음종통(陰腫痛), 양증(痒症), 습진(濕疹), 낭습증(囊濕症)

껍질이 있는 복숭아 씨를 노랗게 볶은 후 가루로 만든다. 이 가루를 1회 7.5g씩 따끈한 술로 3회 복용한다. 아울러 이 가루를 참기름에 개어 환부에 바른다. 습진은 가루 그대로 바른다. 또, 껍질을 벗긴 복숭아 씨를 삶은 물로 환부를 씻어도 효과를 볼 수 있다.

◉입술이 말라 갈라질 때

복숭아 씨를 찧어 돼지 기름에 개어서 갈라진 부위에 바른다.

◉아이들의 피부가 헐 때

복숭아 씨를 잘게 으깨어 환부에 바른다.

◉식은땀이 자주 흘러내릴 때

도노(桃奴) 1개, 매실(梅實) 말린 것 2개, 파 뿌리 7개를 함께 섞어 끓인 물로 매일 3회씩 복용한다.

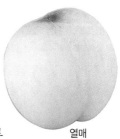
열매

◉종기(腫氣)에 피가 자주 날 때

복사나무 꽃과 돼지 기름을 섞고 찧어 환부에 바른다. 말린 꽃잎은 그대로 가루내어 환부에 바른다.

◉머리의 비듬, 황수창(黃水瘡)

그늘에 말린 복사나무 꽃봉오리, 햇빛에 말린 뽕나무 열매 각각 같은 양을 가루 내어 섞고 돼지 기름에 개어 환부에 바른다. 그리고 이 가루를 1회 3.75~7.5g씩 매일 1~2회 따끈한 술로 복용하면 더욱 좋다.

◉바람을 맞아 고개를 돌리지 못할 때나 어깨가 한랭(寒冷)하고 상지(上肢)가 잘 움직이지 않을 때

신선한 복사나무 꽃을 불에 구워(말리지 말 것) 식기 전에 헝겊으로 베개처럼 싼 뒤 목 뒤에 감는다. 어깨가 아프면 넓게 싸서 어깨의 환부에 붙인다. 여러 차례 식을 때마다 뜨거운 것으로 갈아 주면 효과를 볼 수 있다. 마른 꽃이면 물로 축인 후 볶아서 쓴다.

⊙배를 차게 해서 아플 때
복사나무 잎을 달여 복용하면
곧 효과를 볼 수 있다.

⊙선창(癬瘡)
복사나무의 생잎으로 즙을 짜서
환부에 바른다.
• 말린 복사나무 껍질을 곱게 가
  루로 빻아 식초에 개어 환부에
  바르면 효과를 볼 수 있다.

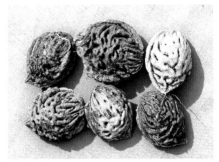

채취한 겉씨

⊙치질(痔疾)
복사나무 가지를 삶은 물로 환부를 씻어낸다.

⊙미친 개에게 물렸을 때
복사나무 내백피(內白皮)를 짓찧어 환부에 바르고 이 껍질 삶은 물을 내복
하면 된다. 내백피는 겉껍질을 제거한 속껍질이다.

⊙치통(齒痛)으로 볼이 부었을 때
복사나무 백피(白皮), 버드나무 백피, 상백피를 양을 같게 해서 삶은 물에 술
을 조금 탄 물로 자주 양치질을 하고 이 물로 볼이 부은 곳에 바른다.

⊙사림통(沙淋痛), 석림통(石淋痛), 방광결석(膀胱結石), 담결석(膽
  結石)
도교(桃膠;줄기에서 나온 진)를 대추만한 크기로 만들어 식전에 복용한다. 봄
과 여름에는 냉수로, 가을과 겨울에는 따뜻한 물로 복용한다. 어느 정도
결석이 없어지면 다시 옥수수 수염 75g을 달여서 차 마시듯 복용하면 전
부 없어진다. 도교(桃膠)는 뽕나무 가지를 태운 재를 탄 물에 6시간 정도
담갔다가 꺼내어 햇볕에 말린 후 써야 한다.

⊙외상출혈(外傷出血)
도모(桃毛;열매 껍질의 털)를 태워 그 잿가루로 환부를 문지르면 출혈이 멎
는다.
• 이 잿가루를 1회 7.5~12g씩 따뜻한 물로 마시면 토혈(吐血)과 하혈증(下
  血症)을 멎게 하고 염증(炎症)을 없애는 데도 효과를 볼 수 있다.

⊙손과 발을 다쳤을 때 또는 타박상(打撲傷)으로 부었을 때나 삐었을 때

복숭아 씨를 속껍질이 있는 그대로 으깨어 참기름으로 고약처럼 개어 환부에 바른다.

 • 도인(桃仁-씨)은 맛이 달고 시며, 성질은 평온하고 독이 없다. 쌍인(雙仁-씨가 2개 있는 것)은 독이 있다.
 • 도모(桃毛-열매 껍질의 털)는 맛이 쓰고 성질은 평온하다.
 • 도화(桃花-꽃)는 맛이 쓰고 성질은 평온하다.
 • 도근백피(桃根白皮-뿌리의 흰 속껍질)는 맛이 달고 성질은 평온하다.
 • 도노(桃奴-월동하여 이듬해 봄에 딴 열매)는 맛이 쓰고 성질은 약간 따뜻하며 약간의 독이 있다.
 • 도엽(桃葉-잎)은 맛이 달고 성질이 평온하다.
 • 도교(桃膠-줄기에서 나온 진)는 맛이 쓰고 성질은 평온하다.

복숭아는 독성이 약간 있으므로 많이 먹으면 배가 팽창하며 날것으로 먹으면 이롭지 못하다. 또, 자라 고기와 함께 먹으면 안 된다.

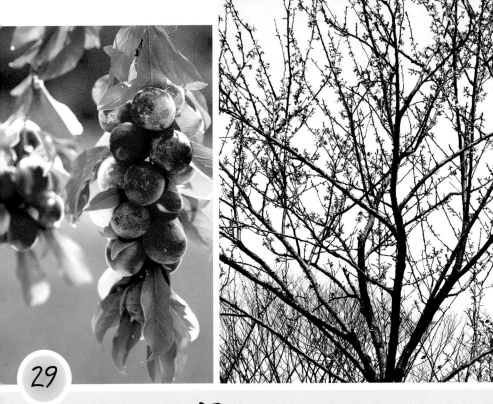

자두나무

29

- 학   명 : *Prunus salicina* Lindl.
- 별   명 : 오얏나무
- 생약명 : 이실(李實)–생과실, 이자(李子)–씨, 이근백피(李根白皮)–뿌리의 흰 껍질
  이엽(李葉)–잎, 이수교(李樹膠)–줄기에서 흘러 나온 진

　장미과 벗나무속. 갈잎중키나무. 정원수 등으로 재배하며 높이 10m 정도 자란다. 잎은 어긋나고 긴 달걀 모양이며 가장자리에 둔한 톱니가 있다. 꽃은 잎이 나기 전인 4월에 흰색으로 피고 보통 3송이씩 달린다. 열매는 달걀 모양 핵과이고 7~8월에 노란색이나 적자색으로 익는다. 열매의 과육을 식용하고 전체를 약재로 쓴다.

⊙적·백이질(赤白痢疾), 복창통(腹脹痛), 대변불리(大便不利)

자두나무 뿌리의 백피(白皮)를 노랗게 볶아 삶은 후 그 삶은 물을 1회 1컵씩 매일 3회 식간에 복용한다. 적리(赤痢)는 삶은 물에 설탕을 타서 복용하고, 백리(白痢)는 삶은 물에 술을 타서 복용한다.

⊙부인(婦人)의 적·백대하(赤白帶下)

자두나무 뿌리의 백피(白皮)를 노랗게 볶아 삶아 그 물에 쌀을 넣고 죽을 끓여서 매일 3회 식사 때마다 1컵씩 복용한다.

⊙충치(蟲齒)나 풍치(風齒)로 아플 때

자두나무 뿌리껍질을 달인 물로 자주 양치질을 하면 된다. 이때 달인 물을 삼켜서는 안 된다.

⊙독충(毒蟲)에 물려 부어서 아플 때

자두나무 씨를 껍질째 그대로 찧어 환부에 바른다.

⊙심한 더위를 먹거나 또는 전신단독(全身丹毒)일 때

자두나무 뿌리의 백피(白皮)를 삶아서 전신에 바른다. 그리고 그 삶은 물을 수시로 1컵씩 매일 3회 복용하면 효과를 볼 수 있다.

⊙각기(脚氣), 습종(濕腫), 양통(痒痛)

자두나무 뿌리의 백피를 삶는다. 그 삶은 물에 소금을 조금 넣어 환부를 씻어내거나 그 삶은 물에 담그면 된다.

⊙더위로 속이 답답하고 입과 코가 마를 때

자두나무 뿌리의 백피(白皮)를 물에 삶아 차 마시듯 수시로 복용한다.

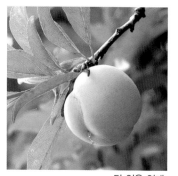
덜 익은 열매

⊙심한 독창종통(禿瘡腫痛)

(1) 자두나무 잎, 대추나무 잎을 섞고 함께

찧어 즙을 내어 환부에 바른다.

(2) 자두나무의 진을 녹여서 환부에 바른다.

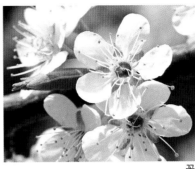
꽃

⊙ 주취(酒醉)를 해소하고 위(胃)의 활동을 도와 주려면

(1) 자두를 소금에 1주일간 절여 햇볕에 말린 다음 매일 식사 때 1개씩 먹는다.

• 이 처방은 위(胃)를 튼튼하게 하는 데에도 유효하다.

(2) 술에 취했을 때는 말린 자두를 찧어 끓인 물을 따뜻한 상태로 복용한다. 생자두를 그대로 먹어도 효과를 볼 수 있다.

● 자두즙

자두즙은 여름철의 좋은 음료가 될 수 있다. 음료를 만드는 방법은, 잘 익은 자두를 찧어 설탕을 섞는다. 여기에 고량주를 조금 붓고 다시 소다 가루를 조금 섞은 다음 냉장고에 넣어 보관하면서 마신다. 위장(胃腸)이 약한 사람은 따뜻하게 데워 마신다. 감미(甘味)나 술은 각자 입에 맞게 조절하여 타면 된다.

효능 | 자두는 맛은 쓰고 떫으며 성질이 평온하다.
• 이자(李子-씨)는 맛은 쓰고 떫으며 성질이 평온하다.
• 이근백피(李根白皮-뿌리의 흰 껍질)는 성질이 대단히 차다.
• 이화(李花-꽃)는 맛은 쓰고 향기로우며 성질이 평온하다.
• 이엽(李葉-자두나무 잎)의 맛은 달고 시며 성질이 평온하다.
• 이수교(李樹膠-나무에서 흘러 나온 진)의 맛은 쓰고 성질이 차며 독이 없다.

사용주의 | 물에 뜨는 자두를 먹어서는 안 된다. 위장(胃腸)이 허약한 사람이 많이 먹으면 안 된다. 참새 고기와 함께 먹으면 안 된다.

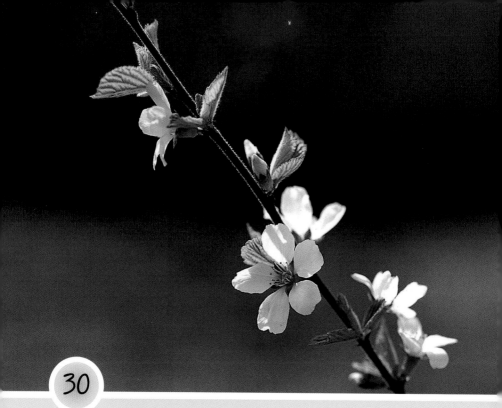

앵두나무

- 학   명 : *Prunus tomentosa* Thunberg
- 별   명 : 앵도나무, 앵도
- 생약명 : 앵도(櫻桃)-과실

장미과 벚나무속. 갈잎떨기나무. 과수로 재배하고 높이 3m
정도 자란다. 잎은 어긋나고 달걀 모양이며 겉에 잔털이 많다.
꽃은 잎이 나기 전인 4월에 연분홍색 또는 흰색으로 피고 잎겨
드랑이에 1~2송이씩 달린다. 열매는 둥근 핵과이고 6월에 붉
은빛으로 익는다. 열매를 먹고 씨를 약재로 쓴다.

◉ 조루(早漏), 유정(遺精)

잘 익은 앵두 18kg을 술 36ℓ에 1개월 정도 담가 숙성시킨다. 이것을 매일 3회 식사 때 1~2잔씩 장기간 복용하면 효과를 볼 수 있다.

◉ 비위한랭(脾胃寒冷), 입맛이 없어 먹지 못할 때

잘 익은 앵두 120g에 설탕 60g을 섞고 물 240㎖로 달여 1/2이 되면 이것을 1회 1~2순가락씩 매일 3회 식후에 따뜻한 물로 복용한다.

◉ 뱀에 물렸을 때

앵두나무 잎으로 즙을 내어 1회 120㎖씩 매일 3~5차례 복용한다. 마른 잎을 쓸 때는 털을 제거한 뒤 잎 0.6~1.2kg을 물 4.5~5.4ℓ로 달여 1/2이 되면 이 달인 물을 차 마시듯 자주 복용한다. 그리고 동쪽으로 향한 앵두나무의 생뿌리를 찧어 환부에 바른다. 이것은 하루에 3번 바꾸어 주면 아주 좋은 효과를 볼 수 있다.

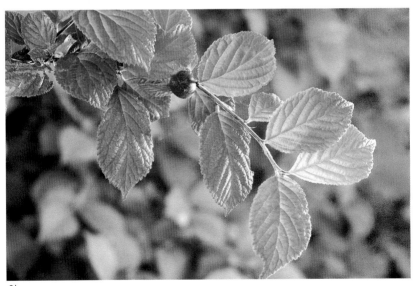
잎

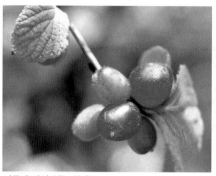
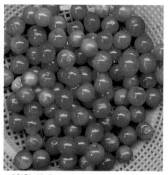

나무에 달려 있는 열매 채취한 열매

⊙ 촌백충증(寸白蟲症)

앵두나무 뿌리를 물에 삶고 이 삶은 물을 식전에 따뜻하게 해서 3~5일간 계속 복용한다.

⊙ 설사(泄瀉), 이질(痢疾)

생앵두를 불에 구워 말린 후 가루를 만든다. 이 앵두 가루를 1회 7.5~12g 씩 매일 3회 식전에 3~5일 복용하면 곧 효과를 본다.

⊙ 얼굴의 모든 창(瘡)

익은 앵두를 용기에 넣고 밀봉한 뒤 땅 속에 묻어 6개월 이상이 지나면 통안의 앵두는 녹아서 담홍색 청수(淸水)로 변하게 된다. 이 앵두 물을 얼굴의 환부에 바르면 효과를 볼 수 있다.

• 이 처방은 소아마진(小兒痲疹)이 솟아나오지 못할 때 수시로 마시면 전신(全身)에서 다 나올 수 있다.

효능 열매를 앵두라고 하는데, 맛이 달고 떫으며 성질은 뜨겁고 독이 없다.
앵두는 오장(五臟)을 조절하고 비위(脾胃)를 돕는다. 조루(早漏)와 유정(遺精)을 멎게 하고 설사(泄瀉)와 하리(下痢)도 멎게 하며 뱀에게 물린 것을 치료하고 촌백충(寸白蟲)을 죽인다. 장기간 복용하면 얼굴색이 좋아진다.

사용 주의 열병(熱病)이나 풍병(風病)이 있는 사람은 부작용이 있으므로 앵두를 먹어서는 안 된다.

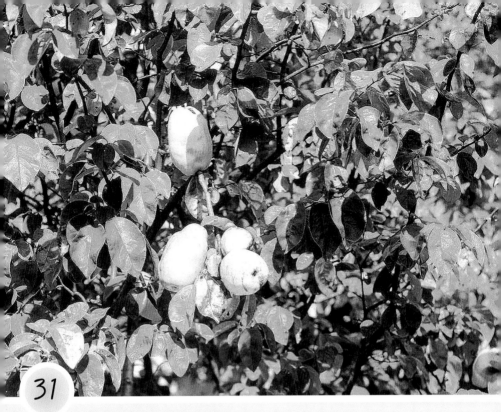

31

모과나무

- 학   명 : *Chaenomeles sinensis* (Thouin) Koehne
- 별   명 : 모개나무
- 생약명 : 목과(木瓜)-열매를 말린 것

　장미과 명자나무속. 갈잎큰키나무. 정원수로 심으며 높이 10m 정도 자란다. 수피는 보랏빛을 띤 갈색이다. 잎은 어긋나고 긴 타원형이며, 끝이 뾰족하고 가장자리에 뾰족한 잔 톱니가 있다. 꽃은 4~5월에 연홍색으로 피고 가지 끝에 1송이씩 달린다. 열매는 타원형 이과이고 9월에 노란색으로 익는다. 열매를 음료와 약재로 쓴다.

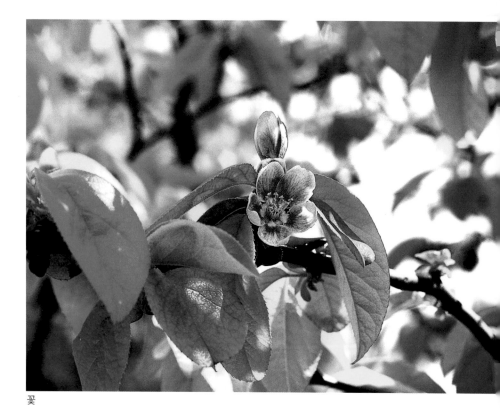

꽃

◉배꼽이 있는 부분의 아랫배가 아플 때

잘게 썬 모과 3~4조각, 뽕나무 잎 7장, 큰 대추 3개를 같이 넣고 달여서 이 물을 복용한다. 모과는 철의 산화를 빠르게 일으키므로 썰 때 생철 칼로 썰면 안 된다.

◉크게 토하고 설사를 심하게 할 때, 다리에 쥐가 날 때

모과 37.5g을 술과 같이 삶아 그 물을 자주 복용한다. 술을 못 마시는 사람은 물로만 삶아 마셔도 된다. 나머지 찌꺼기는 헝겊으로 싸서 반복하여 발에 싸매면 쥐나는 것이 풀리는 데 도움이 된다.

◉찬바람을 쐬거나 습기로 인하여 일어난 신경통, 사지마비(四肢痲痺), 동창(凍瘡), 구토(嘔吐), 식은땀이 날 때

모과 4개를 잘 씻어 꼭지 있는 쪽으로 2cm를 썰어 남겨 두고 속을 조금 파낸다. 첫째 모과 속에는 황기(黃芪) 가루 약 20g을 넣고, 둘째 모과에는 창출(蒼朮) 가루와 진피(陳皮) 가루를 섞은 것 약 20g을 넣고, 셋째 모과에는 오약(烏藥) 가루와 복신(茯神) 가루를 섞은 것 약 20g을 넣고, 넷째 모과에는 위령선(威靈仙)가루와 정력(葶藶) 가루 섞은 것 약 20g을 넣는다. 모과마다 앞서 베어낸 모과로 덮고 참대 꼬치로 잘 꽂아 꼭 닫은 다음 4개의 모과를 사기 그릇에 담고 그릇에는 두께 약 1.5cm 되도록 고량주(60도)를 붓고 찜통에 넣어 12시간 동안 찐다. 이것을 햇볕에 말려 가루를 만들고, 이 가루에 노랗게 볶아 익힌 밀가루를 넣어 갠 다음 녹두 크기만한 환약을 빚는다. 이 환약이 모과보신환(木瓜補腎丸)이다. 모과보신환을 1회 50개씩 식전에 따뜻한 물로, 식후 1시간 후에 따뜻한 물 또는 약간의 술을 타서 장기간 복용하면 효과를 볼 수 있다.

◉구토(嘔吐), 설사(泄瀉), 이질(痢疾), 복통(腹痛)

모과나무의 가지나 잎을 삶아 자주 복용한다.

◉염좌(捻挫)로 붓고 아플 때

모과를 썰어 술과 물을 같은 양으로 하여 삶은 뒤 잘 찧어 환부에 바른다. 식으면 뜨거운 것으로 바꾸고 1일 3회 바른다. 허리가 삐었을 때는 이 처

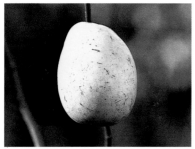
열매

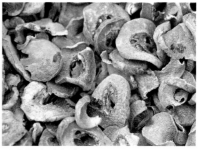
얇게 썰어 말린 열매

방이 특히 효과를 볼 수 있다.

⊙설사(泄瀉), 이질(痢疾), 복통(腹痛)
모과를 으깨어 나온 즙 1/2컵을 끓인 물로 매일 3회 식간에 복용한다. 마른 모과는 물에 불렸다가 즙을 짠다.

⊙기천(氣喘)
모과나무 잎을 삶아 그 물을 자주 복용하면 풀어진다.

⊙각기수종(脚氣水腫), 동양(疼瘁) 또는 마비(麻痺)
모과나무의 가지나 잎 또는 근피(根皮)를 삶아 이 삶은 물에 환부가 있는 발을 담가 씻는다.

⊙손과 얼굴의 피부를 하얗게 하려면
모과나무의 잎이나 꽃을 삶은 물로 자주 세수하면 손이나 얼굴이 하얗게 된다.

⊙회충(蛔蟲), 요충(蟯蟲), 십이지장충(十二指腸蟲) 등의 제거
모과나무 씨를 1회 10개 정도 으깨어 끓인 물로 복용한다. 매일 3회 식전에 1회씩 복용하되 우유나 설탕 또는 꿀을 약간 첨가하면 더욱 좋다.

⊙모든 창(瘡)
모과나무의 생잎을 찧어 환부에 바른다.

⊙각종 신경통(神經痛), 각기병(脚氣病)
모과 1개를 잘게 조각으로 썰어 술 540㎖에 달여 즙을 내어 자주 복용한

다. 우유를 약간 넣어도 좋다.

• 이 처방은 산모의 모유량을 증가시키는 증유제(增乳劑)로도 쓴다.

⊙ 풍습마비(風濕痲痺), 각기습비(脚氣濕痺), 요퇴침통(腰腿沈痛), 사지관절풍습(四肢關節風濕)

말린 모과(3kg, 날것은 10개)를 잘게 썰어 술 6ℓ에 담가 1개월 정도 서늘한 곳에 두어 숙성시킨다. 이것을 1회 1~2잔씩 매일 3회 식전 또는 식후에 따끈하게 복용한다.

● 모과차(木瓜茶)

잘 익은 모과 여러 개를 껍질 그대로 소금물에 씻어 녹이 슬지 않은 칼로 씨를 빼고 갈아서 즙을 짠다. 찌꺼기는 약간의 물을 주어 다시 즙을 짜고 또 짜기를 4~5회 되풀이한 다음, 그 찌꺼기에서 산(酸) 향기가 안 날 때 짜는 것을 그만둔다. 이렇게 해서 짠 즙을 모아 꿀이나 설탕을 많이 넣고 묽은 죽처럼 될 때까지 젓는다. 그 다음 용기에 담아 밀봉하여 서늘한 곳에 보관한다.

이 모과차는 필요할 때 1숟가락씩 끓인 물에 타서 먹는다. 모과즙은 데워서는 안 되며 삶거나 달여서도 안 된다. 따뜻하면 향미(香味)를 날려 버리기 때문에 완전히 밀봉해야 한다.

• 이것은 차도 되고 치병보신(治病補身)도 된다. 상풍감기(傷風感氣)에 좋고 사지동통(四肢疼痛)에 효과를 볼 수 있다. 복통(腹痛)·설사(泄瀉)·이질(痢疾)에는 생강즙 1숟가락을 넣고 함께 복용하면 곧 효과를 볼 수 있다.

 열매를 모과(木瓜)라고 하는데, 맛은 시고 성질이 평온하며 독이 없다. 장복(長服)하면 근육을 단단하게 하고 풍습(風濕)을 제거하며 위장(胃腸)을 강화하고 동통(疼痛)을 멎게 한다. 또 익혀 먹으면 비장(脾臟)을 튼튼하게 한다.

 모과는 신맛이 있어 날것을 많이 먹으면 치아(齒牙)를 상하게 하므로 주의해야 한다.

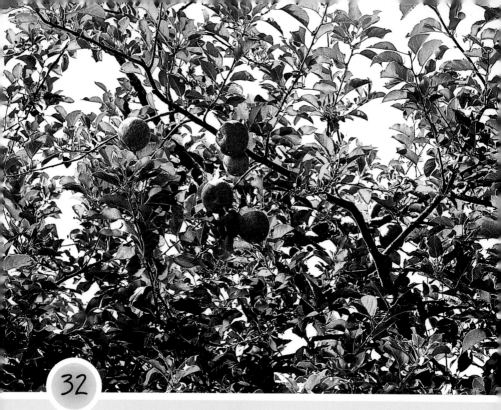

32

사과나무

- 학 명 : *Malus pumila* var. *dulcissima* Koidz.
- 생약명 : 평과(苹果)-열매, 평과피(苹果皮)-열매껍질

　장미과 사과나무속. 갈잎중키나무. 과수로 재배하며 높이 10m 정도 자란다. 잎은 어긋나고 타원형이며 가장자리에 톱니가 있다. 꽃은 4~5월에 흰색 또는 분홍색으로 피며 가지 끝의 잎겨드랑이에 여러 송이가 모여 산형화서로 달린다. 열매는 둥근 이과이고 양끝이 오목하게 들어가 있으며 9~10월에 붉은색으로 익는다. 열매를 식용한다.

⦿ 이질(痢疾)이 멎지 않을 때

반 정도 익은 사과 10개를 물 3.6ℓ로 삶아 물이 1/2로 줄었을 때 그 삶은 물을 복용한다. 설탕을 넣어 복용해도 좋다.

⦿ 임파선(淋巴腺)이 부었을 때

사과를 껍질째 으깨어 식초로 개어 환부에 바른다.

⦿ 위장허약(胃腸虛弱), 식체(食滯), 구토(嘔吐), 설사, 변비

사과를 껍질째 얇게 썰어서 20도의 식염수에 6~7시간 담갔다가 꺼내서 짓찧어 즙을 낸다. 이 즙을 매일 수시로 1회 100㎖씩 복용하면 효과를 볼 수 있다. 병이 없는 사람도 1/2컵씩 계속 마시면 위장(胃腸)을 조정하고 식체를 제거하며 통변작용(通便作用)을 한다.

⦿ 불면증(不眠症), 두통(頭痛)

매일 식후에 사과 1개를 껍질째 계속 먹으면 효과를 볼 수 있다. 그러나 사과 껍질에는 농약(農藥)이 남아 있을 수 있으므로 소금물이나 식초수(食醋水)에 잘 씻어서 먹어야 한다.

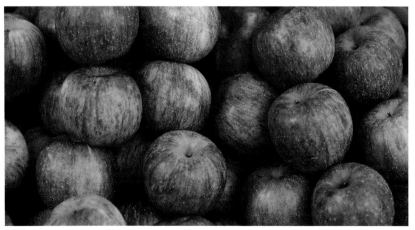
열매

⊙ 변비(便秘)

식후에 찐 사과 1개씩 복용한다. 1개를 다 먹을 수 없으면 1/2씩 복용해도 된다. 찌는 방법은 사과를 껍질째 꼭지를 딴 다음 속의 씨가 있는 부분을 깎아내고 그 속에 설탕이나 꿀을 가득 채운 뒤 조금 전 잘라 낸 꼭지로 덮고 이쑤시개로 움직이지 않게 찔러 둔다. 그런 후 사과를 그릇에 담아 찜통에 넣어 30~40분 동안 찐다. 찜통에 들어갈 만한 양대로 쪄도 좋다.

⊙ 회충(蛔蟲), 요충(蟯蟲), 십이지장충(十二指腸蟲)

사과나무 뿌리를 노랗게 볶아서 가루를 만든다. 이것을 1회 7.5g씩 따뜻한 술에 타서 식전에 복용한다. 어린이는 1회 3.75g씩 복용한다.

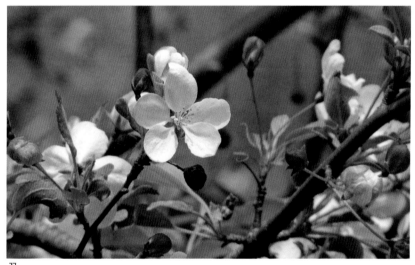

꽃

효능 | 열매를 사과라고 하는데, 맛은 시고 달며 성질이 따뜻하다.
사과를 삶아 먹으면 주식이 될 수 있고 환자에게는 보양 식품이 된다. 사과 안에 풍부한 산(酸)과 사과철(鐵)을 함유하고 있기 때문에 신진대사(新陳代謝)를 촉진하고 동시에 피부에 윤기를 준다. 그러므로 사과는 정장(整腸)과 식체제거(食滯除去)의 좋은 약(藥)이며 피부를 윤택하게 하는 미용품(美容品)으로도 이용된다.

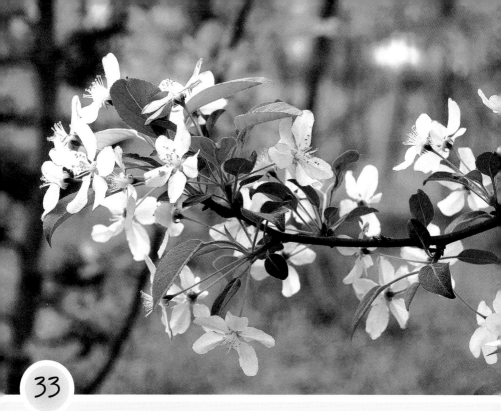

33

배나무

- 학　명 : *Pyrus serotina* Rehder. var. *culta* Nakai
- 생약명 : 이과(梨果)-열매

　장미과 배나무속. 갈잎 큰키나무. 중국 원산. 농가에서 과수로 재배하며 높이 5m 정도 자란다. 잎은 어긋나고 긴 타원형이며 가장자리에 톱니가 있다. 꽃은 4~5월에 흰색으로 피고 꽃잎은 5장이며 여러 송이가 모여 달린다. 열매는 꽃턱이 발달해서 이루어진 둥근 이과이고 껍질에 작은 반점이 생기며 9~10월에 다갈색으로 익는다. 열매를 식용·약용으로 쓴다.

⊙ 주취(酒醉)

큰 배 10개의 껍질을 벗기고 찧어 즙을 짜서 찬 곳에 보관하여 부패하지 않게 해 둔 다음, 건데기는 햇볕에 말려서 다시 이 배즙에 담근다. 즙이 다시 다 흡수될 때까지 두었다가 건데기를 말려 가루로 만든다. 술에 취했을 때 이 가루를 1회 1큰숟가락씩 끓인 물에 타서 복용하면 곧 효과를 볼 수 있다.

⊙ 가래를 없애고 기침을 멎게 하려 할 때

배즙, 생강즙, 술 각각 3컵에 흰 꿀 1컵 반을 토기(土器)나 사기 그릇에 넣어 달인다. 이것이 무른 고약처럼 될 때까지 졸인 후, 인삼 약 5g, 패모 약 12g, 백출 약 5g을 다시 넣고 잘 섞어 고약처럼 갠 다음 병에 담아 보관한다. 이것을 1회 1숟가락씩 매일 3회 끓인 물로 복용한다. 계속 복용하면 천식증(喘息症)이나 파상(破傷) 기침에도 효과를 본다.

⊙ 여름의 청량제로 해갈(解渴)하려 할 때

배 20~30개를 껍질을 벗겨 잘 찧어 즙을 낸 뒤 설탕을 많이 넣고 멀건 죽이 될 때까지 끓인다. 이것을 용기에 담아 서늘한 곳에 두고 1숟가락씩 물을 타서 복용한다. 그리고 설탕을 많이 넣고 끓여야 장기간 보관할 때 부패를 막을 수 있다.
• 이 처방은 담습(痰濕)을 제거하고 더위 먹는 것을 예방하는 데도 효과가 크다.

⊙ 성대(聲帶)가 상해서 목소리가 나지 않을 때

배즙을 만들어 자주 복용한다.

⊙ 콜레라로 인한 구토(嘔吐), 설사(泄瀉)

배나무 잎을 찧어 삶아 그 삶은 물을 자주 복용한다.

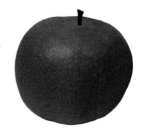

⊙ 어린이의 배가 차고 아플 때

배나무 잎 300g을 삶아서 그 물을 복용한다.

◉ 황수창독(黃水瘡毒)
배나무 잎을 찧어 즙을 내어 환부에 바른다.

◉ 해수(咳嗽), 폐병(肺病), 천식
큰 배 1개를 꼭지 부분을 자르고 속의 씨와 흰 속살을 도려낸 뒤 패모(貝母) 약 12g을 찧은 것과 행인(杏仁) 7.5g을 껍질을 벗기고 찧은 것을 꿀과 함께 배 안에 넣어 꼭지를 다시 덮고 꼬치로 꽂아서 그릇에 담는다. 이것을 찜

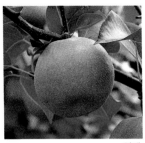

열매

통에 넣고 1시간 정도 찐다. 복용 시에는 중환자는 배 1개, 경환자는 1/2~1/3개, 어린이는 1~2찻숟가락씩 복용한다. 이 처방은 호흡계통(呼吸系統)에 유익할 뿐만 아니라 양기(陽氣)도 보강한다. 한 번에 많이 만들어 냉장고에 둘 경우 복용 시에는 따끈하게 데워서 복용한다.

◉ 화상(火傷)
물이나 불에 데었을 때 배를 썰어 환부에 붙인다. 자주 갈아 주면 통증이 빨리 줄어든다.

◉ 오래 된 해수(咳嗽)와 만성 해수(慢性咳嗽)
큰 배 1개를 꼭지 쪽으로 잘라내고 속의 씨와 내심을 파낸 다음 패모 7.5g, 길경 7.5g, 원지 7.5g, 속껍질 있는 살구 씨 약 19g을 찧어서 배에 넣고 그릇에 담은 뒤 배 안과 밖에 꿀을 1/2씩 정도 넣고 쪄서 익힌다. 이 것을 1회 1~2찻숟가락씩 매일 3~5회 끓인 물로 복용한다.

◉ 효천증(哮喘症)
배즙 350㎖에 마황(麻黃) 약 6g을 넣고 달여서 마황은 건져 버린 뒤 이 즙만을 수시로 적당히 복용하면 천식(喘息)의 고통을 감소시킨다.

◉ 해수(咳嗽)
생배 1개, 마황 3.75g, 빙당(氷糖) 75g을 이중(二重) 냄비로 쪄서 익힌 다음 마황은 제거하고 남은 배를 잘 저어서 1회 1숟가락씩 매일 3~5차례 따뜻한 물로 복용한다.

◉ 풍열치통(風熱齒痛)
배 1개를 내심과 씨를 빼고 그 속에 빙당(氷糖)을 가득 담아 물 0.7ℓ로 달

여서 1/2이 되면 이것을 수시로 복용한다. 1~2일이면 효과를 볼 수 있다.

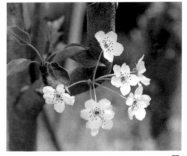
꽃

⊙효천증(哮喘症)

큰 배 1개를 내심과 씨를 빼고 검은콩을 가득 담은 뒤 배꼭지로 다시 덮고 참대 꼬치로 찔러 봉한 후에 볏짚 잿불로 구워 익힌 다음 쌀떡처럼 찧어 이것을 매일 3회 양껏 먹는다.

⊙반위토식(反胃吐食)

큰 배 1개에 정향(丁香) 15개를 배 껍질에 꽂고 습지(濕紙)로 서너 겹 싸서 숯불에 구워 익힌 다음 종이는 제거하고 한 번에 다 먹는다. 배 2~3개를 이렇게 만들어 먹으면 곧 효과를 볼 수 있다.

⊙백일해(百日咳), 해수(咳嗽)

배를 잿불 속에 묻어 배가 완전히 연해지면 꺼내서 즙을 내어 한 번에 다 복용한다. 매일 배 3개 정도 복용하면 효과를 볼 수 있다. 어린이는 양을 감소하고 젖먹이 아이는 이것을 1~2찻숟가락씩 매일 복용한다.

⊙요도염통(尿道炎痛)

배나무 잎 300g을 물 350㎖로 달여 1/2이 되면 이것을 식전에 한 번에 다 복용한다. 매일 3회씩 복용하면 효과를 볼 수 있다.

⊙개선창(疥癬瘡)

배나무의 뿌리 껍질을 삶은 물로 환부를 씻는다.

효능 열매인 배의 맛은 달고 약간 시며 성질이 차고 독이 없다.
배는 청과(靑果) 중에 수분이 가장 많은 과실로 거담(去痰), 소염(消炎), 지해(止咳), 해독(解毒)의 효능이 있어 풍담(風痰), 습담(濕痰), 중풍(中風)의 치료에, 그리고 말 못하는 사람에게는 좋은 효과를 볼 수 있다.

사용주의 배는 성질이 차서 사람의 몸을 차게 하므로 산부(産婦)나 허약자는 조금만 복용해야 한다.

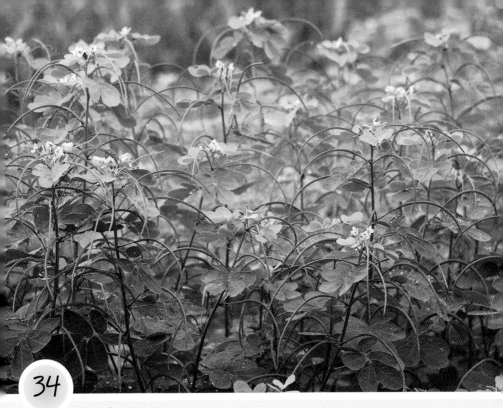

결명자

- 학　　명 : *Senna tora* (L.) Roxb.
- 별　　명 : 강남두, 긴강남차, 되팥, 마제초, 망강남, 석결명, 초결명
- 생약명 : 결명자(決明子)–익은 씨를 말린 것

　콩과 차풀속. 한해살이풀. 밭에서 약초로 재배하며 키 1.5m 정도 자란다. 잎은 어긋나며 깃꽃겹잎이고 작은잎은 달걀 모양으로 2~3쌍이 달린다. 꽃은 6~8월에 선명한 노란색으로 피고 잎겨드랑이에 1~2송이 달린다. 열매는 길이 15cm 정도의 협과이고 9~10월에 익으며 마름모꼴의 씨가 1줄로 늘어선다. 씨를 차로 끓여 먹으며 약재로도 쓴다.

⊙습관성 변비(習慣性便秘)
결명자 6~12g을 달여 하루 3번에 나누어 복용한다.

⊙간열(肝熱)로 인해 발생하는 목적종통(目赤腫痛), 결막염
결명자 1, 감국 꽃 8, 전복 조가비 12, 속새 8, 속썩은풀 10의 비율로 가루 약을 만들어 1회 3~4g씩 하루 3회 복용하면 효과를 본다.

⊙야맹증(夜盲症), 시신경위축(視神經萎縮)
씨를 볶아서 결명자차(決明子茶)를 끓여 보리차 대용으로 수시로 마신다. 볶지 않고 그대로 차를 끓이면 비릿한 맛이 난다.
• 장기간 계속 마시면 이뇨작용(利尿作用)을 하여 소화불량(消化不良), 위 장병(胃腸病) 등의 치료에도 효과를 볼 수 있다.

⊙치아동통(齒牙疼痛)
결명자 달인 물을 입에 물고 있으면 잠시 후 통 증(痛症)이 사라진다.

⊙홍안(紅顔)
결명자를 볶은 후 가루로 만들고 찻물에 개어 머리 양쪽의 태양혈(太陽穴)에 번갈아 붙이면 효과를 볼 수 있다.

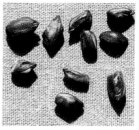

채취한 씨

효능 씨를 결명자(決明子)라고 하는데, 눈을 밝게 한다고 하여 붙은 이름이다. 맛은 맵고 쓰며 성질은 서늘하다.
　　청간(淸肝), 명목(明目), 건위(健胃), 변통(便通), 해독(解毒)의 효능이 있어 목적종통(目赤腫痛), 야맹증(夜盲症), 시신경위축(視神經萎縮), 두훈두창(頭暈頭脹), 소화불량(消化不良), 위통(胃痛), 복통(腹痛), 이질(痢疾), 변비(便秘)를 치료하는 데 쓴다.

사용 주의 결명자는 성질이 차고 통변 작용을 활발하게 하므로 설사(泄瀉)하는 사람에게는 쓰지 않는다.

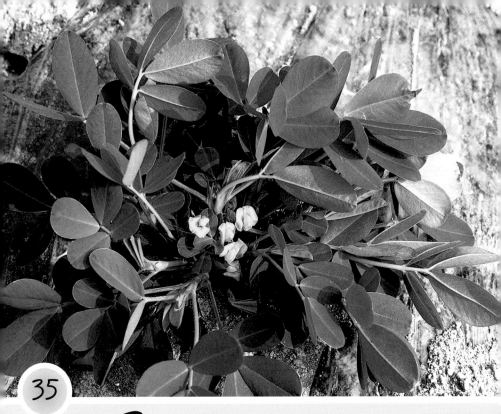

35

땅콩

- 학　명 : *Arachis hypogaea* L.
- 별　명 : 호콩
- 생약명 : 낙화생(落花生)‒씨

　콩과 땅콩속. 한해살이풀. 모래땅에서 재배하고 키 60cm 정
도 자라며 전체에 털이 있다. 잎은 어긋나고 깃꼴겹잎이며 작은
잎은 끝이 길게 뾰족한 타원형이다. 꽃은 7~9월에 노란색 나비
모양으로 피고 잎겨드랑이에 1송이씩 달린다. 씨방의 자루가
자라서 땅 속으로 들어가 열매가 된다. 열매는 고치 모양 협과
이고 10월에 여문다. 열매를 식용하고 약재로도 쓴다.

◉ 학질(虐疾)

낙화생(落花生) 볶은 것을 1회 약 113~150g씩 매일 3회 식후 1시간 후에 복용한다. 계속 15일 정도 먹으면 곧 효과를 볼 수 있다.

◉ 오래 묵은 해수증(咳嗽症)

생땅콩 37.5g을 가루로 만들어 끓인 물로 복용한다. 이렇게 매일 3회 식후에 복용하되 장복(長服)하면 해수(咳嗽)를 멎게 하고 담(痰)을 제거하는 효과를 볼 수 있다.

◉ 젖을 많이 나오게 하려면

속껍질을 벗긴 낙화생 600g을 살찐 돼지 족발 1쌍과 함께 아주 흐물흐물하게 고아서 고기와 콩, 그리고 국물을 1회 0.35ℓ씩 수시로 복용하면 효과를 볼 수 있다. 소금이나 파 등의 양념은 넣지 말아야 한다.

◉ 기허혈소(氣虛血少), 정신부진(精神不振), 남자의 양약조루(陽弱早漏), 여자의 적 · 백대하(赤白帶下)

감인(芡仁) 1.2kg, 땅콩(껍질을 깐 것) 600g, 대추(씨를 뺀 큰 것) 600g을 모두 함께 넣고 3~4시간 쪄서 잘 익힌 다음 꺼내 돌절구에 담아 찧은 후 (맨 먼저 땅콩을 으깨고) 이것을 대두(大豆) 크기만하게 환약을 빚는다. 이 환약을 1회 20~30개씩 매일 3회 따뜻한 물로 오랫동안 복용하면 곧 효과를 볼 수 있다. 이것은 자연의 보양식(補養食)으로 현대인의 대보환(大補丸)이라 할 수 있다.

• 변비(便秘) 환자는 여기에 검은깨 600g을 섞으면 효과를 본다.

◉ 각기병종(脚氣病腫), 또는 가려울 때

(1) 땅콩 깐 것 350g에 설탕을 섞고 물 1~1.4ℓ로 삶아 익힌 다음 양껏 콩과 국물을 먹는다. 이것을 매일

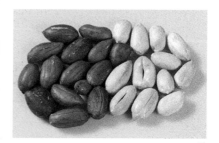

씨

3~5회, 3~5일간 계속하면 효과를 볼 수 있다.

⑵ 속껍질이 있는 땅콩, 팥, 대추를 각각 100g씩에 물 2ℓ를 붓고 삶아 1/2이 되면 이것을 매일 3~5회씩 마시면 효과를 볼 수 있다.

⑶ 속껍질이 있는 땅콩 150g을 물 0.35ℓ로 달여 1/2이 되면 설탕을 넣어 콩과 국물을 복용한다. 1회 150g씩 매일 3회 식간에 복용한다.

⊙수종(水腫) 또는 하지종(下肢腫)

땅콩(속껍질이 있는 것) 300g, 마늘(껍질을 벗긴 것) 11쪽, 팥 540g, 자라 1마리(내장을 제거하고 작게 토막 낸다)를 함께 넣고 이것의 3배 정도 되는 물로 삶아 1/2이 되게 졸인다. 이것을 매일 3회 식간에 양껏 고기와 국물을 복용한다.

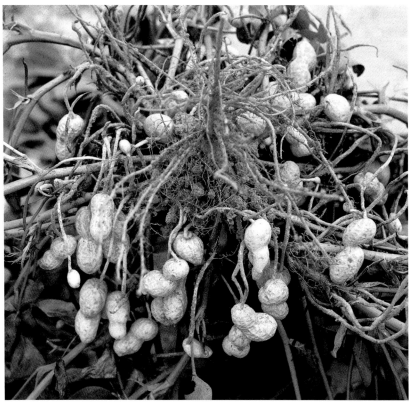

열매와 뿌리

⊙유즙부족(乳汁不足)

(1) 돼지 족발 1쌍을 잘 씻어 썰어서 속껍질을 벗긴 땅콩 700g과 함께 물 3.5ℓ를 넣어 아주 흐물흐물하게 고아서 즙을 낸 다음 이 즙을 매일 3회 식후에 0.35ℓ씩 따끈하게 데워서 복용한다.

(2) 속껍질을 벗긴 땅콩 0.6~1.2kg을 으깨어 물을 3배 정도 붓고 설탕을 넣어 1/2이 되도록 달여서 이 달인 물을 매일 3~5차례 1컵씩 따끈하게 복용한다.

• 이 처방은 각종 해수(咳嗽)를 치료하고 거담(去痰)하는 데에도 효과가 있다. 폐병(肺病)이 있는 사람은 장복(長服)을 하면 좋다.

⊙실면증(失眠症)

신선한 땅콩 잎 1~2묶음을 삶은 물로 차 마시듯 수시로 복용하면 효과를 볼 수 있다.

 씨방의 자루가 자라서 땅 속으로 들어가 콩 모양의 열매가 되므로 땅콩 또는 낙화생(落花生)이라고 하는데, 맛은 달고 성질은 따뜻하며 독이 없다. 낙화생은 개위(開胃), 윤폐(潤肺)의 효능이 있어 폐가 나쁜 사람에게 좋다.

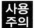 땅콩을 참외와 같이 먹으면 부작용이 생겨 몸을 상하는 경우가 있으니 주의해야 한다.

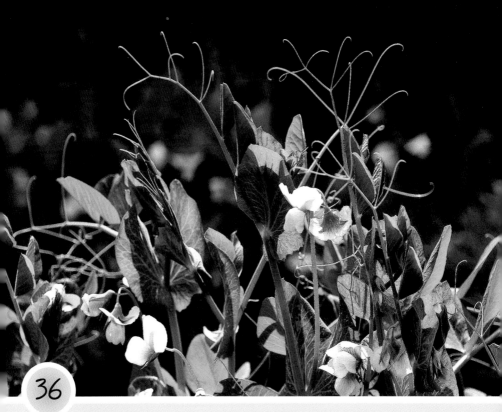

36

완두

- 학   명 : *Pisum sativum* L.
- 생약명 : 완두(豌豆)-씨

　콩과 완두속. 두해살이덩굴풀. 농가에서 재배하고 키 2m 정도 자란다. 잎은 어긋나고 깃꼴겹잎이며, 작은잎은 타원형이고 끝의 작은잎은 덩굴손으로 되어 지주를 감아 올라간다. 꽃은 5월에 붉은색·자주색·흰색 등으로 피고 잎겨드랑이에서 나온 긴 꽃줄기에 2송이씩 달린다. 열매는 칼 모양의 협과이고 꼬투리에는 씨가 5~6개 들어 있다. 어린 순과 열매를 식용한다.

⊙장 질환(腸疾患), 오랜 설사(泄瀉)와 오랜 이질(痢疾), 장막(腸膜) 흡수 불량, 대변부실(大便不實)
완두를 삶아 완두 죽을 쑤고 여기에 설탕을 넣어 1컵씩 식전에 복용한다. 어린이나 노인들의 습관성 설사(泄瀉)에도 효과가 있다.

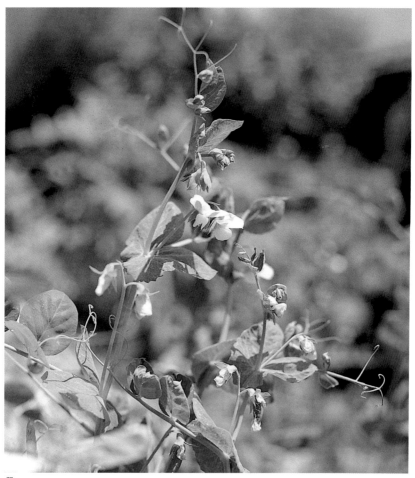

꽃

⊙노인이나 기혈(氣血)이 허
   약한 사람들의 보약

완두를 염소 고기와 함께 삶아
먹는다. 조미료를 써도 좋다. 쇠
약한 사람에게는 건위강장(健胃
强腸)이 될 뿐만 아니라 양기를
보(補)하는 특별한 효력을 가지
고 있다.

⊙폐병토혈(肺病吐血)

완두 꽃과 잠두(蠶豆) 꽃을 함께
삶아 차 마시듯 복용한다.

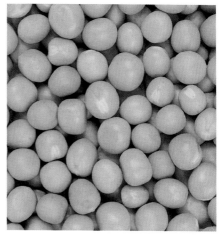

채취한 씨

⊙젖이 적거나 또는 잘 나오
   지 않을 때

완두 540g과 쌀 180g을 함께 죽을 쑤어 먹는다. 설사(泄瀉)를 멎게 하는
효능도 있다.

⊙독창옹종(禿瘡癰腫)

완두를 찧어 가루를 만들어 환부에 바른다. 가루를 물에 개어서 환부에 바
르면 창독(瘡毒)을 가라앉힌다.

• 완두 삶은 물로 갓난아이를 목욕시키면 창절(瘡癤) 등의 피부병이 생기
   지 않는다.

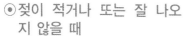 씨를 완두(豌豆)라 하는데, 맛은 달고 성질이 평온하며 독이 없다.
완두로 죽을 쑤어 먹으면 젖을 많이 내고 설사를 멎게 한다. 꽃을 삶아서
그 물을 마시면 토혈을 멎게 하고, 빨아서 가루로 만들어 물에 개어서 바
르면 창독을 가라앉힌다. 그리고, 완두를 염소 고기와 삶아 먹으면 쇠약함
을 크게 보(補)해 준다.

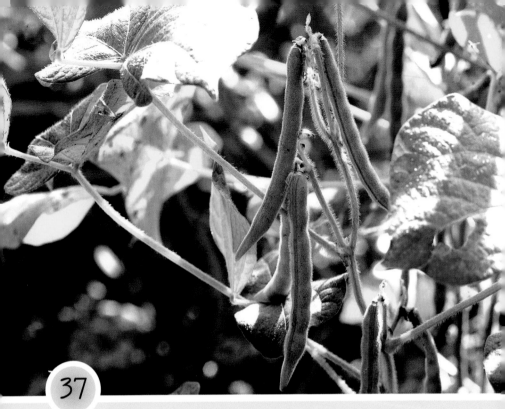

37

팥

- 학　명 : *Phaseolus angularis* W. F. Wight
- 생약명 : 적소두(赤小豆)–씨를 말린 것

　콩과 팥속. 한해살이풀. 밭에서 재배하며 키 50~90cm 자란
다. 잎은 어긋나고 3출복엽이며, 작은잎은 심장형이고 끝이 뾰
족하다. 꽃은 8월에 노란색 나비 모양으로 피고 2~12송이씩
모여 총상꽃차례로 달린다. 열매는 둥근 기둥 모양 협과이고
9~10월에 익으며 꼬투리에 적갈색·흑색·회백색·담황색 타
원형의 씨가 6~10개 들어 있다. 씨는 식용·약용한다.

처방
處方

⊙ 신염수종(腎炎水腫), 습기마비 부종(濕氣痲痺浮腫)

팥 37.5g, 상백피(桑白皮) 약 20g을 함께 삶아 한 번에 다 복용한다. 이것을 매일 2~3번 만들어 식간에 복용한다.

⊙ 각기습종(脚氣濕腫)

팥 1.8kg, 말린 뽕나무 뿌리껍질 300g을 물 9ℓ로 삶아서 물이 5.4ℓ 정도 될 때까지 졸인다. 이것을 수시로 복용한다.

⊙ 허리, 하지(下肢) 및 각수종(脚水腫)

팥 1.8kg, 소목통(小木通) 300g을 물 9ℓ로 삶아 물이 5.4ℓ 정도 될 때까지 졸인다. 이것을 수시로 복용한다.

⊙ 전신수종(全身水腫)

팥 300g, 껍질을 벗긴 마늘 1통, 생강 약 20g, 상륙근(商陸根) 약 12g을 함께 찧어 흐물흐물하도록 삶아 공복에 복용한다. 장복(長服)하면 효력이 좋다.

⊙ 장치하혈(腸痔下血)

팥 1.8kg을 삶아 말린 다음 가루를 만들어 3.75g씩 술에 풀어 복용한다.

⊙ 혀의 출혈(出血)

팥 1.8kg을 찧어 물 3.6ℓ에 졸여서 즙을 낸 뒤 자주 복용한다.

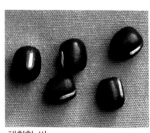

⊙ 열림(熱淋), 혈림(血淋), 하부동통(下部疼痛)

팥 360g을 천천히 볶아 가루를 만들고 따끈한 술 7.5㎖와 술에 담근 파 1뿌리와 함께 복용한다. 단, 파는 불에 구워 찧은 뒤 고량주(소주 또는 정종)에 담근 것으로 해야 한다.

채취한 씨

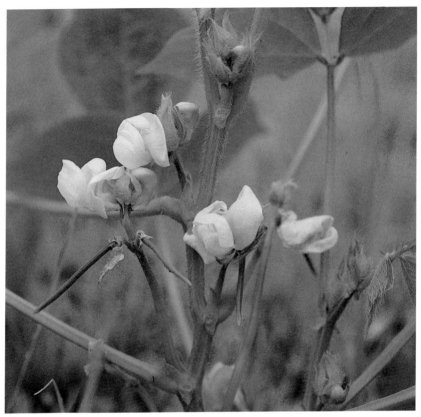
꽃

⊙혀가 굳거나 혀가 부어 말을 잘 하지 못하고 음식도 제대로 먹지
못할 때
팥을 가루내어 식초에 개어서 환부에 바른다.

⊙주독(酒毒), 구토(嘔吐)
팥 삶은 물을 자주 복용하면 곧 효과를 볼 수 있다.

⊙젖이 너무 적거나 나오지 않을 때
팥 삶은 물을 자주 복용하거나 팥과 쌀로 죽을 쑤어 먹으면 효과를 볼 수
있다.

⊙창종독(腫毒)의 염증이 시작되고 곪을 때
(1) 팥 37.5g을 술과 섞어 찧은 뒤 고약을 만들어 환부에 바른다.
(2) 팥가루와 달걀 흰자위를 개어 환부에 발라도 효과를 볼 수 있다.

⊙육류 중독(肉類中毒)
팥 1.8kg을 까맣게 태워 가루를 만들어 이것을 1회 약 12g씩 물로 복용한다.

⊙어른의 소변(小便)이 잦을 때
팥 잎을 삶아 자주 복용하면 효과를 볼 수 있다.
• 이 삶은 물은 강장(强腸)에도 효과를 볼 수 있다.

⊙아이들의 야뇨증(夜尿症)
신선한 팥 잎으로 즙을 짜서 매일 3회 2~3일간 계속 마시면 효과를 볼 수 있다. 마른 잎을 삶은 물도 된다.

⊙무좀이 터져 아프거나 심하게 가려울 때
팥 삶은 물로 발을 자주 씻는다.

⊙수종(水腫) 또는 황종병(黃腫病)
팥 120g, 연교(連翹) 약 20g, 마황(麻黃) 약 12g을 물 약 1ℓ로 1/2이 되도록 졸여 3등분하여 이것을 매일 3회 식간에 1등분씩 장복(長服)하면 효과를 볼 수 있다.

⊙각기종통(脚氣腫痛)
팥 120g, 땅콩 60g, 맥아(麥芽) 60g, 소미아(小米芽;좁쌀 싹) 60g, 대추 5개, 껍질을 벗긴 마늘 1통에 물 2.1ℓ를 붓고 삶아 1/2이 되면 즙을 내어 6등분으로 나눈 다음 이것을 1회 1등분씩 매일 3회 식간에 복용한다.

⊙유행성 이하선염(流行性耳下腺炎)
팥 삶은 물로 차 마시듯 자주 복용하고 바깥면에는 팥가루를 백밀(白密)에 개어 매일 3회 바꾸어 가면서 바르면 2~3일이면 효과를 볼 수 있다.

⊙간경화(肝硬化), 복막염(腹膜炎) 또는 황달병(黃疸病)

잉어 1마리(약 600g 정도)를 비늘과 내장은 그대로 두고 팥 600g과 함께 물 3.6ℓ로 달인다. 콩과 잉어가 아주 흐물흐물하게 고아지면 잉어의 머리, 비늘, 뼈, 꼬리, 내장을 제거하고 고기와 콩국물을 2회로 나누어 하루에 다 복용한다. 계속 3~5일간 복용하여 효력이 있으면 계속 만들어 먹되 만약 효과가 없을 때에는 곧 그만둔다.

효능 씨를 팥이라 하는데, 맛은 달고 성질은 따뜻하다.

활혈, 통경, 이뇨, 소염, 배농의 효능이 있어 각기, 부종, 황달, 부스럼, 당뇨병, 전염성 이하선염, 간경변 복수의 치료에 쓴다. 팥과 잉어를 함께 삶아 먹거나 붕어나 도미 또는 계란과 함께 삶아 먹으면 수종병(水腫病)을 치료할 수 있다.

전설에 의하면 귀신이 팥을 두려워한다고 하였다. 그래서 동짓(冬至)날 팥죽을 쑤어 먹는데 이것은 재병(災病)이나 귀신을 쫓기 위한 것이다.

사용주의 신체가 여위고 또한 소변(小便)이 매우 잦은 사람에게 팥을 사용해서는 안 된다.

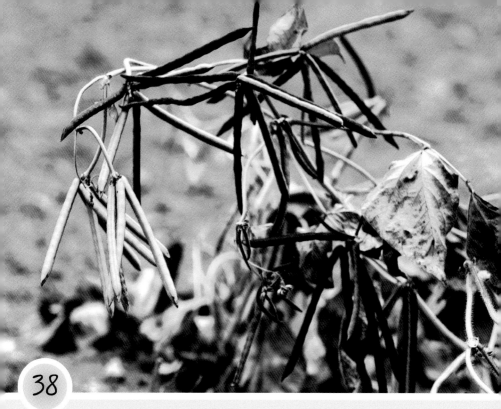

38 녹두

- 학 명 : *Phaseolus radiatus* L.
- 별 명 : 가지박두리
- 생약명 : 녹두(綠豆)–익은 씨를 말린 것

   콩과 팥속. 한해살이풀. 농가에서 밭작물로 재배하고 키 30~80cm 자란다. 줄기는 곧게 서고 전체에 갈색 털이 있다. 잎은 어긋나고 3출겹잎이며 작은잎은 넓은 피침형이다. 꽃은 8월에 노란색 나비 모양으로 피고 잎겨드랑이에 여러 송이가 모여 달린다. 열매는 협과이고 억센 털이 있으며 8~10월에 검은색으로 익는다. 씨를 식용하고 약재로도 쓴다.

⊙봄과 여름의 유행성 전염병(流行性傳染病) 예방

녹두 1.8kg을 물 9ℓ에 넣어 은근한 불로 녹두가 다 풀어질 때까지 삶은 뒤 자루에 넣고 국물이 3.6ℓ 정도 되게 짜내면 녹두탕(綠豆湯)이 된다. 이 녹두탕에 설탕을 넣고 마시면 녹두차(綠豆茶)가 된다. 찌꺼기로 죽을 쑤어 먹어도 된다.
• 녹두차는 주독(酒毒)을 제거하고 소변(小便)을 잘 나오게 하며 두뇌(頭腦)를 맑게 한다.

⊙아이들의 열절창(熱癤瘡)

녹두탕(綠豆湯)에 율무쌀을 넣고 다시 삶아 복용하면 곧 효과가 나타난다. 장기간 복용하면 예방도 된다.

⊙아이들의 콧병

녹두탕 5컵에 박하 7.5g을 넣고 다시 삶은 물을 자주 복용하면 치료도 되고 예방도 된다.

⊙식중독(食中毒)

생녹두 가루 2순가락을 냉수로 복용한다. 차도가 없으면 다시 복용하고 토사(吐瀉)를 할 때는 녹두와 쌀을 같은 양으로 죽을 쑤어 먹는다.

⊙과민성 피부염(過敏性皮膚炎)과 소양증(搔痒症)

녹두 가루 1순가락. 귤 껍질 1/2 분량을 찧어 큰 밥그릇에 담고 끓은 물을 넣어 10분 정도 두어 풀어지게 한다. 매일 3회씩 따끈하게 하여 복용하는데 미용 효과도 있다. 위장(胃腸)이 찬 사람은 복용하면 안 된다.

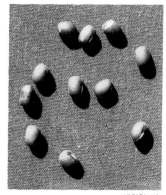

채취한 씨

⊙어린아이의 피부창독(皮膚瘡毒), 두창(頭瘡), 천포창(天疱瘡), 단독(丹毒), 종창(腫瘡)

⑴ 녹두 약 20g, 검은콩 약 20g, 감초(甘

草) 약 12g을 함께 삶아서 하루에 모두 복용한다.

(2) 녹두 가루 약 20g, 대황(大黃) 가루 7.5g, 박하유(薄荷油) 몇 방울을 꿀 1숟가락에 잘 개어서 환부에 바른다. 마르면 다시 갈아 준다.

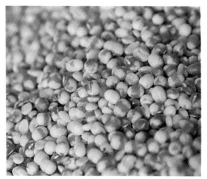
껍질을 깐 씨

⊙ 당뇨병(糖尿病)
녹두 삶은 물을 자주 복용하면 효과를 볼 수 있다.

⊙ 고혈압(高血壓)
녹두를 삶아 거르고 껍질을 모아 베개를 만들어 베고 자면 머리가 청신(淸新)해지고 혈압(血壓)이 내린다. 녹두가 딱딱하므로 베개 안에 천을 몇 겹 싸는 것이 좋다.

⊙ 만성 수종병(慢性水腫病)
녹두 4.5kg과 껍질을 벗긴 대부자(大附子) 1개를 물 1ℓ로 삶아서 공복 때 녹두와 녹두 물을 함께 복용한다. 단 날것, 찬것, 소금, 술, 기름기 있는 음식은 피해야 한다.

⊙ 토사곽란(吐瀉癨亂), 더위 먹은 뒤의 구토(嘔吐), 종창구토(腫瘡嘔吐), 음주구토(飮酒嘔吐), 타박구토(打撲嘔吐), 흡연구토(吸煙嘔吐)
(1) 녹두 가루 1숟가락을 뜨거운 물에 풀어 복용하면 곧 효과를 본다.

(2) 생녹두 잎으로 즙을 짜고 식초를 약간 타서 복용해도 효과를 본다.

⊙ 주취(酒醉)
그늘에서 말린 녹두 꽃을 가루로 만들어서 설탕 1찻숟가락과 섞어 따뜻한 물로 복용한다. 술 마시기 전에 복용하면 취하는 것을 더디게 하며 취한 뒤에 먹으면 빨리 깨어난다.

⊙ 독사(毒蛇)에 물렸을 때
담뱃대에 있는 진이나 담배 씹은 것을 환부에 바르고 재빨리 생녹두를 찧어 만든 가루를 물로 복용하면 우선 응급 치료가 된다. 그 다음에는 속히 병원으로 가서 의사에게 치료를 받아야 한다.

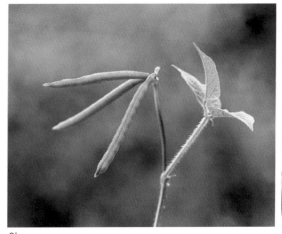
잎
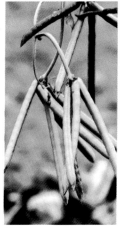
열매

⊙음주(飮酒) 후 토혈(吐血)

녹두 꽃 말린 것 약 12g을 가루로 만들어 끓는 물에 약간의 술을 타서 가루가 완전히 풀어지기를 기다려 복용하면 효과를 볼 수 있다.

⊙천두창(天痘瘡)

녹두 · 팥 · 검은콩 · 감초(甘草) 등을 함께 삶은 물을 수시로 복용한다.
• 창독(瘡毒)의 치료에도 효과를 볼 수 있다.

⊙곽란(癨亂), 폭설(暴泄)

녹두 약 20g과 후추 20g을 함께 달여 복용하면 좋다. 이것을 매일 만들어 2~3회 복용한다.

⊙비상독(砒霜毒)

녹두 37.5g, 황토(黃土) 1컵, 계란 흰자위 3개를 물에 삶은 후 짜서 찌꺼기는 버리고 그 삶은 물을 매일 2~3회 복용한다.

⊙여름철 더위와 습기를 제거할 때

녹두 1컵, 율무쌀 1컵을 함께 넣어 삶은 물을 마시고, 곁들여서 녹두를 먹는다.

⊙수토병(水土病) 방지
⑴ 녹두 가루와 감초(甘草) 가루를 각각 7.5g씩 섞어 따뜻한 물로 복용하면 효과를 볼 수 있다.
⑵ 녹두, 쌀을 같은 양으로 죽을 쑤어 먹으면 예방 효과를 볼 수 있다.

⊙임산부의 경수(經水)가 조금씩 흘러나오며 멎지 않을 때나 교합(交合) 시 태(胎)를 상하여 하혈(下血)할 때
녹두 싹을 볶은 후 말려서 가루를 만들어 1회 7.5g씩 하루 3회 따끈한 술로 복용한다. 술을 못하는 사람은 술에 물을 타서 복용한다.

 녹두(綠豆)는 맛은 달고 성질이 차며 독이 없다.
소종하수(消腫下水), 해독치창(解毒治瘡), 강간(强肝)의 효능이 있어, 눈을 맑게 하고 마음을 안정시키며 계절적인 질병(疾病)과 약중독(藥中毒)도 치료할 수 있다.

 녹두는 성질이 차므로 비위가 허약하고 체질이 찬 사람에게는 좋지 않고, 오랜 설사(泄瀉)를 하거나 변이 항상 묽은 사람은 복용에 주의해야 한다.

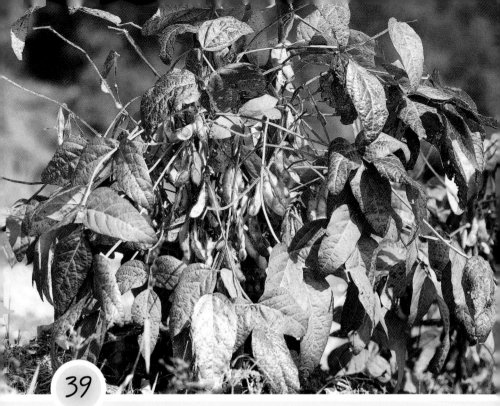

39

콩

- 학 명 : *Glycine max* Merr.
- 별 명 : 검은콩, 풋베기콩
- 생약명 : 대두(大豆) · 대두황권(大豆黃卷) · 흑대두(黑大豆) · 흑태(黑太)—익은 씨를 말린 것

　콩과 콩속. 한해살이풀. 작물로 재배하고 키 60~100cm 자란다. 잎은 어긋나고 3장으로 된 겹잎이며 작은 잎은 달걀 모양이다. 꽃은 7~8월에 적자색 또는 흰색 나비 모양으로 피고 잎겨드랑이에서 나온 짧은 꽃줄기에 모여 달린다. 열매는 편평한 타원형 협과이고 9월에 익으며 꼬투리에 씨가 1~7개 들어 있다. 씨는 식용하고, 전초를 사료용 · 녹비용으로 쓴다.

처방
處方

⊙ **열절독창(熱癤毒瘡)**
콩을 까맣게 태워 가루를 만들어 참기름에 개어 환부에 바른다.

⊙ **위장무력(胃腸無力), 소화불량(消化不良)**
노랗게 볶은 콩 1.8kg, 노랗게 볶은 계내금(鷄內金) 300g을 함께 가루로 만들어 1회 1숟가락씩 매일 식후에 따뜻한 물로 복용한다.

⊙ **두피풍습(頭皮風濕)이나 비듬이 많을 때**
밤에 자기 전에 머리를 잘 씻고 콩기름을 솜에 묻혀 머리 피부에 3~5차례 문지르면 효과를 볼 수 있다.

⊙ **유즙부족(乳汁不足)**
콩(또는 검은콩)과 둥근 배추를 함께 넣고 국을 끓여 먹는다.
• 신체허약(身體虛弱)에도 좋다.

⊙ **폐열(肺熱), 농담(膿痰), 해수(咳嗽)**
콩 싹 600g을 삶은 물을 수시로 복용한다.

⊙ **내장조열(內臟燥熱), 입과 혀가 마를 때, 인후동통(咽喉疼痛), 마음이 초조할 때, 목소리가 갈갈할 때, 가래를 뱉기 힘들 때, 흉륵(胸肋), 창통(瘡痛)**
콩나물 1.8~2.4kg, 진피 300g을 같이 삶은 물을 수시로 복용한다.

⊙ **발꿈치가 아플 때**
콩 뿌리〔大豆根〕를 진하게 삶은 물로 환부를 자주 씻고, 또 그 삶은 물에 담그면 효과를 볼 수 있다.

⊙ **독창(禿瘡), 옹절(癰癤), 타박상(打撲傷), 각기증(脚氣症)**
(1) 대두(大豆)를 입으로 씹어서 환부에 바른다. 하루에 두 번 갈아 준다. 대두를 창(瘡)에 바르면 부기를 없애고 고름을 빼게 하며 이수(利水)에도 좋다.

(2) 대두를 물에 불려서 으깨어 환부에 바른다.

(3) 대두를 삶은 물로 환부를 자주 씻는다.

◉신체가 허약한 사람이나 또는 산후(産後)·병후(病後) 쇠약자(衰弱者)의 보신용(補身用) 식보탕(食補湯)

돼지 발 1쌍, 대두(大豆) 360g에 약간의 소금물을 넣고 조미(調味)한 다음 물 3.5ℓ를 붓고 삶아 1/2이 되도록 졸이고, 다시 물 1.8ℓ를 넣어 또 1/2이 되면 헝겊 주머니에 넣고 즙을 내고 찌꺼기는 버린다. 이 즙을 1회 0.35ℓ씩 매일 3회 식후에 복용한다.

• 닭 발톱 10쌍, 대두(大豆) 360g으로 위와 같이 식보탕을 만들어 장복(長服)하면 비단 몸을 튼튼하게 할 뿐만 아니라 각통증(脚痛症)과 각기병(脚氣病)도 치료할 수 있으며 여자들의 미용에도 좋다.

◉습(濕)한 지대에서 살거나 또는 산간(山間)이나 해변(海邊), 그리고 섬(島)에서의 풍습병(風濕病) 예방

(1) 쌀 2, 대두(大豆) 1의 비율로 밥을 지어 먹으면 수토병(水土病)을 예방할 수 있다.

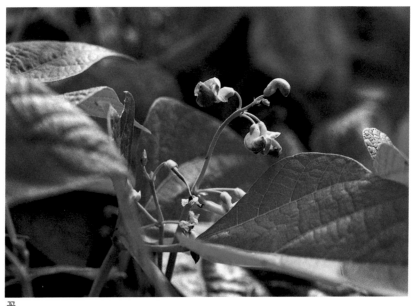

꽃

(2) 콩밥을 자주 먹는다. 또는 밀가루 4, 대두 1의 비율로 반죽하여 국수를 만들어 먹어도 좋다.

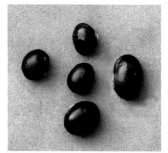

열매(씨)

⊙각기종양통(脚氣腫痒痛)

대두(大豆) 150g, 적소두(赤小豆;팥) 75g, 백편두(白扁豆) 75g을 물 2.1ℓ에 삶아 1/2이 되면 즙을 내어 3등분한다. 이 즙을 매일 3회 식간에 따끈하게 해서 1등분씩 복용한다. 경증(輕症)은 3~5일, 중증(重症)은 장복(長服)해야 효과를 볼 수 있다. 찌꺼기는 쌀을 넣고 죽을 쑤어 복용한다.

• 이 처방은 수종병(水腫病)에도 효과를 볼 수 있다.
• 각종(脚腫)에는, 대두를 씹어서 바르고 하루에 2~3회 바꿔 주면 종기(腫氣)가 없어진다.

⊙황수창(黃水瘡)

생두부를 조각으로 썰거나 마른 두부를 환부에 붙인다. 하루 3~4회 바꾸고 7~8회가 지나면 두부 조각에 석고(石膏) 가루를 발라 준다. 다시 2~3일이 지나면 두부는 제거하고 석고 가루만 볶아서 환부에 발라 준다.

⊙화상(火傷)의 창구(瘡口)가 아물지 않거나 또는 썩어서 진물이 날 때, 창종(瘡腫)

대두(大豆)를 씹어 환부에 바르는데, 하루 2회 바꿔 준다. 진물이나 핏물이 많이 나올 때에는 콩을 볶아 검게 태워서 가루를 만들어 이 가루를 환부에 바르고 하루 2차례 바꿔 준다. 바꿀 때에는 참기름으로 씻어낸 다음 콩가루를 환부에 바른다. 참기름에 개어서 발라 줘도 좋다.

⊙신경쇠약증(神經衰弱症)

콩깍지에 들어 있는 콩 0.9ℓ, 돼지 골 1개, 천마(山藥) 7.5g을 물 2.1ℓ로 달여 1/2이 되면 이것을 3번으로 나누어서 매일 3회 식후에 복용한다.

⊙풍습마비(風濕痲痺)

대두(大豆) 360g, 압신(鴨腎) 10개[또는 양이나 염소의 고환(睾丸;불알) 1쌍]를 함께 삶아 3회 복용한다. 이것이 1일분이므로 장복(長服)하면 효과를 볼 수 있다.

⊙풍습(癩痺)에 의한 수족마비(手足麻痺)
콩과 오리 발톱(또는 돼지 발톱)을 삶아서 먹는다. 기호에 따라 조미료를
넣어도 된다.

⊙풍습마비(風濕麻痺), 각기습비(脚氣濕痺), 사지관절풍습통(四肢關
節風濕痛)
콩 49개를 삶아서 1회 0.35ℓ씩 매일 3회 식전 또는 식후에 먹으면 효과를
볼 수 있다.

⊙풍습각기종통(風濕脚氣腫痛), 관절염 및 신염수종(腎炎水腫)
대두(大豆) 150g, 검은콩 75g, 백편두(白扁豆) 75g을 2배량의 물에 넣고
달여 1/2이 되면 이것을 매일 수시로 1잔씩 마신다.

⊙어린아이의 두창(頭瘡)
검은콩을 불에 태운 뒤 가루를 만들고 이 잿가루를 물로 개어서 환부에 바
른다.

⊙뱀이나 벌레에 물렸을 때
검은콩 잎을 씹어 침과 섞이게 하여 환부에 바르면 효과를 볼 수 있다.

⊙충치(蟲齒)나 풍치(風齒)로 아플 때
검은콩을 술(45도 이상)에 끓여 흑대두주(黑大豆酒)를 만들고 이 흑대두주
로 자주 양치질을 한다.

⊙소변(小便)에 피가 나올 때
검은콩 잎 300g에 물 7.2ℓ를 붓고 삶아서 1/2이 되면 이 삶은 물을 복용
한다.

⊙변혈(便血)
검은콩 1.8ℓ를 까맣게 태워 가루를 만든 뒤 그 잿가루를 술에 풀어 우려낸
다. 가루는 먹지 말고 술만 복용하면 효과를 볼 수 있다.

⊙물고기 식중독(食中毒), 술 중독(中毒)
검은콩으로 탕(湯)을 만들어 복용한다.

⊙머리 염색(染色)

검은콩 3.6kg에 식초 7.2ℓ를 넣고 삶아 1/2이 되면 콩은 꺼내고 식초만 다시 은근한 불에 졸여 풀처럼 만든 다음 머리를 염색하면 까맣게 된다.

⊙열창(裂瘡)이 두드러졌을 때

검은콩을 가루로 만들어 환부에 바른다.

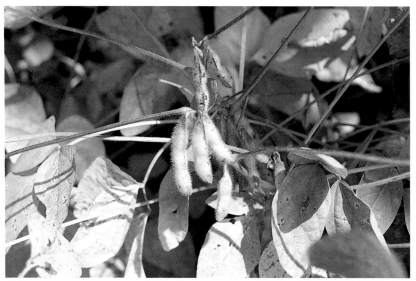

열매

⊙복통(腹痛)이 매우 심할 때

검은콩 1.8kg을 까맣게 태워 술 1.8ℓ와 함께 끓인 후 자주 복용한다. 양 옆구리가 결릴 때에도 이 처방을 쓰면 효과를 볼 수 있다.

⊙간(肝)이 약하고 눈이 침침하며 시름시름 아프고 눈물이 날 때

소의 쓸개 1개를 준비하여 안에 검은콩을 가득 넣고 바람이 잘 통하는 그늘에서 1주일간 말린 다음 콩을 꺼내 1회 7개씩 매일 3회 식후에 따뜻한 물로 계속 복용한다. 오래 말릴수록 효과가 좋다.

⊙갑자기 허리가 아플 때나 허리를 삐었을 때
검은콩 5.4kg을 물에 축여 볶은 다음 뜨거운 자루에 담아 환부에 댄다. 식으면 다시 따끈한 것으로 바꾸어 주기를 계속하면 효과를 볼 수 있다.

⊙수리(水痢)
검은콩 1.8kg을 볶은 것과 백출(白朮) 약 20g을 함께 가루로 만들어 1회 약 12g씩 밥물로 계속 복용한다. 3~5일이 지나면 곧 효과를 볼 수 있다.

⊙신구수종증(新久水腫症)
검은콩 9kg에 맑은 물 18ℓ를 붓고 삶아 물이 1/2이 되면 콩을 건져 내고 청주 9ℓ를 넣어 다시 끓인다. 양이 1/2 정도 되었을 때 천천히 마시면 종증(腫症)이 점차 없어진다. 또, 검은콩과 상목탄(桑木炭)을 함께 삶은 물을 복용해도 좋다.

⊙중풍불어(中風不語)
즉시 검은콩을 끓여 마시면 구급(救急)이 된다. 이 같은 증세가 있는 사람은 콩 삶은 물을 자주 복용하면 좋다.

⊙산후하복통(産後下腹痛)
검은콩 1컵을 까맣게 태워 가루를 만들어 이것을 1회 약 12g씩 매일 3회 따끈한 술로 복용한다.

⊙풍습마비(風濕痲痺), 수족마비증(手足麻痺症)
⑴ 검은콩 360~540g을 삶은 물을 매일 수시로 복용한다.

⑵ 검은콩 180~360g, 오리 발톱(또는 돼지 발톱) 1쌍으로 국을 끓여 먹는다. 여기에 방기(防己) 약 20g을 넣으면 더욱 좋다.

⊙묵은 해수(咳嗽)
소 담(膽) 1개를 준비하여 안에 검은콩을 가득 넣고 약간의 진피(陳皮) 가루를 곁들여 잘 묶은 다음 통풍이 잘 되는 곳에 말린다. 완전히 마르면 콩을 꺼내어 1회 검은콩 7개씩 매일 3회 식후에 따뜻한 물로 복용한다.
• 이 처방은 간(肝)을 튼튼하게 하고 눈을 맑게 한다.

⊙풍습마비(風濕痲痺), 각기습비(脚氣濕痺), 요퇴통(腰腿痛), 사지관절풍습통(四肢關節風濕痛)

검은콩 49개를 삶은 물 0.35ℓ를 마신다. 여기에 오리 발톱(또는 돼지 발톱) 1쌍을 넣으면 더욱 좋다. 만약 심한 사람은 방기(防己) 약 20g을 넣어도 좋다.

⊙풍습(風濕), 각기종통(脚氣腫痛) 및 관절염, 신염수종(腎炎水腫)

검은콩 75g, 파 뿌리 37.5g, 마늘 뿌리 37.5g, 당근 75g, 땅콩 37.5g, 율무쌀 112.5g에 설탕과 조미료를 넣고 물 3.5ℓ로 달여 1/2이 되면 이것을 1회 0.35ℓ씩 매일 3~5회 각각 따뜻한 물로 복용한다.

●구급환(救急丸)

대두(大豆) 36kg, 깨(검은깨) 18kg을 잘 씻어 흙과 모래를 제거한 뒤 3회 찌고 3회 말린다. 말린 콩과 깨를 잘게 으깨고 복숭아만한 크기의 환약을 빚으면 구급환(救急丸)이 된다. 이 환약을 양식(糧食)이 없거나 급할 때 1개를 씹어 먹으면 3일 정도 기아(飢餓)를 견뎌낼 수 있다.

효능 열매를 콩이라고 하는데, 맛은 달고 성질은 따뜻하며 독이 없다.

검은콩은 흑대두(黑大豆)라고 하는데, 그 약성의 변화가 심하다. 볶아 먹으면 매우 뜨겁고 삶아 먹으면 매우 차다. 두부를 만들어 먹으면 극히 차고, 장(醬) 따위나 콩나물을 만들어 먹으면 평범하고, 날것으로 먹으면 따뜻하다. 해독(解毒), 제풍(除風), 소종(消腫), 이수(利水), 활혈(活血), 신근(伸筋), 강간(强肝), 명목(明目) 등의 효능이 있다.

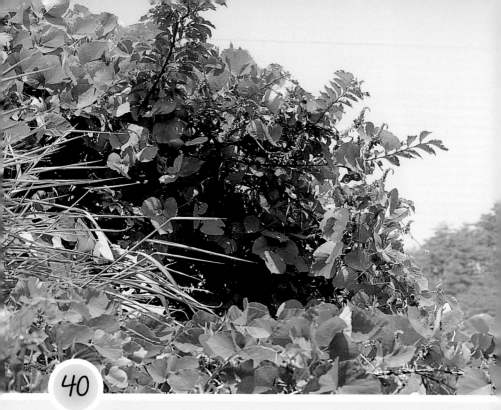

40

칡

- 학　명 : *Pueraria lobata* (Willd.) Ohwi
- 별　명 : 갈등, 곡불히, 청치끈
- 생약명 : 갈근(葛根)–뿌리를 말린 것, 갈화(葛花)–개화하기 전의 꽃을 말린 것

　콩과 칡속. 갈잎덩굴나무. 산기슭 양지에서 길이 3~5m 자라며 전체에 털이 난다. 잎은 3장으로 된 겹잎으로 어긋나고 잎자루가 길다. 작은잎은 넓은 난형이며 가장자리가 얇게 2~3갈래로 갈라진다. 꽃은 7~8월에 자홍색으로 피고 잎겨드랑이에 많이 모여 총상꽃차례로 달린다. 열매는 콩꼬투리 모양 협과이고 9~10월에 갈색으로 여문다. 뿌리를 식용·약용한다.

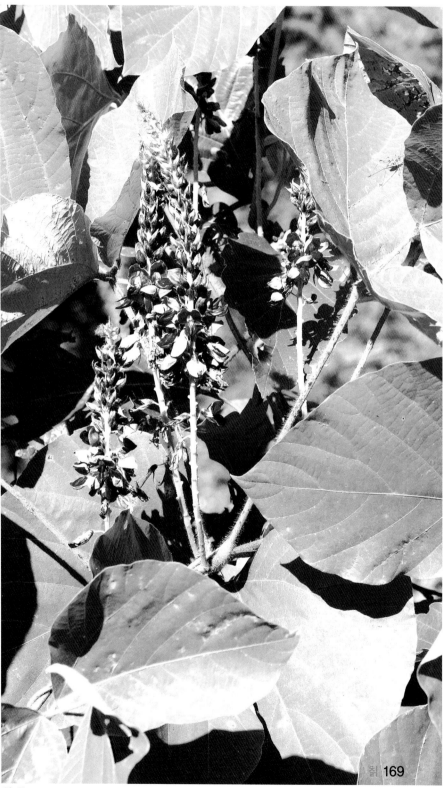

잎, 꽃

⊙ 감기(感氣), 기관지염(氣管支炎)

칡뿌리 7g, 승마 7g, 시호 12g을 달여서 하루 3번에 나누어 복용한다.

⊙ 초기 감기(感氣)

말린 칡뿌리로 가루를 만들어 끓는 물에 풀어서 복용하면 몸을 뜨겁게 하여 곧 효과를 볼 수 있다.
• 이 처방은 설사(泄瀉)에도 효과가 있어 정장제(整腸劑)로 쓰인다.
• 민간 요법에서는 위장약(胃腸藥)으로도 쓰이고 있다.

⊙ 부인의 하혈(下血), 열병으로 인한 구갈(口渴), 구토, 두통

말린 칡뿌리로 만든 전분을 끓는 물에 풀어 복용하면 효과를 본다.

⊙ 숙취(宿醉), 알코올 중독(中毒)

(1) 칡의 뿌리와 꽃을 함께 달여 복용하면 효과를 볼 수 있다.
(2) 말린 칡뿌리를 1회 4~8g씩 달이거나 가루내어 복용한다.
(3) 말린 칡 꽃을 1회 2~4g씩 달이거나 가루내어 복용한다.
(4) 알코올 중독에는 생칡뿌리를 즙을 내어 1잔씩 하루 3회 식전에 마신다. 15일 정도 복용하면 효과를 볼 수 있다.

⊙ 식체(食滯), 위장병(胃腸病)

칡뿌리를 삶은 물이나 엑기스를 만들어 복용한다.

⊙ 고혈압(高血壓), 협심증(狹心症)

가을에 칡뿌리를 캐서 잘게 썰어 바람이 잘 통하는 그늘에서 말린다. 이 말린 칡뿌리 100g에 물 약 1ℓ를 붓고 절반이 되도록 달여서 그 달인 물을 조금씩 수시로 복용한다. 장기간 복용하면 심장(心臟)이 튼튼해지고 혈압(血壓)이 안정된다.

⊙ 온역(瘟疫) 초기, 풍열감기(風熱感氣)로 발열, 두통, 갈증, 홍역(紅疫) 초기 또는 홍역 환자의 발진이 안으로 들어갈 때

칡뿌리 15g, 함박꽃 8g, 승마 8g, 감초 8g, 생강 6g, 파흰밑 4개를 섞은

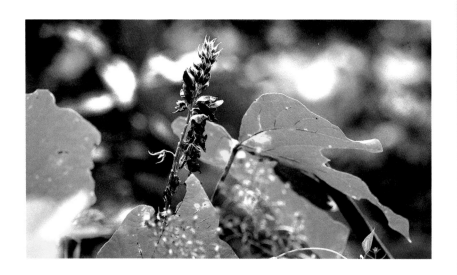

승마갈근탕(葛根湯)을 달여서 하루 3번에 나누어 복용한다.

⊙구토(嘔吐), 구역질
(1) 생칡뿌리로 즙을 내어 1컵씩 복용하면 곧 증세를 멈출 수 있다.

(2) 칡뿌리 200g에 물 약 1ℓ를 붓고 1/3로 줄어들 때까지 달여서 하루 3회 식전에 복용해도 효과를 볼 수 있다.

(3) 칡뿌리 22g, 반하 14g, 참대껍질 8g, 감초 8g, 생강 6g, 대추 4g을 섞은 갈근죽여탕(葛根竹茹湯)을 달여 하루 3번에 나누어 복용한다.

⊙상한태양병(傷寒太陽病)으로 목과 등이 꼿꼿해지고 땀은 나지 않으며 오슬오슬 추운 증세, 감기, 결막염(結膜炎), 축농증
칡뿌리 22g, 마황 15g, 계지 8g, 함박꽃 12g, 감초 6g, 생강 6g, 대추 4g을 섞은 갈근탕(葛根湯)을 달여서 하루 3번에 나누어 복용한다.

⊙당뇨병(糖尿病)
칡뿌리 120g을 물 900㎖에 넣고 1/2이 될 때까지 약한 불로 달여 하루 3번에 나누어 마신다. 장기간 복용하면 상당한 효과를 볼 수 있다.

⊙부종(浮腫)
칡뿌리 200g에 물 1.8ℓ를 붓고 1/3이 되도록 달여서 하루 3회 식후에 복용한다. 3~5일 계속하면 효과를 볼 수 있다.

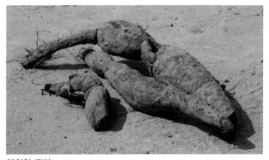
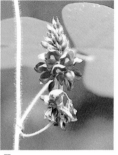

채취한 뿌리　　　　　　　　　　　꽃

⊙ 황달(黃疸)
칡뿌리를 잘게 썰어 말린 것 80~120g을 물로 달여서 하루 3~4번에 나누어 복용하면 효과를 볼 수 있다.

⊙ 불면증(不眠症)
생칡뿌리로 즙을 내어 하루 1컵씩 잠자기 전에 복용하면 효과를 본다.

⊙ 변비(便秘), 고혈압(高血壓), 당뇨병(糖尿病)
봄에 칡의 어린 순을 채취하여 항아리에 흑설탕과 버무려 넣고 1년 동안 숙성시키면 맛있는 음료가 된다. 이 음료를 수시로 복용하면 효과를 볼 수 있다.
• 이 음료는 어린이들의 성장 발육에도 도움이 된다.

⊙ 절상(切傷)
칡의 줄기를 자르면 흰색 진이 나오는데 이 진을 칼 같은 금속으로 베인 상처(傷處)에 바르면 곧 피가 멎는다. 이 진을 받아 놓고 상비약으로 사용하면 좋다.

효능　주로 덩이뿌리를 갈근(葛根)이라고 하여 약재로 쓰는데, 맛이 달고 매우며 성질은 평온하고도 서늘하며 독이 없다.
　　　발한(發汗), 해열(解熱), 진경(鎭痙), 지갈(止渴), 지사(止瀉)의 효능이 있어 고열(高熱), 두통(頭痛), 고혈압(高血壓), 설사(泄瀉), 이명(耳鳴)의 치료에 쓰인다. 칡이 약이 되는 부분은 주로 뿌리이지만 꽃을 쓰는 경우도 있다.

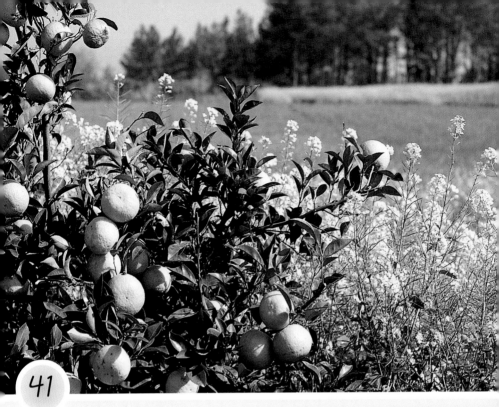

41

귤나무

- 학 명 : *Citrus unshiu* Marcov.
- 별 명 : 밀감, 온주귤, 온주밀감
- 생약명 : **청피(靑皮)**-덜 익은 열매 껍질을 말린 것, **귤엽(橘葉)**-귤나무 잎
  진피(陳皮)·귤피(橘皮)-익은 열매 껍질을 말린 것, **귤핵(橘核)**-씨를 말린 것

    운향과 귤나무속. 늘푸른 중키나무. 일본 원산. 과수로 재배하고 높이 3~5m 자란다. 잎은 어긋나고 넓은 피침형이며 가장자리에 톱니가 있다. 꽃은 6월에 흰색으로 피고 꽃잎은 5장이며 잎겨드랑이에 1송이씩 달린다. 열매는 장과이고 작은 공 모양이며 10~11월에 황적색으로 익는다. 열매를 식용하고 나무껍질, 열매와 뿌리를 약재로 쓴다.

⊙소화(消化)가 안 되고 헛배가 부르거나 가슴이 답답하고 풀리지
않을 때

말린 귤껍질(흰 것을 벗겨낸 것) 600g, 당감초의 껍질을 벗겨 볶은 것
15g, 식염을 약간 볶은 것 약 15g에 물 약 1.8ℓ를 타서 은근한 불에 졸여
완전히 마르면 가루를 만든다. 이 가루를 7.5~12g씩을 매일 3회 식간에
끓인 물로 복용한다.
• 변비(便秘), 식체(食滯)도 치료할 수 있다.

⊙비위허랭무력(脾胃虛冷無力), 식욕부진(食慾不振), 소화불량(消化
不良), 속이 답답하고 내려가지 않을 때

귤껍질 2.4kg, 백출(白朮) 볶은 것 1.2kg을 말려 가루로 만들어 밀가루 소
량과 소주나 청주로 개어 녹두 크기의 환약을 빚는다. 이것을 1회 30~40
개씩 매일 3회 식간에 복용한다.

⊙계절성 잡병(季節性雜病), 구토, 멀미, 사지냉증(四肢冷症)

귤껍질 15g, 생강 3.75g으로 삶은 물을 자주 복용한다. 여기에 약간의 설
탕을 넣고 차게 해서 마시면 여름철엔 방역약(防疫藥)도 되고 훌륭한 음료
수도 된다.

⊙속이 뒤집힐 때

귤껍질을 노랗게 볶아서 만든 가루 7.5g과 생강 3조각, 대추 1개를 찢은
것을 함께 넣어 끓인 물로 복용한다. 만약 냉해서 속이 뒤집힐 때에는 술
과 물을 반반씩 섞은 것으로 복용한다.

⊙오래 된 해수(咳嗽), 천식(喘息), 비위(脾胃)가 약한 데에

진피(陳皮), 신곡(神曲), 생강을 같은 양으로 구워 가루를 만들어 꿀을 섞
어서 녹두 크기의 환약을 빚는다. 이것을 1회 30~40개씩 매일 3회 식후
에 따뜻한 물로 복용한다.

⊙위복한랭(胃腹寒冷)

귤껍질 600g을 가루로 만들어 꿀에 개어 녹두 크기의 환약을 빚어 1회
30~40개씩 매일 3회 식전에 따끈한 술로 복용한다.

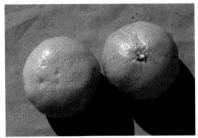
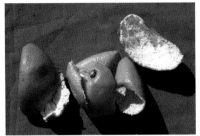

열매   열매 껍질

⊙유방(乳房)이 뭉치거나 부을 때, 또는 유방의 종기(腫氣)가 터지
  지 않거나 터져서 매우 아플 때

귤껍질을 물에 불려 안의 흰 껍질을 벗겨 버리고 약간의 밀가루와 함께 노
랗게 구워 가루를 만든다. 이 가루를 1회 7.5g씩 사향(麝香) 가루 약 2g과
함께 따끈한 술로 복용한다. 매일 2회씩 먹으면 아주 효과가 좋다.

⊙물고기나 게의 중독(中毒) 예방

물고기류를 먹을 때 귤껍질을 잘게 썰어 넣고 요리를 하면 비린 맛을 없애
고 독기(毒氣)를 제거하며 식후중독(食後中毒)을 예방할 수 있다.

⊙배가 차고 속이 뭉칠 때

말린 진피(陳皮) 600g, 껍질을 벗긴 살구 씨 190g을 노랗게 구워 가루를
만들고 꿀에 개어 녹두 크기의 환약을 빚는다. 이것을 1회 30~40개씩 매
일 3회 식전에 밥물로 복용한다. 이 처방은 속이 답답하거나 기침으로 답
답할 때에도 효과를 볼 수 있다.

⊙감기(感氣), 몸살, 기침, 사지동통(四肢疼痛)

귤껍질 약 12g, 생강 14조각을 물에 넣어 삶는다. 이 삶은 물 0.35ℓ를 복
용하고 땀을 내면 효과를 볼 수 있다.

⊙심장쇠약(心臟衰弱), 숨이 찰 때, 초조불안(焦燥不安), 양 옆구리
  가 아플 때, 헛배가 부를 때, 대변불순(大便不順), 화를 내어 답답
  할 때, 음주(飮酒) 후 속이 답답할 때

파란 귤껍질 600g을 4등분하여 소금, 끓인 물, 식초, 고량주에 각각 1등분
씩 담가 3일 정도 둔다. 담갔던 각각의 귤껍질을 건져내어 잘게 썰고 다시
식염 3.75g과 섞어 약간 탈 정도로 볶은 후 중국차(中國茶) 또는 홍차

3.75g과 섞어 가루를 만든다. 이것을 1회 3.75~7.5g씩 매일 3회 식후에 끓인 물로 복용한다. 장기간 복용하면 위·간병(胃肝病)에 예방 효과를 볼 수 있다.

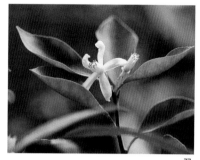
꽃

⊙물고기 가시가 목구멍에 걸렸을 때
귤껍질을 물에 끓여 차처럼 수시로 복용한다.

⊙입술이 부르트거나 부스럼이 생겼을 때
청피(靑皮)를 태워서 재를 만든 다음 이것을 돼지 기름에 개어서 환부에 바른다.

⊙술이나 음식을 토하거나 입 안이 마를 때
귤껍질 속의 흰 것을 긁어모아 불에 구워, 그 재를 끓인 물로 복용한다.

⊙요퇴부(腰腿部)나 아랫배가 차가워서 아플 때
귤 씨를 볶은 후 껍질을 벗기고 속을 말려서 가루로 만들어 1회 3.75g씩 매일 3회 식간에 따끈한 술로 복용한다.

⊙소장산기통(小腸疝氣痛), 음낭종통(陰囊腫痛)
귤 씨를 노랗게 볶아 찧어 1회 약 20g씩 따끈한 술에 풀어서 복용한다.

⊙요통(腰痛)
귤 씨와 원두충(元杜沖)을 각각 7.5g씩 노랗게 볶아 가루로 만들어 따끈한 술에 풀어서 약간의 소금을 넣고 매일 3회 식간에 복용한다.

⊙변비(便秘)
귤껍질을 먼저 고량주(60도)에 2시간 은근한 불로 삶아 건져낸 다음 말리거나 불에 구워 말려서 가루를 만든다. 이 가루를 1회 7.5g씩 매일 식전에 따뜻한 물로 복용하거나 밥물로 복용한다.

⊙감기(感氣), 해수(咳嗽), 두통(頭痛), 사지동통(四肢疼痛)
귤껍질 37.5g과 생강 14조각을 함께 삶아서 이 물을 350㎖씩 복용하고 땀을 내면 곧 효과를 볼 수 있다. 매일 3회씩 장기간 복용하면 치료 효과 뿐만 아니라 재발(再發)을 방지할 수 있다.

⊙ **귀 속에서 고름이 나올 때**
귤껍질을 태워 만든 잿가루 3.75g에 사향(麝香) 약 0.04g을 섞어 조금씩 귓구멍에 밀어 넣으면 효과를 볼 수 있다.

⊙ **입술이 부르트거나 부스럼이 났을 때**
청피(靑皮)를 태워 잿가루를 만든 다음, 이것을 돼지 기름에 개어서 환부에 바른다.

⊙ **주독(酒毒)으로 코가 빨갈 때**
청피 가루 약 12g을 매일 3회 식후에 복용한다.

⊙ **유종통(乳腫痛), 또는 진물이 날 때**
귤 1개를 천천히 구워 말려 까맣게 되면 가루를 만들고 청주와 물을 1/2씩 섞은 것으로 매일 3회 식후에 복용한다. 귤을 구워 태우는 것은 한 번에 여러 개 해 둘 수 있으나 1개씩 가루를 만드는 것이 좋다.
• 이 처방은 유암(乳癌)에도 쓸 수 있다.

⊙ **요통(腰痛), 산기통(疝氣痛), 음낭종통(陰囊腫痛)**
귤 씨 약 20g(날것은 30g)을 노랗게 구워 껍질을 벗긴 뒤 가루를 만든다. 이것을 따끈한 술이나 술과 물을 1/2씩 탄 것으로 매일 3회 식간 또는 식전에 복용한다.

효능 열매인 귤은 맛이 시고 달며 성질이 따뜻하고 독이 없다.
위(胃)를 돕고 혈기(血氣)를 순조롭게, 폐(肺)를 윤활하게 하고 갈증(渴症)을 멎게 한다.
열매 껍질은 익기 전에 말린 것을 청피(靑皮)라고 하고 익은 후에 말린 것을 진피(陳皮) 또는 귤피(橘皮)라고 한다. 귤은 껍질이 대부분 약용으로 쓰이는데, 담(痰)을 없애고 기분을 순조롭게 한다.

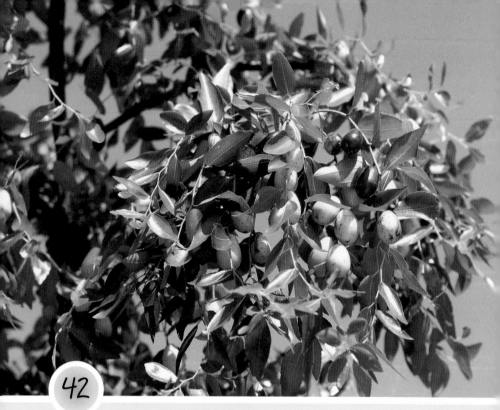

대추나무

- 학　　명 : *Zizyphus jujuba* Miller var. *inermis* Rehder
- 별　　명 : 여초
- 생약명 : 대조(大棗)–익은 열매를 말린 것

　갈매나무과 대추나무속. 갈잎큰키나무. 마을 부근에서 과수로 재배하며 높이 5m 정도 자란다. 전체에 가시가 있으며 잎은 어긋나고 긴 달걀 모양이다. 턱잎이 변한 가시가 있다. 꽃은 6월에 연한 황록색으로 피고 잎겨드랑이에 모여 짧은 취산화서로 달린다. 열매는 타원형 핵과이고 9월에 적갈색으로 익는다. 열매를 식용하고 약재로도 쓴다.

⊙ 위카타르, 위경련증(胃痙攣症)

대추 2개, 매실 1개를 껍질을 벗겨 행인(杏仁) 7개와 함께 부드럽게 찧어 남성은 따뜻한 물로, 여성은 약간의 식초를 넣어 복용한다. 효력이 약할 때에는 후추 5개를 찧어 같이 복용한다.

⊙ 후추를 먹고 답답할 때

큰 대추를 먹으면 효과를 볼 수 있다.

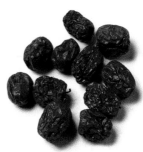

⊙ 치창동통(痔瘡疼痛)

큰 대추 껍질을 벗겨 약간의 수은(水銀)을 발라 항문 내에 삽입하면 곧 통증(痛症)이 멎는 효과를 볼 수 있다.

⊙ 번뇌(煩惱)로 잠이 오지 않을 때

큰 대추 14개, 파흰밑 7개에 물 1ℓ를 넣고 물이 1/3이 될 때까지 끓인 다음 한 번에 다 먹는다.

⊙ 부인(婦人)의 마음이 약해 놀라고 잠을 이루지 못하여 답답해하며 불안해할 때

⑴ 큰 대추 10개, 소맥(小麥) 350g, 당감초(唐甘草) 7.5g을 물 2.5ℓ에 넣고 함께 끓여 자주 복용한다.

⑵ 큰 대추 10개를 태워서 가루로 만들어 1회 약 12g씩 술에 풀어서 복용한다.

⊙ 위허약무력증(胃虛弱無力症), 식욕부진(食慾不振), 소화불량

대추(씨를 빼낸 것)를 은근한 불에 구워 말린 후(태우면 안 된다) 가루로 만든다. 이 가루를 1회 1순가락씩 매일 식후에 끓인 물로 장기간 복용하면 위(胃)를 순화(淳化)시키고 식욕을 증진케 한다. 병(病)에 관계 없이 복용해도 혈기(血氣)가 좋아진다.

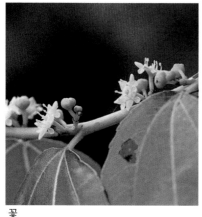
꽃

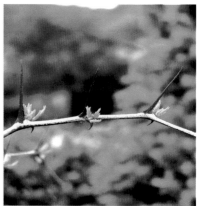
가시(가지에 가시가 있다.)

⊙ 만성 대장하혈(慢性大腸下血)

대추 10개, 황기(黃芪) 3.75g을 달여 차 마시듯 복용한다. 이것이 1회분이다. 증세(症勢)가 심한 사람은 3회분을 한 번에 복용한다. 매일 3회씩 장기간 복용하면 큰 효과를 볼 수 있다.

⊙ 개창(疥瘡)

대추 전체를 불에 태워서 만든 잿가루 37.5g, 수은 3.75g을 계란 노른자위를 구워 나온 기름에 개어 환부에 바른다. 하루 2회 바꾸어 주면서 바르면 효과를 볼 수 있다.

⊙ 나력(瘰癧)

대추 600g과 낭독(狼毒) 75g을 물 0.7ℓ로 1시간 정도 달여 그릇에 담는다. 매일 아침저녁 식후에 달인 물에서 대추 2개를 건져내어 껍질을 벗겨 먹는다. 만약 뱃속에 열이 오르는 증세가 있으면 하루 건너 다시 복용한다. 장복(長服)하면 효과를 볼 수 있다.

● 대추차

큰 대추 18kg을 물 36ℓ로 고아서 잘 풀어지게 한 다음 헝겊으로 즙을 짠다. 찌꺼기는 다시 끓여 즙을 짠다. 모아진 즙을 다시 끓여 걸쭉하게 한다. 이 걸쭉한 즙을 매끈한 나무판자에 얇게 발라 햇볕에 말린 뒤 긁어 가루를 만든다. 이 가루를 1회 1숟가락씩 매일 또는 수시로 끓인 설탕물에 타면

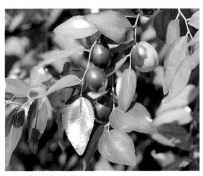
나무에 달린 열매

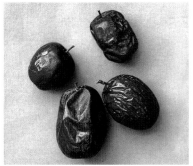
채취한 열매

향기롭고 새콤하며 단맛이 있는 대추차가 된다.
- 이 대추차는 수시로 먹을 수 있고 원기(元氣)를 보하며 위장(胃腸)을 조절하고 양기(陽氣)를 돕는다.

●대추술
씨를 뺀 대추(3kg)를 썰어 소주(또는 고량주) 9kg과 함께 항아리에 담아 봉하고 1개월 정도 숙성시키면 대추술이 된다.
- 대추술은 맛이 매우 향기로우며 비위(脾胃)를 튼튼하게 하고 신장(腎臟)과 양기를 돕는 보양식품(補養食品)이다.

효능 열매를 대추라고 하는데, 풋대추는 맛은 시고 성질이 따뜻하며 독이 없다. 익은 대추는 맛이 달고 성질이 따뜻해서 양기(陽氣)를 보강하고 비위(脾胃)를 튼튼하게 한다. 장기간 먹으면 안색(顏色)이 좋아지고 몸이 가벼워져서 장수(長壽)할 수 있게 된다.

사용 주의 대추를 파와 같이 먹으면 오장(五臟)이 편하지 않고, 어류 등과 같이 먹으면 복통(腹痛)이 일어난다.

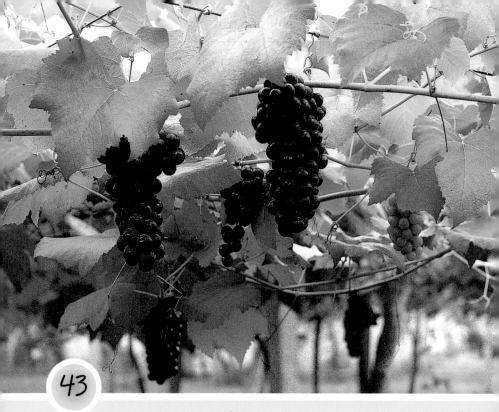

43

포도나무

- 학　명 : *Vitis vinifera* L.
- 별　명 : 유럽포도
- 생약명 : 포도(葡萄)-열매

포도과 포도속. 갈잎덩굴나무. 아시아 서부 원산. 과수로 재배하며 길이 3m 정도 자란다. 잎은 덩굴손과 마주나고 원형이며, 뒷면에 솜털이 나고 가장자리에 톱니가 있다. 꽃은 5~6월에 황록색으로 피고 꽃잎은 5장이며 잔꽃이 모여 원추화서로 달린다. 열매는 송이를 이룬 장과이고 둥글며 자줏빛을 띤 검은색으로 익는다. 열매를 식용하고 약재로도 쓴다.

처방(處方)

⊙태기충격(胎氣衝擊)

포도 350g이나 건포도, 포도나무의 뿌리, 포도나무의 덩굴, 또 포도 잎을 한 줌 잘게 썰어 물에 삶아 마시면 곧 정신이 안정된다.

⊙구역질, 구토(嘔吐), 설사(泄瀉)

포도나무의 뿌리·덩굴·잎을 잘게 썰어서 농즙(濃汁)을 짜서 마시면 곧 멎는다.

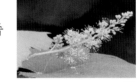

꽃

⊙두 다리의 습기(濕氣)나 족통(足痛)

포도나무의 뿌리·덩굴·잎을 삶아서 그 물로 환부를 씻는다.

⊙신염수종(腎炎水腫)

포도의 연한 잎 한 줌과 땅강아지(머리·꼬리·날개를 뗀 것) 7마리를 함께 가루로 빻아 밖에 내놓아 밤이슬을 맞게 하고 햇볕에 7일간 말린다. 말린 것을 약간 볶아서 부드러운 가루로 만들어 1회 약 20g씩 술을 조금 탄 따뜻한 물에 풀어 매일 3회 식간에 복용한다. 이때 짠 것이나 매운 것, 또는 찬 것을 먹으면 안 된다.

●포도주(葡萄酒)

포도알 37.5kg, 설탕 12kg을 잘 섞어서 용기에 담고 공기가 통하지 않도록 밀봉하여 그늘진 곳에 놓아두고 1개월 정도 발효시킨다. 1차 발효 후 건데기를 건져내고 다시 밀봉하여 그늘진 곳에 3개월 정도 두고 2차 발효시킨다. 2차 발효가 끝나면 포도주(葡萄酒)가 완성되는데 햇빛이 들지 않는 곳에 보관해야 한다. 만약 10년 이상을 그대로 둔다면 장생불로주(長生不老酒)라는 이름을 붙일 수 있다.

• 이 포도주를 식전이나 식후에 1~2잔씩 계속 복용하면 생혈(生血)·조혈(造血)을 돕고 얼굴에 핏기와 윤이 나게 하며 또 근육(筋肉)을 튼튼하게 하고 풍통(風痛)을 제거하며, 양기(陽氣)를 보강하고 보행(步行)을 쾌활하게 한다.

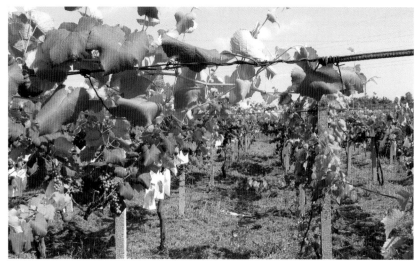
포도밭

●포도차(葡萄茶)

잘 익은 것이나 하얗게 서리가 붙은 좋은 포도알(6kg)을 깨끗이 씻어 즙을 짜 솥에 넣어 졸인 후 꿀(3kg)을 넣는다. 꿀 대신 설탕(1.8kg)을 넣기도 한다. 그런 다음 잘 봉해 두고 매일 수시로 1순가락씩 끓인 물에 타서 마시면 포도차(葡萄茶)가 된다.

• 이 차를 계속 마시면 답답증을 풀어 주며 혈기(血氣)를 보양(保養)하는 효과를 볼 수 있다.

●신선음료(神仙飮料)

잘 익은 포도에서 짠 즙 1ℓ에 연뿌리 즙 1ℓ, 생지황(生地黃) 즙 1ℓ, 꿀 1ℓ, 설탕 180㎖를 잘 섞어서 항아리에 담아 찜통에 넣어 3시간 동안 찐다. 그런 뒤 이 항아리를 바람이 잘 통하는 곳에 밀봉한 채 놓아 두고 매일 수시로 1순가락씩 끓인 물에 타서 복용한다.

• 계속 마시면 혈기(血氣)를 보양(保養)하는 효과를 볼 수 있을 뿐만 아니라 이 음료를 처방으로 각종 임병(淋病)도 치료할 수 있다.

효능 열매를 포도라고 하는데, 이 열매의 맛은 달고 떫고 시며 성질이 따뜻하다. 포도는 생혈(生血)·조혈(造血)하는 과일로, 술(포도주)을 만들어 장기간 마시면 장수하고, 말려 먹으면 비위(脾胃)를 강화하며 수습(水濕)을 색출하고 소변(小便)을 잘 나오게 하며 수종병(水腫病)의 치료에 쓴다.

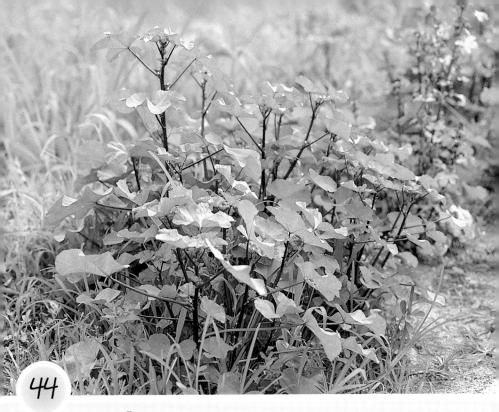

아욱

- 학　명 : *Malva verticillata* L.
- 별　명 : 동규, 활채
- 생약명 : 동규자(冬葵子)–씨를 말린 것

　아욱과 아욱속. 한해살이풀. 유럽 북부 원산. 농가에서 채소로 습기 있는 밭에서 재배하고 키 60~90cm 자란다. 잎은 어긋나고 둥글며 가장자리에 뭉툭한 톱니가 있다. 꽃은 봄~가을에 걸쳐서 연분홍색으로 피고 꽃잎은 5장이며 잎겨드랑이에 모여 소화경(小花梗)에 달린다. 열매는 삭과이고 9~10월에 여문다. 어린 순과 연한 잎을 식용한다. 씨, 뿌리, 잎을 약재로 쓴다.

⊙임산부가 몸이 붓고, 오줌을 누지 못하며, 오슬오슬 춥고, 일어서
면 어지러울 때

아욱 씨, 솔뿌리혹 각각 같은 양을 섞어 만든 규자복령산(葵子茯苓散)을
한 번에 8g씩 하루 2~3번 먹는다.

⊙유즙부족(乳汁不足)

아욱 씨 3, 축사 씨 2를 섞어 가루내어 한 번에 4~5g씩 하루 3번 복용한
다. 또 아욱의 생잎을 넣고 죽을 쑤어 4~5일 동안 끼니마다 먹는다.

⊙소변이 잘 나오지 않고 음부가 아픈 임증(淋症)

아욱 씨, 패랭이 꽃, 곱돌, 질경이 씨 각각 8g으로 만든 구맥산(瞿麥散)을
한 번에 6~8g씩 하루 3번 복용한다.

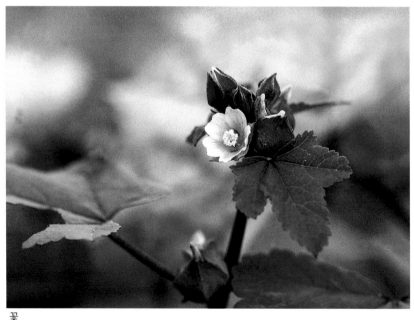

꽃

⊙배뇨곤란(排尿困難), 배뇨통(排尿), 임병(淋病), 부인의 유즙불행
(乳汁不行), 유방종통(乳房腫痛), 변비(便秘)

아욱의 말린 전초를 1회 3~9g씩 달여서 복용한다.

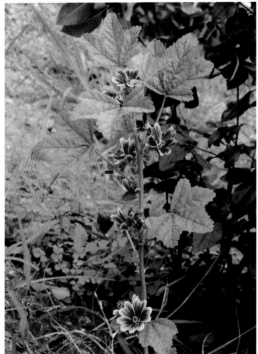

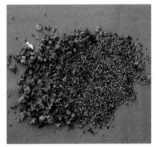

채취한 씨

당아욱

효능 아욱의 맛은 달고 성질은 차다.
이수(利水), 활장(滑腸), 최유(催乳)의 효능이 있어, 이변불통(二便不通), 임
병(淋病), 부인의 유즙불행(乳汁不行), 유방종통(乳房腫痛)의 치료에 쓴다.

**사용
주의** 아욱은 돼지 고기, 잉어, 기장 등과 상극(相剋)의 성질이 있으므로 함께 먹
는 것은 피하는 것이 좋다.

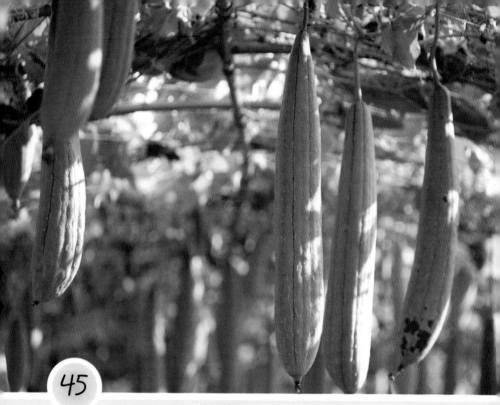

45

수세미외

- 학 명 : *Lufa cylindrica* Roemer
- 별 명 : 사과, 수세미, 수세미오이
- 생약명 : 사과락(絲瓜絡)-말린 열매, 천라수(天羅水)-줄기에서 나오는 즙

　박과 여주속. 한해살이덩굴풀. 담장에서 재배하며 길이 12m 정도 자란다. 잎은 어긋나고 얕게 손바닥 모양으로 갈라지며 가장자리에 톱니가 있다. 꽃은 암수한그루로 8~9월에 노란색으로 피는데 수꽃은 총상화서를 이루고 암꽃은 잎겨드랑이에 1송이씩 달린다. 열매는 원통형 액과이고 9~10월에 익는다. 어린 열매는 식용하고 전초를 약재로 쓴다.

⊙요통(腰痛)

(1) 수세미외 껍질을 벗긴 것을 부드럽게 으깨어 따끈한 술에 타서 7.5~12g을 복용한다. 술을 잘 먹지 못하면 따뜻한 물에 약간 술을 타서 복용한다.

(2) 수세미외 뿌리를 태워 잿가루를 만들어 1회 7.5g씩 따끈한 술이나 술을 조금 탄 따뜻한 물로 복용한다.

⊙축농증(蓄膿症)

수세미외의 뿌리와 덩굴을 태워 재로 만들어 1회 3.75g씩 매일 3회 식후에 따끈한 술 또는 따뜻한 물로 복용한다.

⊙장풍하혈(腸風下血), 주리하혈(酒痢下血)

수세미외 열매를 태워 재로 만들어 1회 7.5g씩 매일 3회 식전에 따끈한 술이나 술을 탄 따뜻한 물로 복용한다.

⊙창독(瘡毒), 종통(腫痛)

수세미외의 덩굴과 뿌리를 불에 태워 가루로 만들고 이 가루를 참기름으로 개어 환부에 바른다. 고름이나 구멍이 났을 때에는 마른 가루로 환부에 바르거나 상처(傷處) 구멍을 막는다.

⊙소장산기통(小腸疝氣痛) 또는 난종편추(卵腫偏墜)

묵은 수세미외 열매를 태워 재로 만들어 1회 7.5~12g씩 매일 3회 식전 또는 식후에 따끈한 술이나 또는 술을 탄 따뜻한 물로 복용한다.

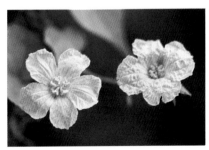
꽃

⊙유즙불통(乳汁不通)

수세미외의 열매와 씨를 태워 가루를 만들고 이것을 1회 7.5g씩 술로 복용하여 땀을 내면 곧 효과를 볼 수 있다. 2차 복용시에는 땀은 다시 내지 않아도 좋다.

⊙월경(月經)이 안 멎거나 오래 된 하혈(下血)

묵은 수세미외 열매와 종려 껍질을 불에 태워 가루로 만들어 섞은 다음 1회 7.5~12g씩 매일 3회 식전에 약간의 소금을 탄 술에 따뜻한 물을 섞어 복용한다. 술을 못 마시는 사람은 따뜻한 소금물만으로 복용해도 된다.

⊙치창치루(痔瘡痔漏), 항문염증(肛門炎症)

수세미외의 뿌리, 덩굴 또는 잎을 삶은 물로 환부를 씻고, 수세미외를 태워 만든 잿가루를 1회 7.5g씩 매일 3회 식전에 술이나 따뜻한 물로 내복한다.

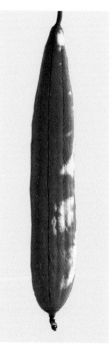

열매

⊙폐경(閉經), 월경불순, 월경과소(月經過少)

말린 묵은 수세미외 열매를 가루내고 흰 비둘기의 피로 개어 얇게 펴서 떡을 만든다. 이 떡을 말린 후 잘게 부수어 가루로 만든 뒤 1회 7.5g씩 매일 3회 식전에 따뜻한 물에 술을 타거나 따끈한 술로 장기간 복용하면 효과를 볼 수 있다.

⊙충치통(蟲齒痛)

수세미외 열매를 불에 태워 만든 잿가루를 환부에 바른다.

⊙풍치통(風齒痛)

수세미외의 생열매를 썰어 한쪽에 소금을 바르고 불에 태워 가루를 만든 뒤 자주 환부에 바른다.

⊙비위적열(脾胃積熱), 교점농질(膠粘膿疾)

수세미외 열매를 썰어 각종 조미료를 넣고 국을 끓여 먹으면 열(熱)을 배출하고 제담(除痰)하는 효과를 볼 수 있다.

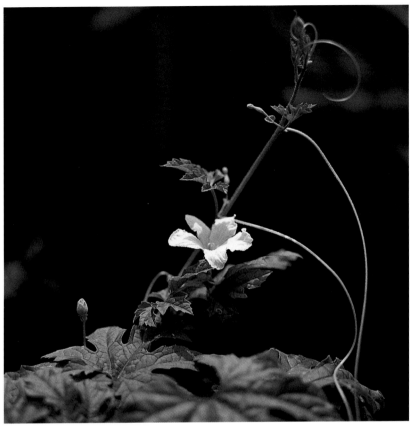
꽃

⊙입이 마를 때, 잇몸이 붓고 아플 때
말린 수세미외 열매 조각 600~1,200g, 생강 75g에 물 1.8~2.1ℓ를 넣고
3시간 정도 졸인 후 차 마시듯 수시로 복용한다.

⊙과음(過飮) 또는 육류과식(肉類過食)으로 입에서 냄새가 날 때,
 변비(便秘), 전신(全身)이 쑤실 때, 등의 살가죽이 땅기고 아플
 때, 그리고 소변(小便) 시 요도(尿道)가 뜨겁고 따끔따끔한 통증
 (痛症)이 있을 때
마른 수세미외 열매 1~2개를 약간의 식염을 넣은 물 1.8~2.1ℓ로 끓여
1/2이 되면 이 끓인 물을 1~2일 수시로 차 마시듯 복용하면 효과를 볼 수
있다.

⊙수종(水腫), 부종(浮腫), 소변불순(小便不順)

수세미외 열매 약 12g, 파흰밑 약 12g을 모두 한꺼번에 삶아 한 번에 다 먹는다. 어린이는 2~3회 나누어서 복용한다. 장기간 복용하면 효과를 볼 수 있다.

⊙해수(咳嗽), 담습(痰濕)

수세미외 열매를 태워 가루를 만든 후, 큰 대추를 삶아 껍질과 씨를 빼고 다시 끓여 걸쭉하게 되었을 때 수세미외 가루를 넣고 개어서 녹두만한 환약을 빚는다. 이 환약을 1회 50개씩 매일 3회 식후에 따뜻한 물로 계속 복용하면 효과를 볼 수 있다.

⊙수족동상(手足凍傷)으로 생긴 창(瘡)

묵은 수세미외 열매를 태워 가루를 만들어 돼지 기름으로 개어 환부에 바른다.

⊙음낭편추(陰囊偏墜)

수세미외 잎을 태워 만든 가루 약 12g과 계란 껍데기를 데워 만든 가루 7.5g을 섞어 따끈한 술을 타서 매일 3회 식전에 장기간 복용한다.

⊙인후통(咽喉痛), 인후종통(咽喉腫痛), 인후폐색(咽喉閉塞)

⑴ 연한 수세미외 열매로 즙을 내어 복용한다.

⑵ 묵은 수세미외를 태워 만든 가루를 목구멍에 불어넣고 천천히 삼키기를 반복하면 효과를 볼 수 있다.

⊙지혈(止血), 소염(消炎), 진통(鎭痛), 외상(外傷)

수세미외의 연한 잎과 뿌리, 부추 뿌리, 풍화석회(風化石灰), 생석회(生石灰) 각각 30g을 혼합하여 돌절구에 넣어 찧는다. 떡처럼 되면 그늘에서 말려 부드러운 가루로 만들어 환부에 바른다. 이 가루를 외상신선산(外傷神仙散)이라고 한다.

⊙식체(食滯), 주체(酒滯), 황달병(黃疸病)

묵은 수세미외 열매 전체(속과 씨 포함)를 10분의 7 정도로 태워 가루로 만든 뒤 1회 7.5g씩 매일 3회 식후 1시간 뒤에 따끈한 술이나 밥물 또는 따뜻한 물에 약간의 술을 타서 장기간 복용하면 효과를 볼 수 있다.

말린 수세미외 열매

⊙**탈장(脫腸) 및 산기통(疝氣痛)**

묵은 수세미외 열매를 태운 뒤 잿가루를 만들어 1회 약 12g씩 매일 식전에 따끈한 청주로 복용한다. 술을 못하는 사람은 술과 물을 반반씩 섞은 것으로 복용한다.

⊙**치질(痔疾)**

수세미외 열매 1개, 석회(石灰) 3.75g, 유황(琉黃) 3.75g을 모두 가루로 만들고, 이 가루와 돼지 쓸개 1개, 계란 흰자위 1개를 잘게 다져서 참기름 1순가락으로 개어서 환부에 바른다.

⊙**산기증(疝氣症)**

수세미외 열매를 태워 가루를 만들어 1회 약 12g을 따끈한 술에 풀어 복용한다. 2차례 복용하면 효과를 볼 수 있다.

⊙**폐위열(肺胃熱), 불시(不時)에 걸쭉한 농담(膿痰)을 토(吐)할 때, 복통(腹痛)이 없으면서도 설사(泄瀉)할 때**

수세미외 열매를 달인 물을 마신다.

• 이질(痢疾)과 가슴이 쓰릴 때에도 효과를 볼 수 있다.

⊙**입이 마르고 콧물이 잦을 뿐만 아니라 잇몸이 아플 때, 비출혈(鼻出血)과 강한 햇볕에 쐬어 얼굴이 빨갛게 달아오르고 머리가 무거울 때, 소변(小便) 양이 적을 뿐만 아니라 빛깔도 몹시 노랄 때**

수세미외 열매 600~1,200g, 생강 묵은 것 1개를 넣어 2~3시간 삶은 물을 복용한다.

⊙**유즙부족(乳汁不足)**

수세미외 큰 것 1개(작은 것이면 2개), 생강 37.5g, 백편두(白扁豆) 350g을 준비한다. 먼저 백편두를 뜨겁게 볶은 다음 수세미외와 생강을 잘게 썬 것을 함께 넣고 기름으로 다시 볶는다. 소금, 파 등으로 조미(調味)를 하고 물 1~1.8ℓ를 부어 국을 끓여 식사할 때 반찬으로 여러 날 먹으면 효과를 볼 수 있다. 이 국을 생유탕(生乳湯)이라고 한다.

⊙과음(過飮), 지방질과식(脂肪質過食), 구취(口臭), 변비(便秘), 전신 통증(全身痛症) 등과 피부가 땅기고 아플 때, 요도(尿道)가 따갑고 아플 때

수세미외의 묵은 열매를 불에 약간 구워서 이것을 달인 물을 수시로 복용한다.

⊙황달(黃疸)
수세미외 열매와 씨를 함께 태워 1회 7.5g씩 매일 3회 식후에 따뜻한 물로 자주 먹으면 효과를 볼 수 있다.

⊙기침, 가래
여름부터 초가을까지 아직 수세미외의 잎줄기가 건강할 때 땅 위의 30~40cm 높이에서 줄기를 잘라 뿌리 쪽 줄기를 병에 꽂고 수액을 모은다. 뿌리 주변에 물을 충분히 주면 하룻밤에 1ℓ 정도 모을 수 있다. 수세미외 수액 360㎖ 정도를 끓여 1/2로 졸이고 설탕으로 가미하여 하루 3번 식사 사이에 복용한다.

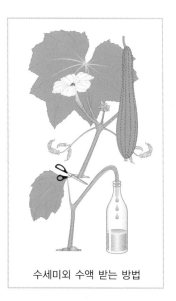
수세미외 수액 받는 방법

●화장수(化粧水)
수세미외 수액 500cc, 알코올 300cc, 글리세린 100cc에 기타 향료를 섞어 만든다.
• 이 화장수는 살이 트거나 거친 피부를 예방하는 데 효과가 있다.

효능 수세미외는 맛은 달고 성질이 서늘하다.
화담(和痰), 해독(解毒), 청열(淸熱), 진해(鎭咳)의 효능이 있어 폐옹(肺癰), 가래, 천식(喘息), 두통(頭痛), 복통(腹痛), 감모(感冒), 각기(脚氣), 수종(水腫), 주독(酒毒)의 치료에 쓴다.

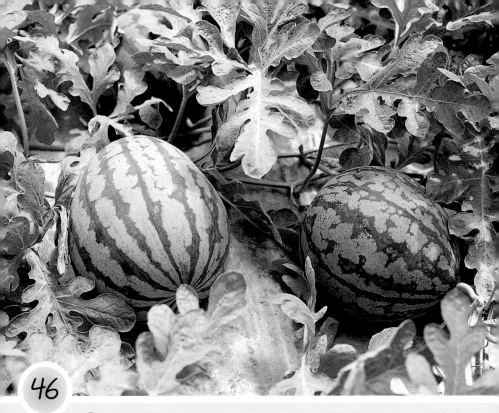

46

수박

- 학 명 : *Citrullus vulgaris* Schrader
- 별 명 : 서과, 수과
- 생약명 : 서과(西瓜)–익은 열매를 졸인 것
  서과피(西瓜皮)–익은 열매 껍질을 말린 것

박과 왕과속. 한해살이덩굴풀. 줄기가 땅 위로 3~4m 뻗으며 전체에 흰 털이 있고 마디에 덩굴손이 있다. 잎은 어긋나고 깃 모양으로 깊게 갈라지며 가장자리에 불규칙한 톱니가 있다. 꽃은 암수한그루로 5~6월에 연황색으로 피고 잎겨드랑이에 1송이씩 달린다. 열매는 공 모양 박과이고 씨는 검은색으로 익는다. 열매는 식용·약용, 씨는 약용한다.

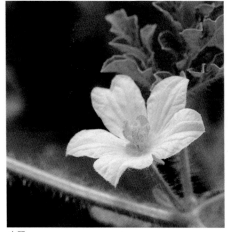
수꽃

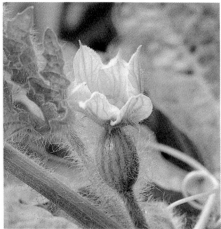
암꽃

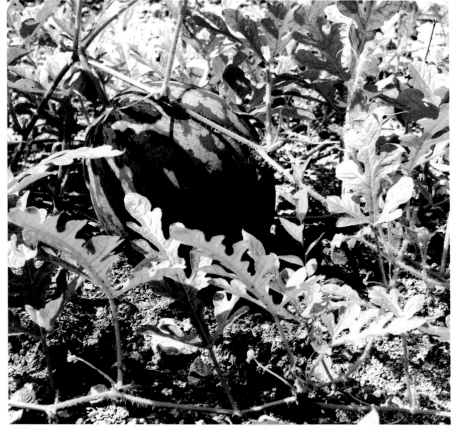
수박 넝쿨

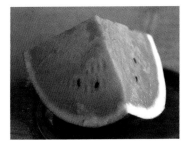

처방 處方

⊙**허리를 삐었을 때**

말린 수박 껍질을 가루를 만든 다음 소금과 술을 약간 풀어 넣은 따뜻한 물에 1회 약 12g씩 넣어 1일 3회 식간(식사 2~3시간 후)에 복용한다. 어린 아이에게도 같은 처방을 쓴다.

⊙**수박을 먹고 중독(中毒)되거나 배가 부른 것이 내려가지 않을 때**

말린 수박 껍질을 태운 후 가루로 만들어 입 안에 바르고 이 가루를 치약 대용으로 하여 자주 양치질을 하고 삼키면 효과를 볼 수 있다.

⊙**혈리(血痢), 주독(酒毒)**

수박을 많이 먹으면 곧 멎는다. 생수박 이 없을 때에는 말린 수박 껍질을 삶아서 대용해도 효과를 볼 수 있다.

⊙**소변불통(小便不通)**

수박 익은 것을 썰지 말고 소금을 약간 섞어 찧은 뒤 즙을 짜서 식간에 찻잔으로 한 잔씩 1일 3회 마시면 곧 소변이 나온다.

⊙**폐병(肺病), 폐기관지염 해수(肺氣管支炎咳嗽), 목의 가래가 걸려 있을 때, 기혈(氣血)이 순조롭지 못할 때**

껍질을 벗긴 수박 씨 약 12g과 백빙당(白氷糖) 3.75g을 함께 으깨어서 끓인 물에 타서 1컵씩 복용한다. 1일 3~5회씩 1개월 정도 계속하면 효과를 볼 수 있다. 병이 없는 사람도 차 대용으로 마시면 입에 맞는 달콤한 음료 가 된다.

⊙**토혈(吐血), 하혈(下血)**

수박 씨 껍질 1컵에 물 0.7ℓ를 넣고 달여 물이 1/2 정도로 줄어들 때까지 달여 1회에 복용한다. 토혈은 식후에, 하혈은 식전에 복용하고 증세가 가 벼운 사람은 1일 2~3회, 증세가 심한 사람은 매일 3회씩 복용한다. 장기 간 복용하면 효과가 있으며, 피가 멎으면 곧 복용을 중지한다.

⊙신장염(腎臟炎), 수종병(水腫病)

말린 수박 껍질 40g, 백모근(白茅根) 60g을 물 4,000cc로 달여 1/2이 되면(이것이 1회 분량이다) 따끈한 상태로 식전에 1회씩(매일 3회) 복용하면 효과를 볼 수 있다.

• 생수박 껍질 삶은 물을 차 마시듯 자주 복용하면 신장염(腎臟炎), 방광염(膀胱炎), 간담염(肝膽炎), 황달병(黃疸病) 또는 더위 먹은 데에 보조 치료의 효과를 볼 수 있다.

⊙대변(大便)이 건조할 때

수박을 자주 먹는다. 생수박이 없으면 수박 껍질 말린 것을 삶아서 수시로 마시면 효과를 볼 수 있다.

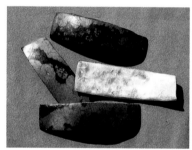

채취한 열매 껍질

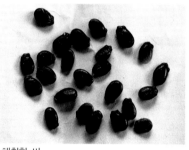

채취한 씨

효능 수박은 맛이 달고 담담하며 성질은 차고 독이 없다.
청열(淸熱), 해서(解暑), 제번지갈(除煩止渴), 이뇨(利尿)의 효능이 있어 서열번갈(暑熱煩渴), 소변불리(小便不利), 후비(喉痺), 구설생창(口舌生瘡), 급성 신장염(急性腎臟炎), 수종(水腫)의 치료에 쓴다.

사용주의 수박은 성질이 한랭(寒冷)하므로 비장(脾臟)이나 위(胃)가 약한 사람은 많이 먹지 말아야 한다.

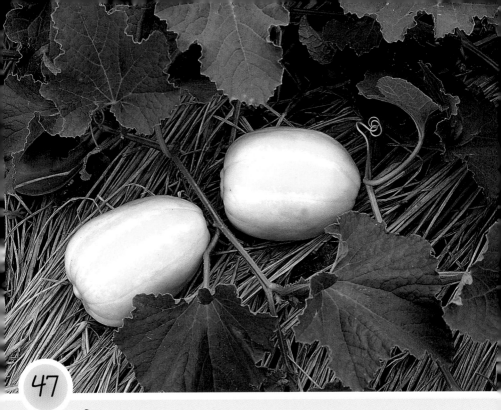

47

참외

- 학 명 : *Cucumis melon* var. *makuwa* Makino
- 별 명 : 감과, 진과, 첨과
- 생약명 : 첨과(甛瓜)-열매, 첨과자(甛瓜子)-씨, 과체(瓜蒂)-열매 꼭지,
  첨과피(甛瓜皮)-열매 껍질

 박과 왕과속. 한해살이덩굴풀. 농가에서 재배하며 줄기는 길
게 옆으로 뻗고 잎겨드랑이에 덩굴손이 있다. 잎은 어긋나고 손
바닥 모양으로 얕게 갈라지며 가장자리에 톱니가 있다. 꽃은 암
수한그루로 6~7월에 노란색으로 피고 잎겨드랑이에 1송이씩
달린다. 열매는 타원형 장과이고 노란색, 황록색 등 여러 가지
빛깔로 익는다. 열매를 식용 · 약용한다.

⊙ 풍습(風濕), 요퇴동통(腰腿疼痛)

참외 씨 600g을 술 3ℓ에 담가 10일 후 건져내어 말려서 가루로 만든다. 이 가루를 1회 7.5g씩 따뜻한 물로 식후 매일 3회 복용한다.

⊙ 배에 뭉친 곳이 생겨 아플 때, 대장염(大腸炎), 하농혈(下膿血), 복종(腹腫)이 심할 때

참외 씨 약 20g, 당귀(當歸) 볶은 것 약 20g, 사피(蛇皮) 3.75g을 달여 1일 3회(달인 약을 2회로 나누어 복용한 후 재탕 1회) 식간에 복용한다. 이 처방은 급·만성 맹장염(急慢性盲腸炎)에도 효과를 본다.

⊙ 대변불통(大便不通)

말린 참외 꼭지 7개를 가루내어 탈지면(脫脂綿)으로 잘 싸서 참기름에 찍어 항문에 집어 넣으면 효과를 볼 수 있다.

⊙ 탈발(脫髮)

참외 잎을 찧어 즙을 내어 바르면 머리가 빠지는 것을 막고 다시 돋아나는 효과를 볼 수 있다.

⊙ 타박상(打撲傷)으로 붓고 피가 뭉쳤을 때

참외 잎을 말려 가루로 만들어 1회 7.5~12g씩 따끈한 술에 타서 1일 3회 식간에 복용한다.

효능 참외는 맛이 달고 성질은 차며 독이 없다.
청서열(淸暑熱), 해번갈(解煩渴), 이뇨(利尿)의 효능이 있어 풍습마비(風濕麻痺)와 사지동통(四肢疼痛)의 치료에 쓴다. 씨와 꼭지는 간질정신병(癎疾精神病), 악성 병종(惡性病腫)의 치료에 효과를 볼 수 있다.

사용주의 여름에 많이 먹으면 가을에 가서 반드시 이질(痢疾)이 생기므로 주의해야 한다. 참외를 땅콩과 함께 먹으면 안 된다. 땅콩의 성질은 열성(熱性)인데 참외의 한성(寒性)과 서로 자극하기 때문에 먹고 나면 신체에 해롭다.

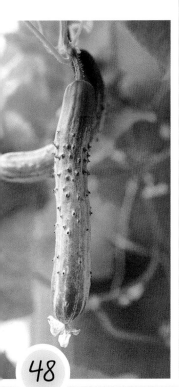
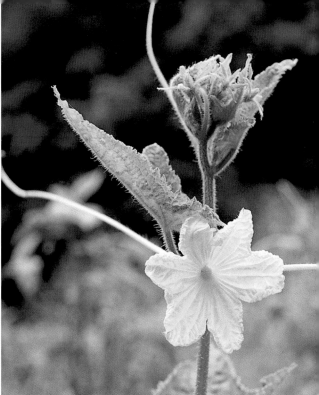

48

오이

- 학　명 : *Cucumis sativus* L.
- 별　명 : 물외
- 생약명 : 호과(胡瓜) · 황과(黃瓜)–익은 열매를 말린 것

　박과 왕과속. 한해살이덩굴풀. 열매를 먹기 위해 밭에서 재배한다. 잎겨드랑이에 덩굴손이 있고 전체에 굵은 털이 있다. 잎은 어긋나고 얕게 갈라진 손바닥 모양이며 가장자리에 톱니가 있다. 꽃은 암수한그루로 5~6월에 노란색으로 피고 꽃자루에 1송이씩 달린다. 열매는 원기둥 모양 장과이고 8~10월에 짙은 황갈색으로 익는다. 열매를 식용하며 약재로도 쓴다.

처방
處方

⊙ **수종증(水腫症), 복창(腹脹), 소변불통(小便不通)**
묵은 오이 1개와 식초 1컵을 물 1ℓ로 삶아 즙을 내어 1회 1컵씩 매일 3회 복용한다.

⊙ **여름철 더위로 인한 이질(痢疾)**
작고 연한 오이를 꿀에 찍어 10여 개를 먹으면 곧 효과를 볼 수 있다.

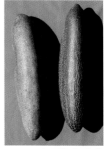
노각(늙은 열매)

⊙ **수종병(水腫病)**
오이를 그늘에 말린 것을 진하게 고아 자주 마신다.

⊙ **해수(咳嗽)나 담(痰)이 많을 때, 인후통(咽喉痛)**
황과상(黃瓜霜;오이 서리) 1순가락을 끓인 물 1컵에 풀어 따끈할 때 복용한다. 매일 3회 식후에 장기적으로 복용하면 효과를 볼 수 있다. 만약 후종(喉腫)·후통(喉痛) 시에는 조금씩 목구멍에 불어넣어 천천히 삼키면 된다. 이것을 매일 5~7회 정도 반복한다.

● **황과상(黃瓜霜)**
늦가을에 노각(노랗게 익은 오이)을 꼭지를 잘라 버리고 속을 제거한 뒤 그 속에 망초(芒硝)를 가득 넣어 봉한 다음 지붕 처마 밑에 매달아 말린다. 어느 기간이 지나면 오이 표면에 조금씩 백상(白霜)이 생긴다. 이것을 황과상(黃瓜霜)이라고 부른다. 그것을 긁어 내어 병에 담아 모아 둔다.

효능 오이는 맛이 달고 성질이 차며 약간의 독이 있다.
이뇨(利尿), 지해(止咳), 항종양(抗腫瘍)의 효능이 있어 심장성 부종(心臟性 浮腫), 신장염(腎臟炎), 각기(脚氣), 구토(嘔吐), 두통(頭痛), 화상(火傷), 식중독(食中毒), 숙취(宿醉), 타박상(打撲傷)의 치료에 쓴다.

사용 주의 오이는 성질이 차기 때문에 한꺼번에 너무 많이 먹으면 몸에 해롭다.

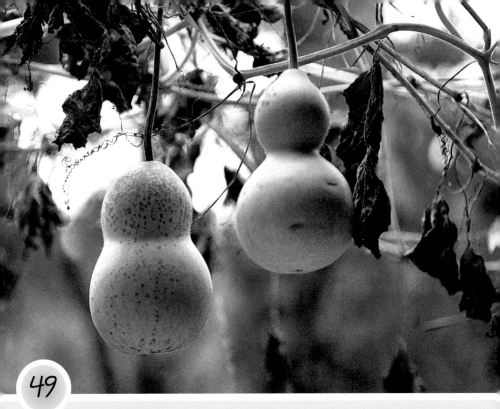

49

표주박

- 학 명 : *Lagenaria leucantha* Rusby var. *gourda* Makino
- 별 명 : 호리병박
- 생약명 : 호로(葫蘆)–열매

　박과 왕과속. 한해살이덩굴풀. 농가에서 재배한다. 전체에 짧은 털이 있으며 각 마디에서 많은 곁가지가 나온다. 잎은 어긋나고 염통 모양이며 얕게 갈라진다. 꽃은 암수한그루로 7~9월에 흰색으로 피고 잎겨드랑이에 1송이씩 달린다. 열매는 가운데가 잘록한 박과이고 10월에 익으면 껍질이 딱딱해진다. 열매를 약재로 쓰며 열매 껍질을 바가지용으로 쓰인다.

◉복수(腹水;배에 물이 차서 불러오는 병)

표주박 전초를 태워 가루로 만들고 1회 7.5~12g씩 매일 3회 식간에 따끈한 술이나 따뜻한 물로 복용한다.

◉수종병(水腫病), 대소변불통(大小便不通), 변비(便秘)

볶은 표주박 씨 30개, 구운 땅강아지 날개를 함께 가루로 만들어 1회 3.75g씩 매일 식전에 차가운 물로 복용한다.

◉충치(蟲齒)나 풍치(風齒)로 아플 때

표주박의 열매·씨·잎사귀·덩굴을 삶은 물로 여러 번 양치질한다.

◉모든 종농창독(腫膿瘡毒)

표주박 꽃 신선한 것을 찧어 환부에 바른다. 마른 꽃은 가루로 만들어 환부에 바른다.

◉어린이의 백독두창(白毒頭瘡)

표주박 덩굴과 연잎 한 움큼씩에 약간의 소금을 타서 삶은 물로 환부를 3~5회 씻는다.

◉복막염(腹膜炎)

오래 된 표주박을 조각을 내어 술에 3일간 담갔다가 꺼내 말려서 태운 다음 가루로 만들어서 1회 약 12g씩 매일 3회 식간에 따끈한 술로 복용한다.

◉자궁혈붕(子宮血崩), 적·백대하(赤白帶下)가 많아 냄새가 심하게 날 때

오래 된 표주박과 연방을 같은 양으로 태운 뒤 가루로 만들어 1회 약 12g씩 매일 식전에 따뜻한 물로 복용한다.

◉요통(腰痛), 위통(胃痛), 수종(水腫), 소변불통(小便不通)

표주박 씨 한 줌, 돼지 콩팥 1쌍을 삶은 물을 자주 복용한다.

⊙ 황종병(黃腫病)과 수종(水腫)

표주박(씨까지)을 태워 잿가루로 만들고 이것을 1회 7.5~12g씩 매일 3회 식전에 따뜻한 물로 복용한다.

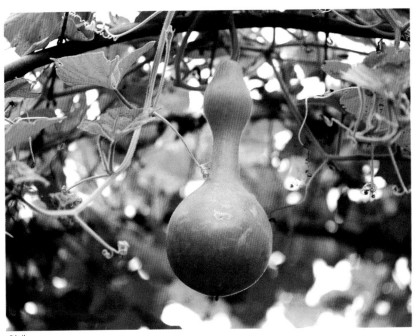

열매

효능 표주박의 맛은 달고, 성질은 평온하고 매끄러우며 씨와 속에는 약간의 독성이 있다.
청열생진(淸熱生津), 지구제번(止嘔除煩)의 효능이 있어 수종(水腫)과 하혈(下血), 대하(帶下)의 치료에 쓴다.

사용 주의 너무 많이 먹으면 토(吐)하고 설사(泄瀉)를 하므로 주의해야 한다.

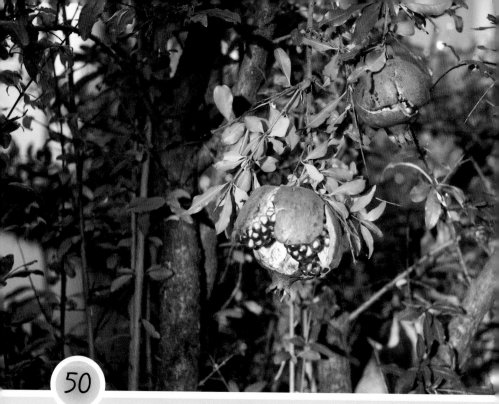

50

석류나무

- 학　명 : *Punica granatum* L.
- 별　명 : 안석류, 해류
- 생약명 : 석류(石榴)−열매, 석류피(石榴皮)−열매의 껍질을 말린 것
　　　　　석류근피(石榴根皮)−뿌리, 줄기 또는 가지의 껍질을 말린 것

　석류나무과 석류나무속. 갈잎중키나무. 과수로 재배하며 높이 5~7m 자란다. 짧은 가지 끝은 가시로 변한다. 잎은 마주나고 긴 타원형이며 가장자리가 밋밋하다. 꽃은 5~7월에 등홍색 종 모양으로 피고 가지 끝에 1~5송이씩 달린다. 열매는 둥근 모양이고 홍황색으로 익으며 껍질이 불규칙하게 터져 연분홍색 종자가 드러난다. 열매를 생식하며 전체를 약재로 쓴다.

⊙토혈(吐血), 비출혈(鼻出血)

⑴ 석류 꽃 1~2개를 물에 삶아 마시면 곧 효과를 볼 수 있다.

⑵ 석류 꽃을 불에 구워 말린 다음 부드러운 가루로 만들어 콧구멍에 불어 넣으면 코피는 곧 멎는다. 따뜻한 물로 약 12g씩 복용해도 토혈(吐血)은 멎는다.

⊙오래 된 이질(痢疾)과 설사(泄瀉), 소변불통(小便不通)

생석류 1개를 까맣게 태워 가루를 만든다. 또, 생석류 1/2개를 찧어 삶고 여기에 석류 재를 넣어 복용한다.

⊙대변하혈(大便下血), 자궁하혈(子宮下血), 적·백대하(赤白帶下)

생석류 껍질 300g을 까맣게 태워 가루를 만들어서 1회 약 12g씩 1일 3회 식전에 밥물로 계속 복용한다. 석류 껍질을 벗길 때 생철(生鐵)로 된 칼을 사용해서는 안 된다. 죽도(竹刀)나 합금속(合金屬) 칼은 괜찮다. 벗긴 껍질은 하룻밤 물에 담가 놓았다가 꺼내서 쓰도록 해야 한다.

⊙여자의 경도불통(經道不通)

석류의 뿌리(동쪽으로 뻗친 것)를 잘라서 볶아 말린 다음 다시 물을 넣어 삶아 농즙(濃汁)을 만든다. 이 즙을 1회 1컵씩 매일 3회 식전에 복용한다.

• 이 처방은 촌충(寸蟲)의 구제(驅除)도 할 수 있다.

⊙각종 출혈(出血)

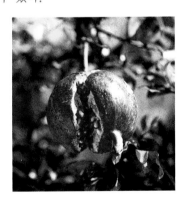

말린 석류꽃 300g, 생석회(生石灰) 300g을 적당하게 물로 개어 그늘에 말린 다음 부드러운 가루로 만들어 상처(傷處)에 조금씩 바르면 곧 지혈(止血)이 된다.

⊙남자의 몽정(夢精), 유정(遺精), 조루증(早漏症) 및 백탁(白濁)

생석류의 껍질을 불에 노랗게 구운 후 부드러운 가루로 만들어 1회 약 12g씩 매일

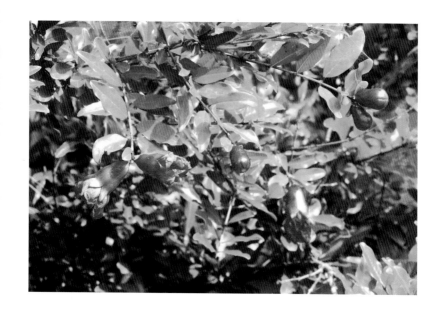

아침저녁 시간에 약간의 술 또는 소금을 넣고 끓인 물로 복용한다. 또 매일 2회 중 1회는 술을 넣고 1회는 소금을 넣어 복용한다. 장복(長服) 하여 효력이 나면 중지해야 한다.

⊙요퇴신경통(腰腿神經痛), 사지마비무력(四肢痲痺無力)

석류 껍질(또는 석류나무의 뿌리껍질 말린 것) 1.8kg을 가늘게 썰어 약 간 볶은 다음 술(30~45도짜리) 18ℓ에 담가 1개월 정도 숙성시킨다. 이 술을 매일 3회 식전 또는 식후에 1잔씩 마신다. 장기간 복용하면 신경 통(神經痛)을 예방하거나 계절적 잡병(雜病)이나 이질(痢疾)의 치료에 도 효과를 볼 수 있다. 이 술은 오래 묵을수록 더욱 효과가 좋다.

⊙구창(口瘡), 치통(齒痛)

석류 껍질(또는 석류나무의 뿌리껍질)을 태워 잿가루로 만든 뒤 이 잿 가루로 양치질을 한다.

⊙적혈이질(赤血痢疾)

석류 꽃 마른 것 약 12g(생석류 꽃은 3.75g)에 물 약 500㎖를 넣어 끓 여 350㎖ 정도로 만들어 매일 식전에 1회씩 복용한다.

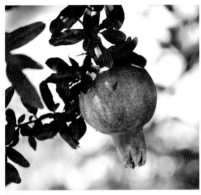
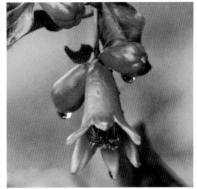

열매 꽃

⊙ 적백리(赤白痢)

석류 껍질(속을 뺀 것) 1개를 노랗게 볶아 씨를 뺀 대추 7개와 함께 찧어서 3등분으로 나누어 1회 1등분씩 매일 식전에 따뜻한 물로 복용한다. 병세가 심한 사람은 계속 3~5일간 복용하면 곧 효과를 볼 수 있다.

⊙ 여자의 경수과다(經水過多)

마른 석류 1~2개를 으깨어 물 1ℓ로 달여 1/2이 되면 3등분한다. 이것을 1회 1등분씩 매일 3회 식전에 3~5일간 복용하면 곧 효과를 볼 수 있다.
• 마른 석류(石榴)란 나무에서 이미 말라 버렸지만 떨어지지 않은 것을 말한다. 이 처방은 모든 설사(泄瀉)에도 효과를 볼 수 있다.

효능 열매를 석류라고 하는데, 맛은 시고 떫으며 성질은 따뜻하고 독이 없다. 삽장(澁腸), 염폐(斂肺), 치리(治痢), 지혈(止血), 살충(殺蟲)의 효능이 있어 설사(泄瀉), 이질(痢疾), 유정(遺精), 대하(帶下)의 치료에 쓰인다.

사용주의 날것을 먹으면 치아(齒牙)를 상한다. 변비(便秘)나 소변(小便)이 순조롭지 못한 사람에게는 쓰지 않는다.

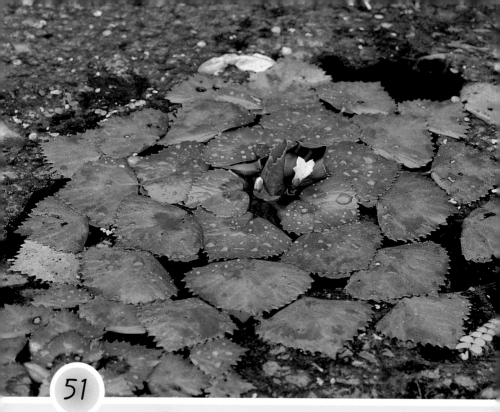

마름

- 학　명 : *Trapa japonica* Flerov.
- 별　명 : 골뱅이
- 생약명 : 능실(菱實)–열매, 능(菱)–열매 살, 능각(菱殼)–열매 껍질,
능분(菱粉)–열매의 전분

　바늘꽃과 마름속. 한해살이물풀. 연못 등에서 뿌리는 진흙 속에 박고 줄기가 물 위로 길게 자란다. 잎은 원줄기 끝에 뭉쳐나고 마름모꼴이며 가장자리에 톱니가 있다. 꽃은 7~8월에 흰색으로 피고 잎겨드랑이에 달린다. 열매는 딱딱한 골질 핵과이고 역삼각형이며 10월에 여무는데 양끝에 가시가 있다. 씨를 식용한다. 열매와 줄기와 잎을 약재로 쓴다.

⊙ 구급식량(救急食糧)

마름을 쪄서 익힌 다음 껍질을 벗기고 말려 가루를 만든다. 이것을 꿀로
반죽하여 떡을 만들어 말린다. 이것은 흉년 때 대비 식량이 되고, 등산·
탐험이나 행군 시 멀리 갔을 때에 구급 식량도 되며 휴대하기 간편하고 기
아(飢餓)를 견디게 하는 약이다.

• 그리고 주독(酒毒)·태독(胎毒)을 풀고 간(肝)을 튼튼하게 하며 눈을 맑
  게 한다.

⊙ 남자의 신허(腎虛), 요통(腰痛), 배통(背痛), 퇴통(腿痛), 소변불금
  (小便不禁), 유정(遺精), 조루(早漏) 및 여자의 자궁염과 백탁(白
  濁), 백대하(白帶下)

마름 10여 개, 생강 3~5조각을 물 1ℓ로 함께 달여 1/2이 되면 3등분하여
이것을 매일 3회 식전에 1등분씩 따뜻한 물로 장기간 복용하면 효과를 볼
수 있다.

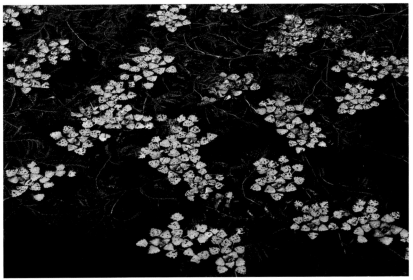

마름은 연못 등에서 무리를 지어 자란다.

◉ 암증(癌症)

⑴ 껍질을 벗긴 마름 말린 것 1.8kg, 등(藤)의 혹 마른 것 1.2kg, 가리륵(訶梨勒) 600g, 율무쌀 1.2kg 등을 잘 익혀서 말린 뒤 가루를 만들고 이것을 연밀(煉蜜)로 개어 녹두만한 크기의 환약을 빚는다. 이 환약을 1회 50~70개씩 매일 3회 식후 30~60분에 따뜻한 물로 오랫동안 복용하면 효과를 볼 수 있다.

⑵ 껍질 있는 마름 10여 개(중환자는 20여 개)를 물 1~1.4ℓ로 달여 1/2이 되면 이것을 매일 차 마시듯 수시로 복용한다. 이것이 하루분이다. 장복(長服)하면 효과를 볼 수 있다. 이 처방에 율무쌀 약 20g과 초결명(決明子) 약 12g을 넣으면 더욱 좋다.

◉ 설사(泄瀉), 이질(痢疾)

껍질을 벗긴 마름을 태워 잿가루를 만든 다음 이것을 1회 7.5g씩 매일 3회 식전에 밥물 또는 따뜻한 물로 3~5일 복용하면 곧 효과를 볼 수 있다. 어린이는 양(量)을 1/2로 하면 된다.

효능 마름은 맛이 달고 성질이 평온하다.
청서제열(淸暑除熱)과 해독(解毒)의 효능이 있어 갈증(渴症)을 풀어 주고 주독(酒毒)을 제거해 주는 효능이 있다. 그리고 오장(五臟)과 자양(滋養)을 보(補)하는 식품이다.

사용주의 마름은 날것을 먹으면 양기(陽氣)를 손상하고, 익혀서 많이 먹게 되면 헛배가 부른다. 그리고 개고기와 함께 먹어서는 안 된다.

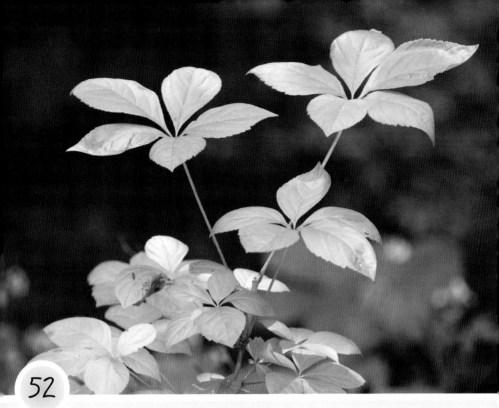

52

오갈피나무

- 학　명 : *Acanthopanax sessiliflorus* (Rupr. et Max.) Seem.
- 별　명 : 나무인삼, 단편오가, 참오갈피나무
- 생약명 : 오가피(五加皮)-뿌리 또는 나무 껍질을 말린 것

　두릅나무과 오갈피나무속. 갈잎떨기나무. 산과 들의 숲 속에서 높이 3~4m 자란다. 잎은 어긋나고 손바닥 모양의 겹잎이며, 작은잎은 난형이고 가장자리에 겹톱니가 있다. 꽃은 8~9월에 자주색으로 피고 가지 끝에 산형화서로 달린다. 열매는 타원형 장과이고 열매덩이를 이루어 10월에 검은색으로 익는다. 어린 잎을 식용하고 뿌리와 나무 껍질을 약재로 쓴다.

⊙풍습마비동통(風濕痲痺疼痛), 근골경련(筋骨痙攣), 신경통(神經痛), 요통(腰痛), 유뇨(遺尿), 음위(陰萎), 각기(脚氣)

말린 오가피(五加皮)를 1회 2~4g씩 달이거나 가루내어 복용한다.

⊙요통(腰痛), 슬관절통(膝關節痛), 좌골신경통(坐骨神經痛), 낭습증(囊濕症), 음부소양증(陰部搔痒症)

오가피와 영지 각각 30g을 물 500㎖에 넣고 달인 다음 3~5번 정도로 나누어 복용한다.

• 이 처방은 몸 속의 나쁜 콜레스테롤을 제거하여 동맥경화(動脈硬化)를 예방시켜 주기도 한다.

⊙어린이의 소아마비(小兒痲痺)

오가피(五加皮)를 1회 6~8g씩 달여서 하루 2~3회씩 7일 정도 복용하면 효과를 볼 수 있다.

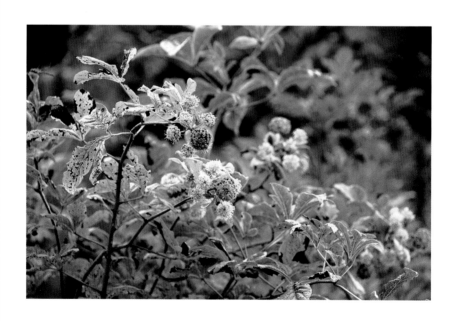

●오가피주(五加皮酒)

(1) 오가피를 솥에 넣고 2~3일 동안 삶아서 즙을 짜내고, 이 즙을 다시 2일 정도 중탕(重湯)으로 고약(膏藥)처럼 될 때까지 삶는다. 여기에 누룩밀을 넣고 일반적으로 술 담그듯이 하여 용기에 담고 일정 기간 숙성시키면

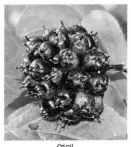
열매

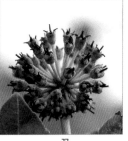
꽃

오가피주(五加皮酒)가 된다. 적당히 익었을 때 반주로 1잔씩 마신다.

• 오가피주를 장기간 복용하면 음위증(陰痿症), 음부소양증(陰部搔痒症)과 산전·산후의 요통(腰痛)에 효과적이며, 특히 남성에게는 정력제(精力劑)로도 잘 알려져 있다.

(2) 오가피를 적당히 잘라 자루에 넣고 술이 담긴 용기에 넣어 일정 기간 숙성시키면 오가피주(五加皮酒)가 된다.

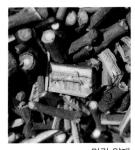
말린 약재

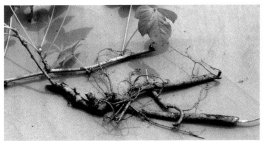
채취한 줄기와 뿌리

효능 뿌리와 나무 껍질을 오가피(五加皮)라고 하는데, 맛은 맵고 쓰며 성질은 따뜻하다.

거풍습(祛風濕), 장근골(壯筋骨), 활혈(活血), 보간신(補肝腎), 거어(祛瘀)의 효능이 있어 근골경련(筋骨痙攣), 요통(腰痛), 음위(陰萎), 수종(水腫), 각약(脚弱), 각기(脚氣), 창저종독(瘡疽腫毒), 타박노상(打撲勞傷)의 치료에 쓴다.

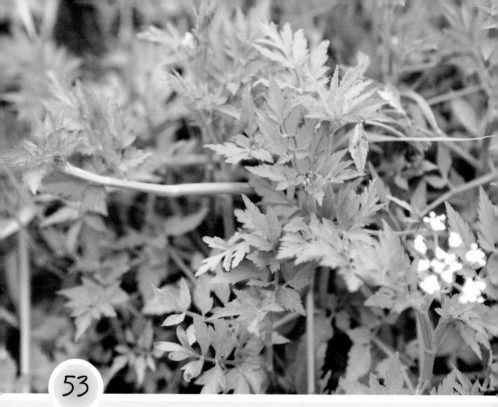

53

묏미나리

- 학　명 : *Ostericum sieboldii* (Miq.) Nakai
- 별　명 : 거르제, 근채, 돌미나리
- 생약명 : 근채(芹菜) · 수근(水芹)-잎과 줄기를 말린 것

　산형과 미나리속. 여러해살이풀. 중국 원산. 축축한 땅에서 키 30~60cm 자란다. 잎은 어긋나고 깃꼴겹잎이며, 작은잎은 달걀 모양이고 가장자리에 톱니가 있다. 꽃은 여름에 흰색으로 피고 작은 꽃이 줄기 끝에 모여 겹산형화서로 달린다. 열매는 분과이고 타원형이며 9월에 여문다. 잎과 줄기에 독특한 향기가 있으며 채소로 식용하며 약재로도 쓴다.

처방
處方

⊙구토(嘔吐), 설사(泄瀉)

묏미나리 삶은 물을 수시로 마시면 곧 효과를 볼 수 있다.

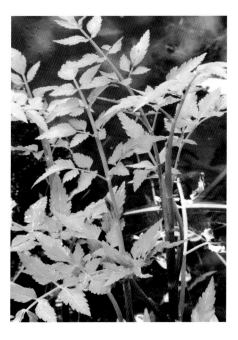

⊙소변(小便)이 조금씩 나오고 아플 때

묏미나리의 뿌리를 찧어 짜낸 즙 1컵에 약간의 소금과 물을 섞어 매일 3회 식사 때 복용하면 곧 소변이 통하고 통증(痛症)이 가라앉는 효과를 볼 수 있다.

⊙소변(小便)에 피가 섞여 나올 때

묏미나리를 찧어 즙을 낸 뒤 식사 때마다 1컵씩 3회 복용하면 곧 효과를 볼 수 있다.

⊙어린이의 심한 열(熱)이 쉽게 떨어지지 않을 때

묏미나리를 찧어 나오는 즙을 수시로 복용하면 열이 서서히 내린다.

⊙술 마신 뒤 열(熱)이 날 때

묏미나리를 짓찧어 나온 즙 1/2컵에 생당근 즙 1/2컵을 섞어 복용하면 열이 곧 내리는 효과를 볼 수 있다.

⊙오종황달증(五種黃疸症)

묏미나리를 찧어 나온 즙을 1회 1컵씩 매일 3회 식후에 복용한다.

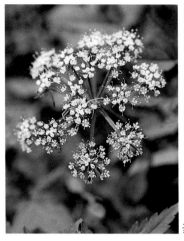

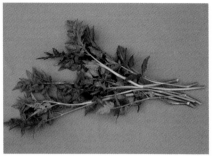

채취한 잎과 줄기

꽃

⊙부인(婦人)의 하혈(下血)과 오색대하(五色帶下)
묏미나리 삶은 물을 1회 1컵씩 매일 3회 식전에 복용한다.

⊙심장열병(心臟熱病), 위장병(胃腸病), 고혈압으로 위급할 때
묏미나리 날것을 찧어 즙을 낸 뒤 그 즙을 매일 1컵씩 3~5일 마시면 효과
를 볼 수 있다.

⊙비만(肥滿) 예방
묏미나리를 찧어 나온 즙을 매일 3회 식후에 복용하면 살이 찌는 것을 예
방할 수 있다.

⊙황달병(黃疸病)
묏미나리 300g을 즙을 내어 매일 3회 식후에 하루는 식힌 즙을 복용하고
하루는 뜨거운 즙(끓여서 한 번에 마신다)을 복용한다. 묏미나리가 없으면
미나리(물미나리)도 좋다. 이때는 양을 배로 해야 한다.

⊙고혈압(高血壓), 심장병(心臟病), 간염(肝炎), 변비증(便秘症)
묏미나리 즙을 매일 2컵씩 복용한다.

⊙월경(月經)이 앞당겨 나오거나 색깔이 자주색일 때
묏미나리(미나리는 2배량) 300g을 썰어 물 0.7ℓ로 삶아 물이 1/3 정도로

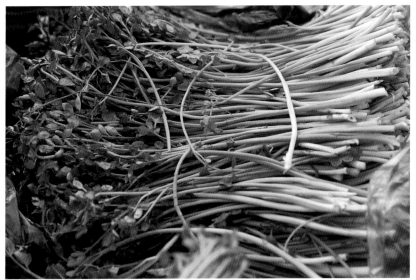
미나리(물미나리)

줄어들면 이것을 3등분하여 매일 3회 식전에 1등분씩 복용한다. 5일 정도 만들어 복용한 뒤에 일단 멈추었다가 다음의 월경(月經) 시에도 낫지 않으면 다시 7일 정도 더 복용하면 효과를 볼 수 있다.

⊙ 매핵기경(梅核氣梗)
묏미나리 1.2kg을 즙을 내어 꿀을 타서 은근한 불로 고약처럼 될 때까지 달인다. 이것을 1/2순가락씩 매일 3~5회 따뜻한 물로 복용한다.

효능 묏미나리는 성질이 서늘하고 맛은 달며 독이 없다.
지혈(止血), 양정(養精), 보혈(補血)의 효능이 있어 심한 갈증(渴症)을 없애고 높은 열(熱)을 내려가게 한다. 우리나라에서는 논에 많이 심는 수근(水芹;물미나리)을 대용으로 쓰는데, 약효가 다소 떨어진다.

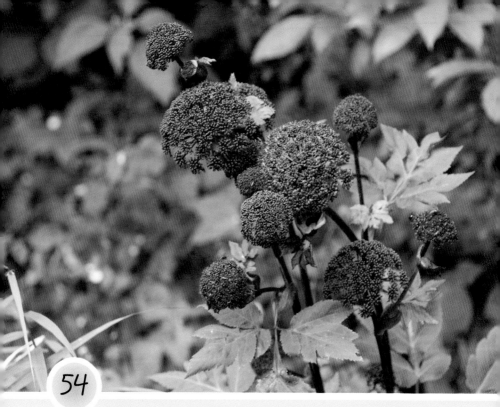

54 참당귀

- **학　명** : *Angelica gigas* Nakai
- **별　명** : 당귀, 승검초, 조선당귀, 토당귀, 한당귀
- **생약명** : 당귀(當歸)−뿌리를 말린 것

　산형과 바디나물속. 여러해살이풀. 산골짜기 냇가 근처에서 키 1~2m 자라며 전체에 자줏빛이 돈다. 뿌리잎은 깃꼴겹잎이며, 작은잎은 타원형이고 가장자리에 톱니가 있으며 잎집이 넓다. 꽃은 8~9월에 자색으로 피고 줄기 끝에 많이 모여 달린다. 열매는 타원형 분과이고 10월에 익으며 가장자리에 날개가 있다. 어린 순을 나물로 먹고 뿌리를 약재로 쓴다.

처방 處方

⊙ 관절통(關節痛), 신체허약(身體虛弱), 두통(頭痛), 복통(腹痛), 장조변비(腸燥便秘)

말린 당귀(當歸)를 1회 2~4g씩 달이거나 가루내어 복용한다.

⊙ 혈허증(血虛症)과 혈허(血虛) 또는 어혈(瘀血)로 월경(月經)이 고르지 않을 때

당귀, 궁궁이, 찐지황, 집함박꽃 각각 9g을 섞은 사물탕(四物湯)을 달여서 하루 3번에 나누어 복용한다.

⊙ 식은땀이 날 때

당귀 8g, 생지황 8g, 찐지황 8g, 황기 16g, 산련풀 5g, 황경피 5g, 황금 5g을 섞어 만든 당귀륙황탕(當歸六黃湯)을 달여서 하루 3번에 나누어 복용한다.

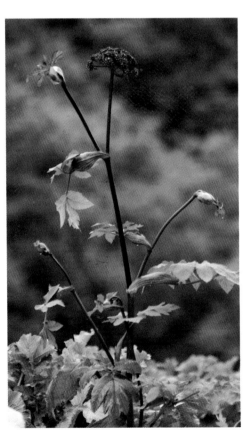

⊙ 혈허증(血虛症)

당귀 8g, 황기 20g을 섞은 당귀보혈탕(當歸補血湯)을 달여 하루 3번에 나누어 복용한다.

⊙ 혈허복통(血虛腹痛), 산후복통

당귀 12g, 계지 8g, 집함박꽃 12g, 감초 4g, 생강 8g, 대추 8g을 섞은 당귀건중탕(當歸健中湯)을 달여서 하루 3번에 나누어 복용한다.

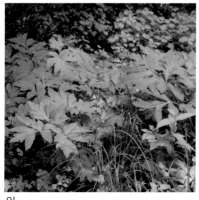
잎

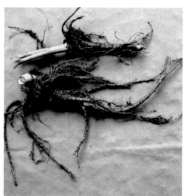
채취한 뿌리

⊙ 월경복통(月經腹痛), 산후복통(産後腹痛)

당귀 2.8, 궁궁이 5.6, 솔뿌리혹 2.8, 백출 2.8, 택사 5.6, 집함박꽃 7.4를 섞어 만든 당귀작약산(當歸芍藥散)을 1회 6~8g씩 하루 2~3번 복용하면 효과를 볼 수 있다.

● 당귀차(當歸茶)

말린 당귀 10g을 물 300~500㎖에 넣고 센 불에서 끓이다가, 한소끔 끓으면 약한 불로 15분 정도 더 끓인다. 그리고 국물만 따라내어 꿀이나 설탕을 가미해서 마신다. 이때 생강을 첨가하면 더욱 좋다.

• 당귀차는 혈액순환 장애, 자궁순환이 약할 때, 두통, 현기증, 냉증, 생리 불순 등, 부인병에 효과가 있다.

효능 당귀(當歸)의 맛은 맵고 달며 성질은 따뜻하다.
거풍(祛風), 보혈(補血), 조경(調經), 진정(鎭靜)의 효능이 있어 관절통(關節痛), 신체허약, 두통, 현훈(眩暈), 월경불순(月經不順), 복통(腹痛), 장조변비(腸燥便秘), 질타손상(跌打損傷), 염좌(捻挫)의 치료에 쓴다.

사용주의 당귀는 장의 기능을 활발하게 하므로 설사하는 환자에게는 쓰지 않는다.

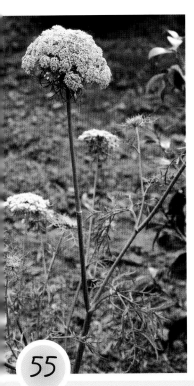
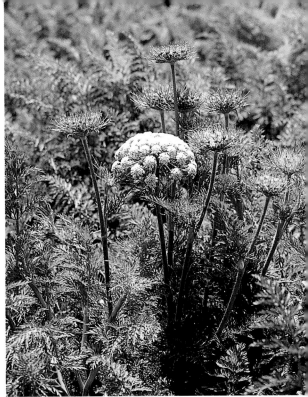

55

당근

- 학   명 : *Daucus carota* var. *sativa* DC.
- 별   명 : 홍당무, 홍라복
- 생약명 : 호라복(胡蘿菖) · 당라복(唐蘿菖)-뿌리

　산형과 당근속. 두해살이풀. 밭에서 재배하며 키 1m 정도 자란다. 뿌리는 거꾸로 된 원추형이고 굵으며 등황색이다. 잎은 깃꼴겹잎이고 잎자루가 길다. 꽃은 7~8월에 흰색으로 피고 줄기 끝과 잎겨드랑이에 작은 꽃이 모여 산형화서로 달린다. 열매는 긴 타원형 분과이고 가시 같은 털이 있으며 9월에 여문다. 뿌리를 식용하고 뿌리와 씨를 약재로 쓴다.

⊙심장쇠약(心臟衰弱), 심장병(心臟病), 불면증
매일 3회(아침 · 점심 · 저녁) 생당근 1개를 복용한
다. 장기간 먹을수록 큰 효과를 볼 수 있다.

⊙위장쇠약(胃腸衰弱), 식욕부진(食慾不振)
당근을 잿불에 구워서 식사 전에 1/2개씩 먹는다. 장기간 먹으면 위(胃)를
튼튼하게 하며 허파를 강하게 해 준다.

⊙대장염(大腸炎)과 오래 된 이질(痢疾)
당근 씨를 노랗게 볶아서 1회 7.5g씩 매일 3회 아침 · 점심 · 저녁으로 식
전에 생강차에 타서 마시면 효과를 볼 수 있다.

⊙어린이의 발진(發疹), 위장팽창(胃腸膨脹), 기천(氣喘), 가슴 안팎
  이 붓고 아플 때, 또는 소변(小便)이 때로는 적었다가 때로는 잦
  거나 일정하지 않을 때
당근을 잘게 썰어 물에 넣고 삶은 물을 차 마시듯 수시로 복용한다. 여기
에 황당(黃糖;흑설탕을 정제한 것)을 넣으면 더욱 좋다.

● 당근죽
처음부터 당근을 넣고 죽을 끓이면 자양분이 빠져 나갈 우려가 있으므로
즙(汁)을 내어 두었다가 죽이 다 끓은 후 그때 즙을 넣어 섞어서 먹는다.
호라복죽(胡蘿蔔粥)이라고도 한다.
• 당근죽은 장기를 편안하게 하고 소화를 도와 식욕을 촉진시킨다.

효능 뿌리를 당근이라고 하는데, 맛이 달고 매우며 성질은 따뜻하고 독이 없다.
건비(健脾), 화체(化滯)의 효능이 있어 호흡을 순조롭게 하고 심장(心臟)을
튼튼하게 해 준다. 그리고 위장(胃腸)을 강하게 해 주며 또한 허파를 건강
하게 한다.

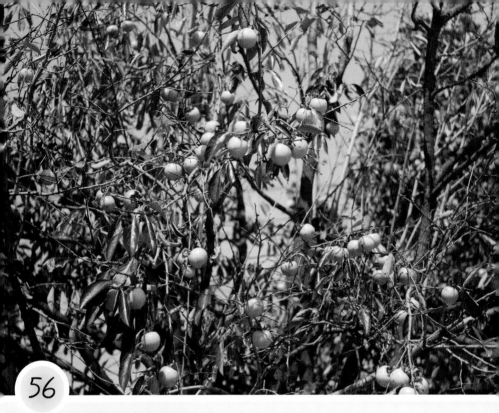

56

감나무

- 학   명 : *Diospyros kaki* Thunb.
- 별   명 : 땡감나무
- 생약명 : **시체(柿蒂)**–열매에 붙어 있는 꽃받침(감꼭지)을 말린 것
  오시(烏柿)–불에 말린 감, **시엽(柿葉)**–잎을 말린 것

감나무과 감나무속. 갈잎큰키나무. 중국 원산. 과수로 재배하며 높이 6~14m 자란다. 나무 껍질은 비늘 모양으로 갈라지며 작은가지에 갈색 털이 있다. 잎은 어긋나고 가죽질이며 타원형이다. 꽃은 5~6월에 황백색으로 피고 잎겨드랑이에 1송이씩 달린다. 열매는 장과이고 달걀 모양이며 10월에 주황색으로 익는다. 잘 익은 열매는 식용·약용한다.

⊙위장하혈(胃腸下血) 및 소변(小便)에 피가 섞여 나오거나 피를 토할 때

곶감을 불에 태워 그 재를 받아 1회 7.5g씩 밥물과 함께 매일 3회 식간마다 복용한다.

⊙모든 이질(痢疾)과 설사(泄瀉)

쌀 1인분에 감 또는 곶감 5개를 함께 넣어 죽을 끓여 복용한다.

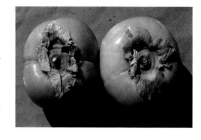

⊙소변에 피가 섞여 나올 때

곶감 3개를 불에 구워 잿가루를 만들고 그 잿가루를 밥물로 복용한다.

⊙위(胃)가 뒤집혀 식사를 하지 못할 때

곶감 3개를 찧어 뜨거운 술과 함께 복용한다.

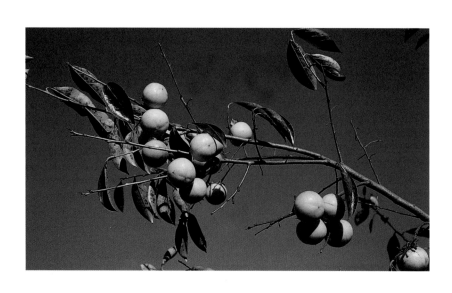

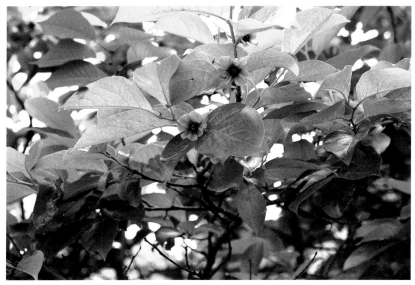

잎

⊙소변(小便)을 보면 생식기가 따갑고 아플 때
곶감 1개, 등심초(燈心草) 7.5g을 물로 달여 복용한다.

⊙경골창(脛骨瘡)
곶감 표면에 묻어 있는 흰 가루와 시체(柿蒂;감 꼭지)를 같은 양으로 까맣게 태워 가루를 만들어 환부에 바른다.

⊙동유독(桐油毒)에 걸렸을 때
곶감을 몇 개만 먹으면 곧 풀린다.

⊙각혈(咯血)
곶감 1개를 썰어 청대(青黛) 3.75g에 무쳐서 잘 때 천천히 씹어 먹는다.

⊙해수(咳嗽), 각혈(咯血)
곶감 큰 것(씨를 제거한 것)을 엷게 썰고 패모(貝母) 약 12g과 함께 물 1ℓ에 끓여서 물이 0.5ℓ가 되게 한다. 이것을 아침저녁 식후에 1회 0.25ℓ씩 마시면 효과를 볼 수 있다.

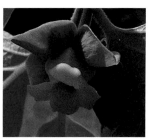

꽃

⊙딸꾹질

(1) 곶감 4개를 삶은 물을 천천히 마시면 곧 없어진다.

• 이 물을 장복하면 대변하혈증(大便下血症)을 치료하는 효과도 있다.

(2) 감 꼭지 3.75g, 정향(丁香) 약 3g, 진피(陳皮) 약 2g을 물 400㎖에 넣고 끓여 1/2 정도로 졸여지면 하루에 여러 차례 복용한다.

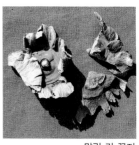
말린 감 꼭지

⊙어린이의 혓바늘이나 목이 아플 때

(1) 곶감의 흰 가루를 환부에 자주 바른다.

(2) 곶감의 흰 가루와 고백반(枯白礬)을 같은 양(量)으로 섞어 환부에 바른다.

⊙속이 뒤집히고 구역질이 날 때

감 꼭지 7개를 태워 가루를 만들어 1회 3.75g씩 술에 풀어 마신다. 매일 3회 식후 1시간 뒤에 복용한다.

⊙고혈압(高血壓)

감나무 어린 잎을 한 번 찐 뒤 말린 다음 매번 7.5~12g을 삶아 설탕을 넣어서 차 마시듯 마신다.

• 이 처방(處方)을 계속하면 고혈압(高血壓)을 예방할 수도 있다.

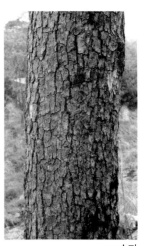
수피

효능 감나무의 씨를 시자(柿子)라고 하는데, 맛은 달고 떫으며 성질은 차다. 청열(淸熱), 윤폐(潤肺), 지갈(止渴)의 효능이 있어 열갈(熱渴), 해수(咳嗽), 토혈(吐血), 구창(口瘡)의 치료에 쓴다.
열매 꼭지인 시체(柿蔕)는 맛이 쓰고 성질은 평한데, 양혈(凉血), 지혈(止血)의 효능이 있어 혈붕(血崩), 혈리(血痢), 치창(痔瘡)의 치료에 쓴다.

사용 주의 감을 술과 함께 먹으면 체하기 쉽고 위통(胃痛)을 일으킨다. 또한 게와 함께 먹으면 복통(腹痛)을 일으키고 설사(泄瀉)와 구토(嘔吐)를 하게 되는데 속히 당목향(唐木香)이나 청목향(靑木香)을 갈아서 나온 물을 마시면 곧 풀린다.

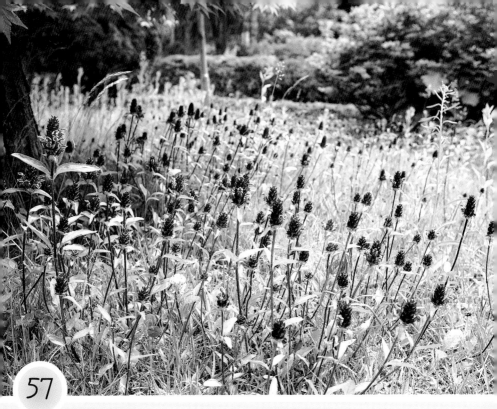

57

꿀풀

- 학　명 : *Prunella vulgaris* var. *lilacina* Nakai
- 별　명 : 가지골나물, 꿀방망이, 봉두초, 양호초, 제비꿀풀, 철색초, 화살통풀
- 생약명 : 고원초(高遠草)·하고초(夏枯草)-다 자란 전초를 말린 것

　꿀풀과 꿀풀속. 여러해살이풀. 산기슭의 볕이 잘 드는 풀밭에서 키 30cm 정도 자라며 전체에 짧은 흰 털이 흩어져 난다. 잎은 마주나고 긴 달걀 모양이며 끝이 뾰족하다. 꽃은 7~8월에 자주색으로 피고 원줄기 끝에 모여 빽빽하게 층을 이루며 달린다. 열매는 소견과이고 9월에 황갈색으로 익는다. 어린 잎을 식용하고 전초를 약재로 쓴다.

처방 處方

⊙ 결핵(結核), 림프선 염(炎), 유방염(乳房炎), 근골동통(筋骨疼痛), 갑상선염(甲狀腺炎), 간염(肝炎)

하고초(꿀풀)를 달여서 복용하면 효과를 볼 수 있다.

⊙ 치아종통(齒牙腫痛)

꿀풀의 뿌리를 삶은 물을 입에 물고 있으면 효과를 볼 수 있다.

⊙ 치질(痔疾)

꿀풀의 뿌리 삶은 물을 복용하면 효과를 볼 수 있다.

⊙ 암(癌)

꿀풀의 전초를 채취하여 말린 후 달여서 복용하면 효과를 볼 수 있다.

⊙ 임질(淋疾)

하고초(꿀풀) 20g을 물 약 0.7ℓ에 넣고 1/2이 되게 달여서 이것을 하루 3번에 나누어 식후에 복용한다. 결명자 20g을 섞어 달이면 더 좋은 효과를 볼 수 있다.

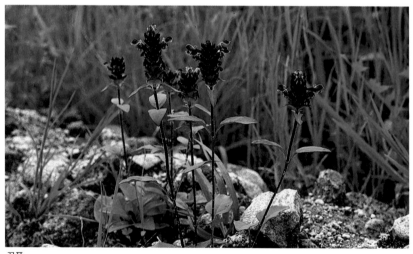

꿀풀

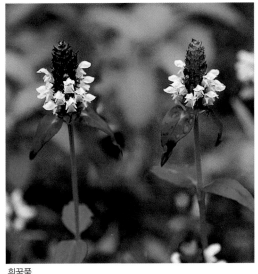
흰꿀풀

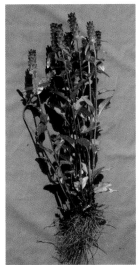
채취한 전초

⊙안질(眼疾)

하고초(꿀풀)를 1회 3~6g씩 달이거나 가루내어 복용한다. 또, 달인 물로 환부를 씻어내면 효과를 볼 수 있다.

⊙연주창(連珠瘡)

꿀풀, 현삼, 굴 조가비를 각각 12g씩 섞어 달여서 하루 3번에 나누어 복용한다.

⊙유선염(乳腺炎), 종양(腫瘍)

꿀풀의 생전초를 찧어 환부에 붙인다.

효능 풀 전체를 하고초(夏枯草)라 부르는데, 맛은 맵고 쓰며 성질은 차다. 해열(解熱), 청간(淸肝), 이뇨(利尿), 혈압강하(血壓降下), 산결(散結), 소종(消腫), 해독(解毒)의 효능이 있어, 나력(瘰癧), 급성 유선염(急性乳腺炎), 유암(乳癌), 목주야통(目珠夜痛), 자명류루(羞明流淚), 두목현훈(頭目眩暈), 구안와사(口眼喎斜), 근골동통(筋骨疼痛), 고혈압(高血壓), 폐결핵(肺結核), 혈붕(血崩), 대하(帶下)의 치료에 쓴다.

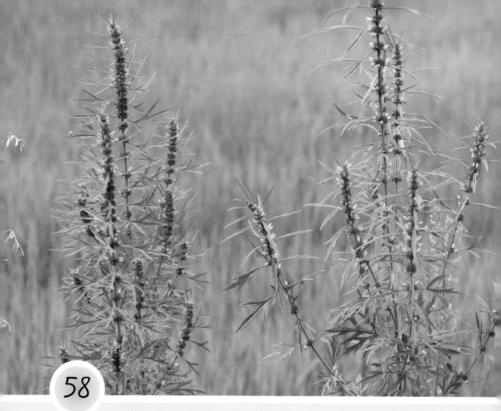

익모초

- 학   명 : *Leonurus japonicus* Houtt.
- 별   명 : 암눈비앗, 육모초, 충위자
- 생약명 : 익모초(益母草)·충울(茺蔚)–전초를 말린 것
  충울자(茺蔚子)–씨를 말린 것

　꿀풀과 익모초속. 두해살이풀. 산과 들에서 키 1m 정도 자란다. 뿌리잎은 달걀 모양이고 깊게 갈라지며 가장자리에 톱니가 있다. 줄기잎은 마주나고 3개로 갈라진 깃털 모양이다. 꽃은 6~9월에 연한 홍자색으로 피고 잎겨드랑이에 여러 송이가 층층으로 달린다. 열매는 넓은 달걀 모양 소견과이고 9~10월에 여물며 씨는 검고 세모지다. 전초를 약재로 쓴다.

⊙암(癌), 월경불순(月經不順), 산후복통(産後腹痛), 현기증(眩氣症), 두통(頭痛), 어혈(瘀血), 혈변(血便)

익모초를 물에 넣고 끓인 후 그 물을 복용하면 효과를 볼 수 있다.

⊙더위를 먹었을 때, 급체(急滯), 소화불량(消化不良), 복통(腹痛), 식욕부진(食慾不振), 월경불순(月經不順), 산후출혈(産後出血), 불임증(不妊症), 냉증(冷症)

생익모초의 잎과 줄기를 찧어서 즙을 낸 후 그 즙액을 하룻밤 동안 바깥에 놓아 밤이슬 맞게 한 후 공복에 복용하면 효과를 볼 수 있다. 엿을 넣고 고아서 환약을 지어 복용하기도 한다.

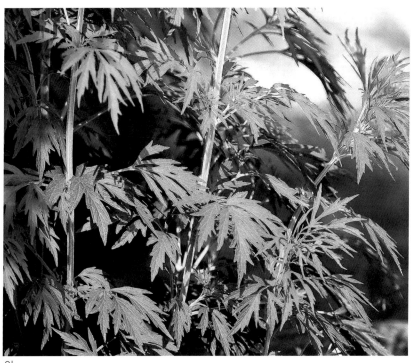

잎

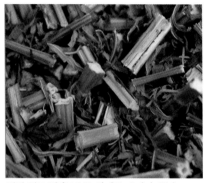
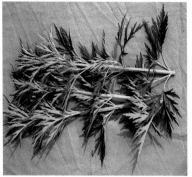

말린 익모초(익모초를 약재로 쓰려면 꽃이
피기 전에 채취해야 한다.)　　　채취한 익모초

⊙수족냉증(手足冷症), 불임증(不妊症)
익모초 전초를 달여서 복용하면 효과를 볼 수 있다.

⊙설사(泄瀉)
말린 익모초를 1회 7~8g씩 달이거나 생익모초로 즙을 내어 2~3회 복용한다.

⊙악취(惡臭) 제거, 해충(害蟲) 퇴치
익모초를 불에 태워 나오는 연기를 쐬면 효과를 볼 수 있다.

⊙산후출혈(産後出血)
(1) 익모초의 꽃이 필 때 전초를 채취하여 그늘에서 말린다. 이 말린 약재 5g 정도를 물 540㎖에 넣고 1/2이 될 때까지 달여서 1일 3회로 나누어 복용한다.
(2) 익모초 10g, 생지황 6g, 황주 200㎖를 함께 질그릇에 담아 물이 든 솥에 앉혀 푹 쪄낸 것을 1회 50㎖씩 하루 2회 복용한다. 며칠간 계속 복용하면 출혈을 멈출 수 있다.

⊙산후출혈(産後出血), 산후혈훈(産後血暈), 산후어혈복통(産後瘀血腹痛), 태루난산(胎漏難産), 월경불순(月經不順), 월경통(月經痛), 월경(月經)이 멈추지 않을 때, 급성 신염(急性腎炎), 소변불리(小便不利), 식욕부진(食慾不振)
말린 익모초를 1회 4~10g씩 달이거나 가루내어 복용한다.

⊙ 월경불순(月經不順), 징가 (癥痂)

익모초 300, 당귀 38, 함박꽃 75, 목향 75를 섞어 만든 익모환(益母丸)을 복용하면 효과를 볼 수 있다. 1회 6g씩 하루 2~3회 복용한다.

⊙ 누낭염(淚囊炎)

익모초 씨를 1회 3~5g씩 달이거나 가루내어 하루 3번으로 나누어 4~5일 복용한다.

⊙ 소화불량(消化不良), 식욕부진(食慾不振)

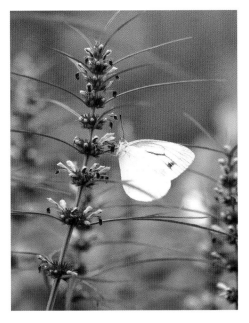

여름에 생익모초의 잎과 줄기를 찧어 즙을 내어 1컵씩 복용하면 식욕이 돋고 소화가 잘 된다. 쓴맛이 강하므로 어린이는 복용 후 단맛이 나는 사탕 등을 먹게 해도 된다.

⊙ 종기(腫氣)

말린 익모초를 1회 7~8g씩 달여서 4~5회 복용하면서 달인 물을 환부에 바른다.

효능 산모(産母)의 병 치료에 적합하다고 하여 익모초(益母草)라고 부르는데, 맛은 맵고 쓰며 성질은 조금 차다.

활혈(活血), 거어(祛瘀), 조경(調經), 소수(消水)의 효능이 있어, 월경불순(月經不順), 산후출혈(産後出血), 오조(惡阻), 태루난산(胎漏難産), 포의불하(胞衣不下), 산후혈운(産後血暈), 어혈복통(瘀血腹痛), 붕중루하(崩中漏下), 혈뇨(血尿), 옹종창상(癰腫瘡瘍)의 치료에 쓴다.

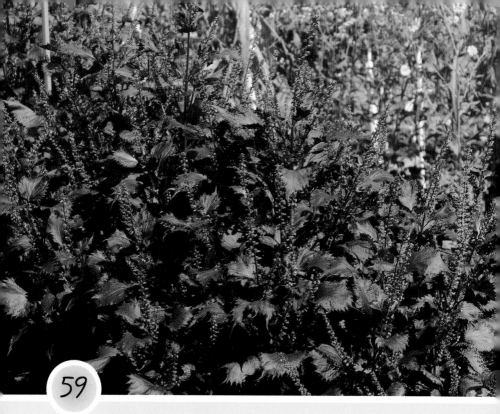

차즈기

- 학　명 : *Perilla frutescens* var. *acuta* Kudo
- 별　명 : 소엽, 야소, 자소, 자주깨, 차조기, 홍소
- 생약명 : 소엽(蘇葉) · 자소엽(紫蘇葉)–잎을 말린 것
　　　　소자(蘇子)–익은 씨를 말린 것

　꿀풀과 들깨속. 한해살이풀. 약초로 재배하며 키 20~80cm 자라며 전체적으로 자색을 띤다. 잎은 마주나고 넓은 달걀 모양이며 가장자리에는 톱니가 있다. 꽃은 8~9월에 연한 자주색으로 피고 줄기 끝이나 잎겨드랑이에서 총상화서로 달리며 화관은 짧은 통상순형이다. 열매는 둥근 수과이고 10월에 익는다. 어린 잎과 열매는 식용하고 전초를 약재로 쓴다.

처방 處方

⊙상풍감기(傷風感氣), 독감(毒感), 더위를 먹었을 때, 구토(嘔吐), 전신동통(全身疼痛), 해수(咳嗽), 천식(喘息)

차즈기 잎 112.5g, 귤 껍질 150g에 술과 물을 같은 양을 붓고 달인 다음 이것을 매일 3회 식전 또는 식후에 한 번씩 복용한다. 열이나 오한(惡寒)이 났을 때에는 1회 땀을 내는 것이 좋고 또한 생강 1개를 썰어 함께 달여 복용해도 좋다. 잎이 없을 때에는 씨를 써도 좋다.

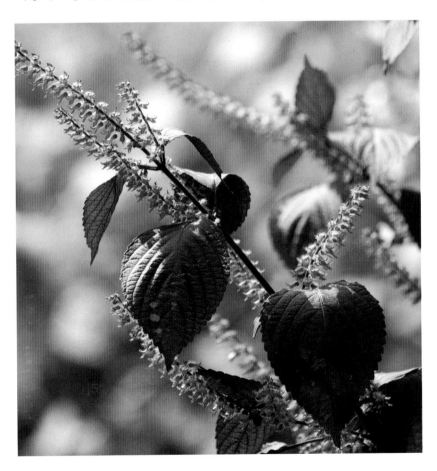

⊙외상으로 출혈(出血)이 멎지 않을 때
차즈기 잎과 뽕나무 잎을 함께 짓찧거나 입으로 씹어 환부에 붙이고 붕대로 감는다. 어느 한 가지만 써도 된다.

⊙개에 물리거나 뱀에 물렸을 때, 유옹종통(乳癰腫痛)
차즈기의 잎이나 씨를 찧어 환부에 바르고 내복으로는 차즈기 잎 삶은 물을 자주 복용한다. 생잎은 마른 잎과 섞어 찧어야 한다.

⊙해수(咳嗽), 천식(喘息), 대소변불순(大小便不順)
차즈기 잎, 마인(麻仁) 각각 75g을 짓찧어 물 1.8ℓ를 부어 1/2이 되도록 졸인 다음 즙을 짠 뒤 적당량의 묽은 쌀죽과 섞은 소자죽(蘇子粥)을 1회 0.35ℓ씩 매일 3회 복용한다.
- 병이 없는 사람도 1주일 가운데 하루는 소자죽을 한 번씩 먹으면 위장(胃腸)의 불결을 씻어 주고 혈기(血氣)를 순조롭게 하며 적담(積痰)을 풀어 준다. 변비(便秘)도 치료해 준다.

⊙게 식중독(食中毒)
차즈기 잎 또는 소자(蘇子;차즈기의 씨) 삶은 물을 자주 복용한다.

⊙신경통(神經痛), 우울증
소자(蘇子) 3.6kg을 약간 볶아서 술(30도 이상) 18ℓ에 담가 1개월 동안 재운 다음 이것을 식전 또는 식후에 반주로 1~2잔씩 마신다. 이것은 기력(氣力)을 순조롭게 하고 담(痰)을 제거하며 풍습(風濕)을 없애는 데 효과를 볼 수 있다.

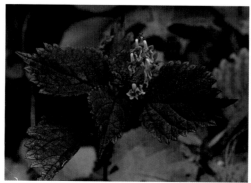
꽃

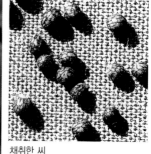
채취한 씨

⊙위랭(胃冷), 자궁랭(子宮冷), 온몸이 차가울 때

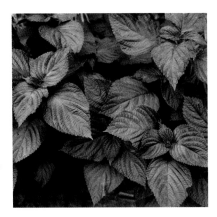

약간 볶은 소자(蘇子), 고량강(高良薑), 귤껍질 각각 600g씩을 가루로 만든 다음 연밀(煉蜜)로 개어 녹두 만한 크기로 환약을 빚는다. 이 환약을 1회 40~50개씩 매일 3회 식전 또는 식후에 따뜻한 물이나 술 또는 술을 탄 따뜻한 물로 복용한다. 장복(長服)하면 몸이 저절로 따뜻해져서 모든 냉증을 제거할 수 있다.

⊙수종병(水腫病)

소자(蘇子) 112.5g과 무 씨 112.5g을 함께 부드러운 가루를 만들어 이것을 1회 7.5g씩 매일 3회 식간에 뽕나무 뿌리 삶은 물로 복용하면 습증(濕症)으로 인한 수종병(水腫病)을 제거할 수 있다.

⊙몽정(夢精)

(1) 소자(蘇子)를 볶아 가루로 만들고 이 가루를 1회 7.5g씩 뜨거운 술로 복용한다.

(2) 소자 가루를 1회 3.75g씩 매일 3회 식전에, 그리고 취침 전에 복용한다. 술을 못 하는 사람은 따뜻한 물에 술을 풀어 복용해도 된다.

⊙감기(感氣)로 인한 사신동통(四身疼痛)

차즈기 잎 300g, 대추 10개를 함께 삶은 물을 양껏 복용한 뒤 땀을 낸다. 매일 3회 복용하되 땀은 처음에만 내고 다음에는 낼 필요가 없다.

효능 차즈기의 씨를 소자(蘇子)라고 하는데, 맛은 매운 편이고 성질은 평온하며 독이 없다.

한열을 발산하고 담(痰)을 제거하며, 천식(喘息)을 멎게 하고 숨을 편안하게 하며, 기력(氣力)을 돕고 종창(腫瘡)을 없앤다.

사용 주의 소자(蘇子)는 잉어와 함께 먹으면 독창(禿瘡)이 생길 수 있으므로 주의해야 한다.

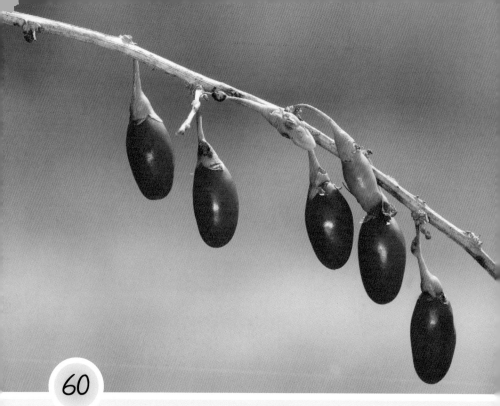

60 구기자나무

- 학　명 : *Lycium chinense* Miller
- 별　명 : 구고추, 선인장, 지골피, 지선
- 생약명 : 구기자(枸杞子)–익은 열매를 말린 것
　　　　　지골피(地骨皮)–뿌리 껍질을 말린 것

　가지과 구기자나무속. 갈잎떨기나무. 마을 근처의 둑이나 냇가에서 높이 1~2m 자란다. 줄기는 다른 물체에 기대어 비스듬히 자라고 끝이 밑으로 처진다. 꽃은 6~9월에 자주색 종 모양으로 피고 잎겨드랑이에 1~4송이 달린다. 열매는 타원형 장과이고 8~9월에 붉게 익는다. 어린 순을 식용하고 열매는 약재로 쓴다.

⊙ 유정(遺精), 음위증(陰萎症), 요통(腰痛), 폐음(肺陰)이 부족한 마른기침, 당뇨병(糖尿病)

구기자를 가루내어 1회 3~4g씩 하루 3번 복용한다. 간(肝)과 신(腎)이 허하여 어지럽고 눈이 잘 보이지 않을 때에도 효과를 볼 수 있다.

⊙ 신체허약(身體虛弱), 영양실조증, 폐결핵, 신경쇠약

구기자를 가루내어 1회 3~4g씩 하루 3번 복용한다.

⊙ 신체허약(身體虛弱), 동맥경화(動脈硬化), 빈혈(貧血)

구기자 150g, 율무 씨 50g, 찐 지황 유동 엑기스 200g, 찔광이 유동엑기스 12g, 사탕 480g, 방부제 적당량으로 구기자고(枸杞子膏)를 만들고, 1회 10~20g씩 하루 3번 복용한다.

⊙ 더위를 먹어 가슴이 번조(燔造)하며 갈증(渴症)이 날 때

(1) 구기자, 오미자 각 100g을 뚜껑이 있는 그릇에 넣고 끓는 물을 부어 하루 정도 담가 두었다가 복용한다. 2가지 씨(구기자와 오미자)를 넣었다고 하여 이자차(二子茶)라고 부른다. 구미(口味)에 따라 설탕을 조금 넣어 복

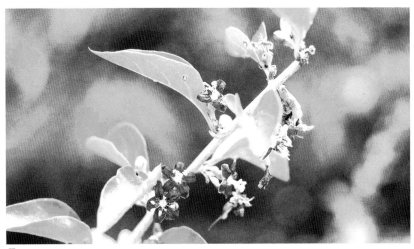

꽃

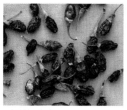
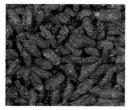
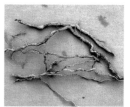

채취한 열매   말린 열매   채취한 뿌리

용해도 된다.

(2) 구기자 10g, 오미자 3g을 물 500㎖에 넣고 달여서 복용한다. 이때 설탕을 넣고 천천히 복용한다.

• 구기자는 해열제와 강장제로, 오미자는 기침과 갈증을 비롯해 땀과 설사를 멎게 하는 데 사용된다.

⊙골증열(骨蒸熱)로 땀이 날 때, 폐열(肺熱)로 기침이 나고 숨이 찰 때, 비출혈(鼻出血), 토혈(吐血), 혈뇨(血尿), 고혈압

햇볕에 말린 뿌리껍질(지골피)을 달여서 복용한다. 이 처방은 결핵 환자의 해열(解熱)과 이가 쑤시는 데에도 효과가 있다.

⊙오후에 미열(微熱)이 날 때

지골피(구기자나무의 뿌리껍질), 자라 등딱지, 지모 각각 10g, 은시호 8g, 진범 8g, 패모 6g, 당귀 10g을 섞어 달여서 하루 3번에 나누어 복용한다.

⊙폐열(肺熱)로 기침이 나고 숨이 찰 때

지골피 15g, 뽕나무 뿌리껍질 15g, 감초 8g을 섞은 사백산(瀉白散)을 달여서 하루에 3번으로 나누어 복용한다.

효능 씨를 구기자(枸杞子)라고 하는데, 맛은 달고 성질은 평온하다.
자보간신(滋補肝腎), 익정명목(益精明目)의 효능이 있어 간신음훼(肝腎陰虧), 요슬산연(腰膝酸軟), 두훈(頭暈), 목혼다질(目昏多疾), 허로해수(虛勞咳嗽), 소갈(消渴), 유정(遺精)의 치료에 쓴다.
뿌리껍질인 지골피(地骨皮)는 성질이 차서 열이 나거나 가슴이 답답한 증상에 쓰이는데, 특히 결핵성(結核性)의 미열(微熱)이나 기침약으로 쓰인다.

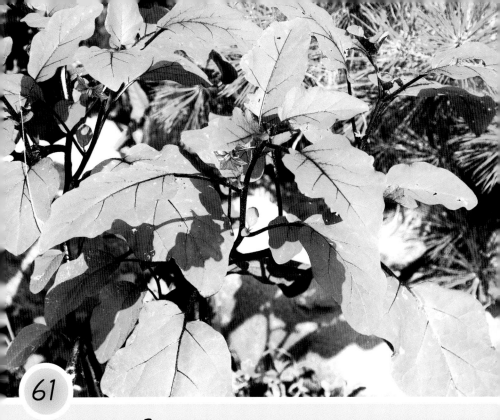

61

가지

- ▪ 학 명 : *Solanum melongena* Linne'
- ▪ 별 명 : 가자
- ▪ 생약명 : 가자(茄子)-열매, 가체(苟蒂)-열매의 꼭지를 말린 것

    가지과 가지속. 한해살이풀. 농가의 밭에서 채소로 재배하고 키 60~100cm 자라며 줄기와 잎은 검은 자줏빛이다. 잎은 어긋나고 달걀 모양이며, 끝이 뾰족하고 잎자루가 길다. 꽃은 6~9월에 연보라색 잔 모양으로 피고 줄기와 가지의 마디 사이에 여러 송이가 달린다. 열매는 장과이고 9~10월에 흑자색으로 익는다. 열매를 식용하고 전초를 약재로 쓴다.

◉입 안이 헐고 혓바늘이 돋거나 잇몸이 부어 아플 때

가지의 껍질을 태워 가루를 만든 다음 꿀에 개어 환부에 바른다.

◉오래 된 설사(泄瀉)나 이질(痢疾)

가지의 뿌리를 불에 태워 만든 재 3.75g과 석류(石榴) 껍질 3.75g을 섞어 따끈한 술로 복용한다. 술을 먹지 않는 환자는 설탕물로 복용해도 좋다. 매일 2~3회 복용한다.

◉자궁하수(子宮下垂)로 음호(陰戶)가 돌출(突出)했을 때

가지의 뿌리를 태워 재를 만든 뒤 참기름에 개어 탈지면에 발라 음도(陰道) 안에 삽입하면 곧 효과를 볼 수 있다.

◉혈림동통(血淋疼痛)

가지 잎을 볶은 후 말려 가루낸다. 이 가루를 1회 7.5g씩 매일 3회 식전에 따뜻한 물로 복용한다. 아침에는 따뜻한 물에 소금을 약간 타고, 점심과 저녁 때는 따뜻한 물에 술을 조금 타서 복용한다.

◉동창(凍瘡)

가지의 전초를 삶은 물로 자주 상처(傷處)를 씻어낸다.

◉각기종양통(脚氣腫痒痛)

가지 뿌리를 삶은 물로 환부를 씻는다. 자주 씻으면 효과를 볼 수 있다.

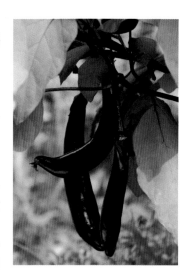

◉충치(蟲齒)

(1) 가지의 생뿌리를 찧어 즙을 내어 환부에 바른다. 마른 뿌리는 태워서 재로 만들어 환부에 바른다.

(2) 가지 씨를 태워 재로 만든 뒤 충공(蟲孔)에 발라도 좋다. 가지 꽃, 가지 잎으로도 같은 효과를 볼 수 있다.

⊙ 열창독종(熱瘡毒腫)

생가지를 세로로 1/2이 되도록 갈라 안의 씨
와 속을 빼고 껍질을 남겨 둔다. 이 가지 껍질
을 환부에 붙이고 가지 껍질이 마르기 전에
하루에 2회씩 갈아 주면 효과를 볼 수 있다.

⊙ 초기 암(初期癌) 증세

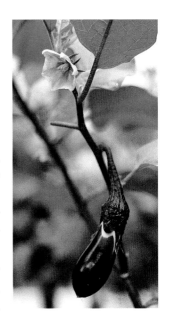

가지의 꽃봉오리 21개와 와송(瓦松;바위솔) 1
개를 뿌리째 깨끗이 씻어 잘게 썬다. 이것을
물 약 1.8ℓ에 넣어 1시간 동안 삶은 다음, 이
삶은 물을 차 마시듯 자주 복용한다. 덜어 마
신 뒤에는 마신 만큼의 물을 보충하고 풀기가
없어질 때까지 달인 후 계속 복용한다. 오래
된 암 환자에게도 병세를 완화시키는 효과를
볼 수 있다. 이 처방은 월경(月經) 뒤 3~5일
내에 2~3일간 계속 복용하면 피임약으로도
효과를 볼 수 있다.

⊙ 장풍하혈(腸風下血)

마른 가지(제일 좋은 것은 밭에서 겨울을 지낸 가지)나 가지의 줄기를 불
에 태워 잿가루로 만든다. 이 잿가루를 1회 7.5g씩 매일 3회 식전에 따뜻
한 물에 술을 타서 복용한다.

⊙ 음부양통(陰部痒痛)

가지 1개를 태워 가루를 만들어 참기름에 갠 다음 탈지면에 발라 음부 내
에 삽입한다.

⊙ 피임(避姙)

활짝 피지 않은 가지 꽃 14개를 말린 후 노랗게 구워서 가루를 만든 뒤 산
후(産後) 첫 월경(月經) 후 1~7일 안이나 평소 월경 후 1~8일 내에 매일 1
회 공복에 황주(黃酒)로 복용한다. 이후 가지를 먹으면 안 된다. 만약 가지
를 먹으면 곧 피임 효과가 풀리고 만다.

⊙ 이질(痢疾)이 오래 되어 약이 잘 듣지 않을 때

말린 가지 뿌리와 말린 석류피(石榴皮) 같은 양을 가루내어 설탕이나 흑설
탕을 넣고 1회 3.75g씩 매일 3회 식전에 물로 복용한다.

⊙여자의 음경(陰莖)이 돌출(突出)되어 가라앉지 않을 때

가지 뿌리를 태워 잿가루로 만든다. 이 잿가루를 참기름에 개어서 탈지면에 문혀 음도(陰道)에 삽입한다. 하루에 여러 차례 거듭해야 회복된다.

⊙넘어지거나 타박상(打撲傷)으로 인한 종통(腫痛)이나 피가 뭉칠 때

묵은 가지 1개를 얇게 썰어 불에 말린 후 가루로 만들어 아침 저녁 2회 온복(溫服)하면 효과를 볼 수 있다.

⊙독창옹종(禿瘡癰腫)

가지를 찧은 것을 식초를 넣고 개어 환부에 바른다.

⊙유두파열증(乳頭破裂症)

묵은 가지를 태워 잿가루로 만든 다음 이 잿가루를 참기름에 개어서 환부에 바른다.

⊙어류식중독(魚類食中毒)

생가지로 즙을 짜서 마시면 곧 좋아진다.

⊙부인(婦人)의 만성 자궁출혈(慢性子宮出血)

가지 1개를 참대 칼(금속 칼은 피하는 것이 좋다)로 썰어서 그늘에 말린 후 가루를 만든다. 이 가루를 1/2 분량씩 매일 3회 식전에 복용한다.

⊙구감창(口疳瘡)

가지 꼭지를 불에 태워 재로 만들어 입 안에 바른다.

⊙대장하혈(大腸下血) 또는 혈치(血痔)

가지 꼭지를 불에 태워 만든 재를 1회 7.5g씩 밥물로 장기간 복용한다.

⊙만성 맹장염(慢性盲腸炎), 어류중독(魚類中毒), 파상풍(破傷風), 산후하복통(産後下腹痛) 및 임병(淋病)

말린 가지 꼭지 3.75~7.5g을 삶은 물을 3등분하여 1일 3회 식전에 1등분씩 복용한다.

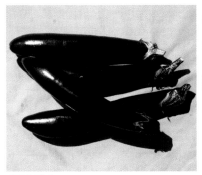
채취한 열매

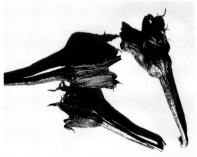
가체(열매 꼭지를 말린 것)

⊙유종(乳腫), 유방(乳房)이 뭉쳤을 때, 초기 유암(乳癌)

가지 꼭지와 청죽(靑竹) 겉껍질 같은 양을 섞어서 태운 다음 가루를 만들고 약간의 소금을 넣어 참기름으로 갠 다음 환부에 매일 2~3회 환부에 바른다.

• 가지와 대나무 껍질을 삶은 물을 자주 복용하면 효과가 커진다.

⊙대장하혈(大腸下血), 변혈(便血)

서리 맞은 가지를 꼭지째 불에 태워 재로 만든다. 이 재를 3.75~7.5g씩 술에 풀어 매일 3회 식전에 복용한다. 술을 못 마시는 사람은 물과 술을 반씩 섞은 것으로 복용해도 된다.

⊙피부에 사마귀나 티눈이 났을 때

생가지로 즙을 내어 환부에 장기간 바른다.

⊙충치(蟲齒)나 풍치(風齒)로 아플 때

가지 씨를 태워 잿가루를 만들고, 이 잿가루를 환부에 바르거나 잿가루를 탈지면에 발라 환부에 문지른다. 충치 구멍이 있으면 이 잿가루를 넣어 메운다. 말린 가지 꽃을 대용으로 쓸 수도 있다.

⊙인후통(咽喉痛) 또는 후종(喉腫)

간장에 가지 조각을 3~4시간 이상 담갔다가 건져내어 잘게 썰어서 천천히 씹어서 먹는다.

◉타박상(打撲傷)으로 피부가 파열되었을 때, 피가 괴어 아플 때
묵은 가지를 썰어서 구워 말린 다음 가루를 만들어 1회 7.5g씩 매일 3회 식간에 술로 복용한다. 1~2일이면 곧 효과를 볼 수 있다.

◉부인(婦人)의 유두파열(乳頭破裂)
가을에 묵은 가지를 잘게 썰어 그늘에 말린 다음 이것을 태워 가루를 만들고 이 가루를 물에 풀어 복용한다.

◉종독(腫毒), 창절(瘡癤)
생가지를 찧어 곯아서 부풀어오른 환부의 둘레에 바른다. 부풀지 않았으면 환부 전체에 고루 바른다. 그리고 생가지 삶은 물을 자주 복용하면 효과를 볼 수 있다.

◉자궁하혈(子宮下血), 대장하혈(大腸下血), 소변하혈(小便下血), 토혈(吐血) 및 혈치(血痔)
가지를 썰어서 그늘에 말린 뒤 태워서 잿가루를 만든다. 이 잿가루를 1회 7.5g씩 매일 3회 식전에 밥물로 복용하면 지혈(止血) 효과를 볼 수 있다.

◉동창(凍瘡), 파상풍(破傷風)
마른 가지의 꼭지·가지·대 및 뿌리를 파 뿌리와 함께 삶아 그 삶은 물로 환부를 자주 씻는다.

◉고혈압(高血壓)
가지를 많이 먹으면 모세혈관의 파혈출혈(破血出血)을 방지할 수 있다.

효능 가지의 맛은 달고 성질은 서늘하다.
지혈(止血), 소종(消腫), 해독(解毒), 지통(止痛)의 효능이 있어, 고혈압(高血壓)을 완화하며 동맥경화(動脈硬化) 등 악증(惡症)을 방지해 준다. 따라서 연로자(年老者)나 고혈압 증세가 있는 사람은 가지 삶은 물을 자주 복용하고 가지로 만든 음식을 자주 먹으면 좋다.

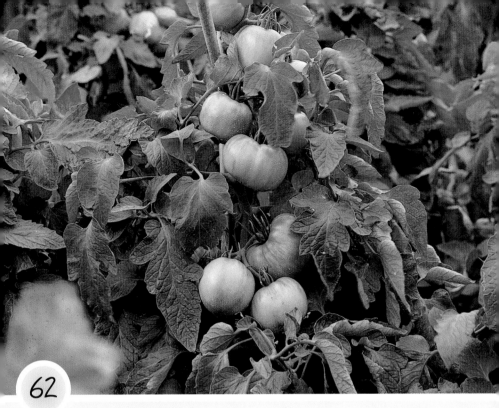

62

토마토

- 학　명 : *Lycopersicon esculentum* Miller
- 별　명 : 우, 일년감
- 생약명 : 번가(蕃茄)–열매

　가지과 토마토속. 한해살이풀. 농가의 밭에서 작물로 재배하
며 키 1m 정도 자라며 전체에 흰털이 난다. 잎은 어긋나고 깃
꼴겹잎이며, 작은잎은 긴 타원형이고 가장자리에 결각 모양의
톱니가 있다. 꽃은 5~6월에 노란색으로 피고 마디 사이에서 총
상화서를 이룬다. 열매는 둥근 장과이고 6~8월에 적색으로 익
는다. 열매를 식용하고 약재로도 쓴다.

⊙혈관경화(血管硬化), 고혈압(高血壓)

토마토 큰 것 1개(작은 것이면 2~3개)를 작은 조각으로 썰고, 옥파 썬 것 5~7조각, 큰 마늘 5~7쪽, 토란(껍질째 썬 것) 1개, 중국미나리 날것 150g을 모두 물 1.8~2.1ℓ로 삶아 1/2이 되면 이것을 매일 3~5차례 양껏 복용한다. 경미할 때는 2~3회, 중환자는 5~7회면 효과를 볼 수 있다.

⊙위산과소(胃酸過少)

생토마토 1~2개를 먹거나 또는 토마토 주스 1컵씩을 매일 식후에 장기간 복용하면 위산(胃酸)을 보충하고 소화(消化)를 촉진한다.

⊙심장쇠약(心臟衰弱), 양기부족(陽氣不足)

신선한 쇠고기 300g과 토마토 10개를 함께 삶아 이것을 매일 3회 식사 때 반찬으로 먹는다. 장기간 먹으면 효과를 본다. 조미료를 넣어도 좋다.

⊙심장쇠약(心臟衰弱), 가슴이 뛰고 열이 날 때, 가슴이 답답하고 부을 때, 불면증(不眠症)

토마토 주스를 1컵씩 매일 3회 식후에 오랫동안 복용하면 보조 치료의 효과를 볼 수 있다.
• 이 처방은 당뇨병(糖尿病)에도 좋다.

⊙풍습성 피부병(風濕性皮膚病), 신경통(神經痛) 또는 각습(脚濕)

토마토의 잎·줄기 또는 뿌리 등을 삶은 물을 자주 복용하고 이 삶은 물로 환부를 자주 씻으면 효과를 볼 수 있다.

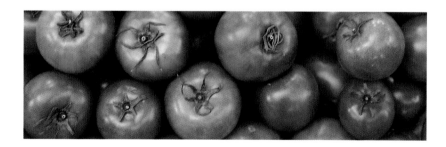

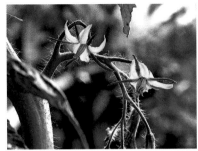
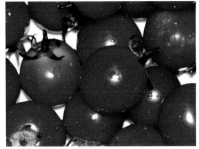

꽃   채취한 열매

⊙**만성 감기(慢性感氣)로 장기간 고생할 때**
쇠고기 150g, 토마토 3개, 옥파 3개를 잘게 썬 것과 소금과 조미료를 넣고 국을 끓여 식사할 때마다 반찬으로 먹는다. 며칠 계속 먹으면 효과를 볼 수 있다.

⊙**구감증(口疳症) 또는 입가의 창종(瘡腫)**
토마토 주스를 자주 마시거나 토마토를 즙을 내어 자주 환부에 바른다.

⊙**간장쇠약(肝臟衰弱) 또는 눈이 아프거나 충혈될 때**
토마토 3개를 썰고 소·돼지·닭 및 오리의 간(肝) 150g씩을 썰어 여기에 모든 조미료를 넣고 국을 끓여 먹는다. 장기간 먹으면 효과를 볼 수 있다.

⊙**고혈압, 심장병(心臟病) 또는 간염(肝炎) 등 열성병(熱性病)**
토마토 주스를 매일 최소한 2~3컵씩 계속 마시면 효과를 볼 수 있다.

효능 열매를 토마토라고 하는데, 맛은 시고 달며 성질이 평온하고 독이 없다. 해독(解毒), 소염(消炎), 살균(殺菌)의 효능이 있어, 결석(結石)을 풀어 주고 혈압(血壓)을 가라앉히며 신장(腎臟)을 좋게 한다. 또 당뇨증(糖尿症), 구강병(口腔病), 식물중독(食物中毒), 풍습증(風濕症), 신경통(神經痛)을 치료하고 괴혈병(壞血病)의 침입을 방지하며 위산(胃酸) 부족을 보충한다.

사용주의 토마토는 위산과다(胃酸過多) 또는 위장냉한(胃腸冷寒)한 사람이 먹으면 좋지 않다.

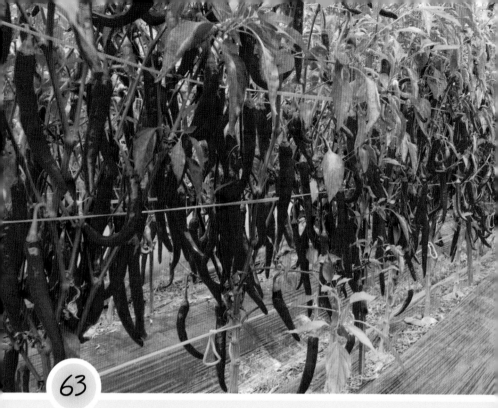

63

고추

- 학　명 : *Capsicum annuum* Linne´
- 별　명 : 개자초, 고초, 남만초, 당초, 신가, 신초
- 생약명 : **고초(苦椒) · 번초(蕃椒)**−열매를 말린 것

　가지과 까마중속. 한해살이풀. 남아메리카 원산. 밭에서 재배하며 키 60~90cm 자란다. 줄기는 가지가 많이 갈라지고 전체에 털이 약간 난다. 잎은 어긋나고 피침형이며 잎자루가 길다. 꽃은 7~8월에 흰색으로 피고 잎겨드랑이에 1송이씩 밑을 향해 달린다. 열매는 긴 원기둥 모양의 장과이고 끝이 뾰족하며 8~10월에 붉게 익는다. 잎과 열매를 식용 · 약용한다.

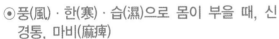

⊙동창(凍瘡)

벌겋게 부어 아플 때는 붉은 고추 껍질을 소주에 찍어 바르거나 고춧가루를 소주에 개어 환부에 바른다. 껍질은 파괴되지 않을 정도의 시간으로 불에 굽는 것이 가장 좋다.

⊙겨울철 발에 동상(凍傷)이 걸리지 않게 하려 할 때

양말 속이나 구두 속에 약간의 고춧가루를 넣으면 곧 열이 나서 추운 것을 막을 수 있다. 그러나 너무 많이 넣으면 두통(頭痛)이 날 우려가 있다.

⊙학질(虐疾)

고춧가루 3.75g에 약간의 끓인 물을 섞어 따뜻해지면 마신다. 매일 3회 마시면 효과가 크다. 그러나 고춧물을 마신 뒤에는 반드시 우유나 밥물 1컵을 마셔야 심한 자극을 막을 수 있다.

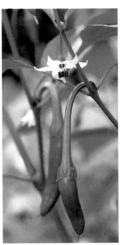

⊙위한(胃寒), 위통(胃痛)

고춧가루 3.75g에 식초 2~3방울을 떨어뜨려 끓인 물로 개어 따뜻해지면 마신다. 그러나 위·십이지장궤양(胃十二指腸潰瘍)에는 마시면 안 된다.

⊙풍(風)·한(寒)·습(濕)으로 몸이 부을 때, 신경통, 마비(麻痺)

완전히 익은 빨간 고추 1.8kg을 잘게 잘라 헝겊으로 잘 싼 뒤 35~45도의 고량주(高粱酒)나 소주에 담가 용기를 밀봉하여 1개월간 두었다가 매일 식전 식후에 1잔씩 장기간 계속해서 마시면 효과를 볼 수 있다. 이것은 또한 대장쇠약증(大腸衰弱症)·한리(寒痢) 등 여러 가지 증세를 치료한다.

⊙오한(惡寒)이 날 때

잘 익은 고추를 소주(또는 고량주)에 담가 1개월 이상 숙성시킨 고추술을 1~2잔 데워 마신다.

⊙개에게 물린 상처(傷處)

고추 1개를 침을 섞어 찧어서 상처(傷處)에 바른다. 가루를 내어도 된다.

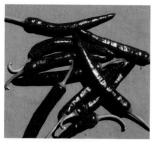

⊙수박 중독(中毒)이 되었을 때

빨간 고추 2~3개를 잘게 썰어서 끓인 물 0.35ℓ에 넣은 다음 식혀서 우러난 물을 천천히 마시면 효과를 볼 수 있다.

⊙위한동통(胃寒疼痛), 식욕부진

고춧잎 크게 한 줌, 계란 1개, 생강 7조각에 물 1ℓ를 넣고 1/2이 되도록 삶아 그 물과 약을 복용하면 1~2회로 곧 효과를 볼 수 있다. 단, 달걀은 깨서 넣고 저어야 한다.

⊙감기(感氣)에 걸렸을 때

고추 기름 1찻숟가락, 파흰밑 1개, 생강 작은 것 1개를 함께 찧어 물에 넣고 끓인다. 이 끓인 물을 복용하면 땀이 나면서 곧 효과를 보게 된다.

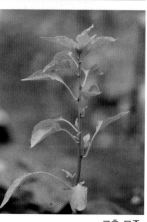

고추 모종

●고추기름 만드는 법

콩 기름(낙화생 기름 또는 면실유도 된다) 1.8ℓ를 먼저 솥에 붓고 기름이 끓어 연기가 나게 되면 으깬 고추 600g을 썰어 솥에 넣는다. 한참 후 고추가 까맣게 타면 내려 놓아 식힌다. 검게 탄 고추를 건져낸 뒤 기름을 큰 병에 담아 두면 장기간 두어도 상하지 않는다. 이 고추 기름은 어떤 요리에 넣어 먹어도 향기롭고 맛이 난다.

효능 고추는 성질이 뜨겁고 맛은 매우며 독이 없다.
고추는 온화한 가운데 습성(濕性)을 제거하고 혈기(血氣)를 윤활하게 하며 풍한(風寒)을 방지한다. 또, 비린내를 없애고 입맛을 돋우며 대장(大腸)을 순조롭게 한다.

사용주의 고추는 성질이 매우므로 신체가 허약한 사람은 많이 먹으면 해롭다.

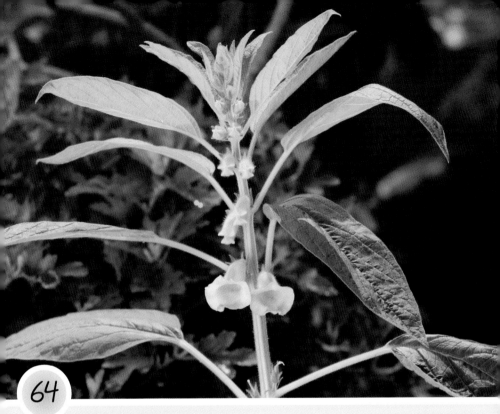

참깨

- 학 명 : *Sesamum indicum* Linné
- 별 명 : 거승, 방경초, 지마, 호마
- 생약명 : 호마(胡麻)·흑지마(黑脂麻)–여문 씨를 말린 것

참깨과 참깨속. 한해살이풀. 밭에서 작물로 재배하며 키 1m 정도 자라고 잎과 줄기에 부드러운 흰색 털이 빽빽이 난다. 잎은 마주나고 긴 타원형이며 끝이 뾰족하다. 꽃은 7~8월에 백색 바탕에 연한 자줏빛으로 피고 줄기 위쪽의 잎겨드랑이에 1송이씩 밑을 향해 달린다. 열매는 원기둥 모양 삭과이고 9~10월에 익는다. 씨를 식용하고 지상부를 약재로 쓴다.

⊙허리와 다리의 동통(疼痛)

검은깨 1.8kg을 볶아 잘게 으깬다. 으깬 검은깨 1숟가락, 잘게 썬 생강 3조각, 꿀 1숟가락을 뜨거운 술 1컵에 넣고 풀어서 매일 3회 식간에 복용한다. 만약 술을 못 하는 사람은 술 1숟가락, 끓인 물 1컵에 넣고 풀어서 복용해도 된다.

• 이 처방은 갑작스런 감기(感氣)와 풍한(風寒)·오한(惡寒)·한열왕래(寒熱往來)·사지(四肢)가 쑤시고 아픈 것 따위의 상풍증(傷風症)을 치료할 수 있다.

⊙손발이 냉하며 저리고 아플 때, 미종(微腫)

검은깨 1.8kg을 잘 볶아 으깬 다음 항아리에 넣고 뜨거운 술 1.8ℓ를 부어 7일간 담가 둔다. 다음에 이것을 매일 3회 식전 또는 식후에 1~2잔씩 따끈하게 해서 복용한다. 술 안에 검은 깨도 약간 넣어 함께 복용한다. 장복(長服)하면 좋은 효과를 볼 수 있다.

⊙적백이질(赤白痢疾)

참기름 1숟가락과 백밀(白蜜:흰꿀) 1숟가락을 섞어 끓인 물로 복용한다. 이것을 매일 3회 식전에 복용하거나 또는 매일 3~5회 복용하면 곧 효과를 볼 수 있다.

⊙각종 창개독종(瘡疥毒腫)

(1) 생검은깨를 입으로 씹어 이것을 하루에 두 번 환부에 발라 준다.

(2) 검은깨를 부추(흰밑)와 함께 넣어 달이거나 또는 파흰밑을 졸인 것을 기름에 개어 환부에 발라도 효과를 볼 수 있다.

⊙창구(瘡口)가 아물지 않을 때

검은깨를 검게 태워 가루를 만들고 이것을 하루 2회 정도 바꾸면서 환부에 발라 주면 된다.

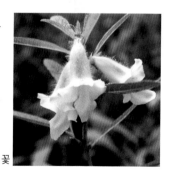

꽃

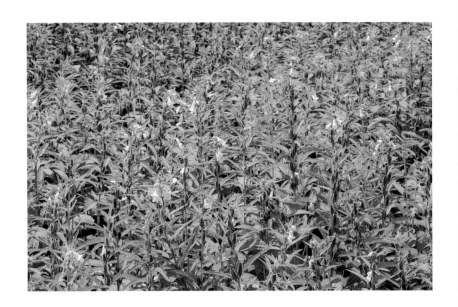

⊙치창종통(痔瘡腫痛)
검은깨 한 줌을 물 175~350㎖에 넣고 달인 물로 자주 환부를 씻는다.

⊙산모의 젖이 모자랄 때
검은깨 또는 참깨를 볶은 후 잘 으깨어 이것을 1회 1숟가락씩 매일 3회 식후에 약간의 소금을 넣어 끓인 물로 0.35ℓ씩 마신다. 장복(長服)하면 효과를 볼 수 있다.

⊙모든 벌레나 독충(毒蟲)에 물렸을 때
생검은깨나 참깨를 씹어 환부에 바르면 좋다.

⊙소변뇨혈(小便尿血)
검은깨 2.7kg을 잘 으깨어 물 5.4ℓ를 부은 용기에 넣어 24시간 정도 담가둔 후, 검은깨를 건져내어 즙을 짜낸다. 이 즙을 1회 0.35ℓ씩 삶아 매일 3회 식전에 따끈할 때 복용한다. 경미한 사람은 1~2일이면 효과를 보고, 중환자는 15일 정도면 효과를 볼 수 있다.

⊙낙발(落髮), 염발(染髮)
검은깨 기름 600㎖와 마른 뽕나무 잎 300g을 함께 달여 찌꺼기를 버린 뒤 이 달인 물을 아침저녁마다 한 번씩 머리 피부에 바르면 빠진 머리에서 모발이 생기고 백발은 검게 되는 효과를 볼 수 있다.

⊙어린이 단독(丹毒)
참기름을 자주 환부에 바른다.

⊙타박상종(打撲傷腫)
검은깨 기름(또는 참기름) 1순가락, 소주 1순가락을 함께 넣고 끓인 물로 하루 3회 복용한다. 경증에는 1~2일, 중증에는 5~7일 치료하면 곧 효과를 볼 수 있다. 상처(傷處) 외부에는 하루 두 번씩 참깨를 씹어 마르기 전에 발라 준다.

⊙여자의 하혈(下血) 또는 대소변하혈(大小便下血)
검은깨의 싹이나 참깨의 싹 한 줌을 찧어 즙을 짜서 이것을 매일 3회 식전에 1컵씩 복용한다.

⊙아이가 소금을 많이 먹어 효천병(哮喘病)을 앓을 때
검은깨나 참깨 줄기 마른 것을 태워서 잿가루를 만들어 매일 3회 식간에 조각 낸 두부로 깨 줄기의 잿가루를 찍어 복용한다. 장복(長服)하면 효과를 볼 수 있다.

⊙두운(頭暈;머리를 들면 눈이 어두운 것)
⑴ 검은깨 75g, 용안육(龍眼肉) 75g을 물 1ℓ로 달여 1/2이 되면 3등분하여 이것을 매일 3회 식사 때 따끈하게 1등분씩 복용한다. 장복(長服)하면 효과를 볼 수 있다.

⑵ 검은깨 300g을 잘 씻어 볶은 다음 호두살 300g을 약간 볶아서 함께 가루를 만들어 이것을 매일 3회 식전 또는 식후에 1순가락씩 끓인 물로 복용한다. 설탕을 넣어 조미해도 좋다.
• 이 처방은 신경쇠약(神經衰弱), 뇌력감퇴(腦力減退), 변비(便秘), 이명(耳鳴), 요통(腰痛) 따위에도 효과를 볼 수 있다. 요통에는 술을 약간 타면 더욱 좋다.

⊙복어 독(毒) 중독(中毒)
속히 참기름을 먹고 토하면 된다. 독은 저절로 풀어진다. 고기 중독은 참기름으로 효과를 볼 수 있다.
• 이 처방은 비상독(砒霜毒)도 풀 수 있다.

◉비출혈(鼻出血)이 멎지 않을 때

탈지면구(脫脂綿球)에 참기름을 찍어 피가 나오
는 콧구멍을 막으면 곧 멎는다.

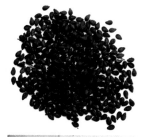

◉갑자기 가슴이 쓰리고 위(胃)가 아플 때

증세가 보이면 속히 참기름을 1컵 마신다. 1컵
으로 효과가 없으면 다시 1컵을 더 마시면 설사
한 뒤 통증이 곧 멎는다.

◉화상(火傷)

(1) 명주(明紬)를 태운 잿가루를 참기름에 개어
서 환부에 바른다. 처음 상처(傷處)에 바를 때만
아프고 다음에 그대로 두면 저절로 약이 말라
떨어질 때에는 새살이 깨끗이 나와 깔끔하게 흉
터가 없어진다.

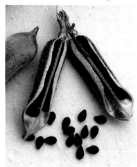

검은깨

(2) 참기름 350㎖에 찹쌀 뜨물 350㎖를 붓고 참
대 젓가락으로 실 같은 상태로 될 때까지 젓는
다. 이것을 상처(傷處)에 바르면 통증은 곧 멎는다. 상처(傷處)가 났을 때
도 흉터가 잘 안 생긴다. 내복으로는 설탕을 끓인 물을 자주 마신다.

●정신환(靜神丸)

검은깨 1.8kg을 9번 말려 부드럽게 으깨고 진밀(眞蜜) 1.8ℓ를 넣고 잘 섞
은 후 항아리에 담아 밀봉해서 1개월쯤 숙성시킨다. 이것을 정신환(靜神
丸)이라고 한다. 이 정신환을 1회 1순가락씩 매일 3회 식후에 끓인 물에
풀어 차 마시듯 복용한다. 술 1순가락을 넣어 복용하면 효과가 빨라질 수
있다.
• 정신환을 장복하면 폐결핵(肺結核)을 치료하고 오장(五臟)을 보(補)하며,
  안색을 좋게 하고 정력을 보강하며, 골수(骨髓)를 보하고 노화를 더디게
  한다. 또한 여자에게는 미용에 좋은 약이다.

●불로환(不老丸)

검은깨 1.8kg, 검은콩 1.8kg, 백복령(白茯苓) 1.8kg을 함께 9번 찌고 9번
말려 부드러운 가루로 만들어 연밀(煉蜜)로 개어 녹두 크기로 환약을 빚는
다. 이것을 불로환(不老丸)이라고 한다.
• 이것을 1회 30~50개씩 매일 3회 식후에 따뜻한 물 또는 술과 물을 반반
  씩 섞은 것으로 장복(長服)하면 몸이 가벼워지고 노화를 더디게 한다.

●환동환(還童丸)

검은깨를 9번 찌고, 9번 말린 다음 잘 볶아 아주 부드러운 가루를 만들어 여기에 진밀(眞蜜)과 생대추살을 함께 넣고 찧어서 녹두 크기로 환약을 빚는다. 이것을 환동환(還童丸)이라고 한다. 이 환동환을 1회 30~50개씩 매일 3회 식후에 술 또는 술과 물을 반반씩 섞은 것으로 복용한다.

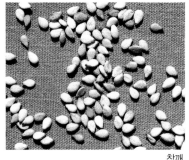

참깨

• 환동환은 어린 아이로 돌아간다는 뜻으로, 이 환동환을 1년간 복용하면 백발(白髮)이 도로 검게 되고 3년간 복용하면 온몸이 가벼워지며, 5년간 복용하면 얼굴이 동안(童顔)이 된 것처럼 좋아질 수 있다고 한다.

●흑발환(黑髮丸)

검은깨를 3번 쪄서 말린 것 300g, 봄에 갓 나온 뽕나무 잎 말린 것 600g, 적하수오 600g, 백하수오(겉껍질 한 겹을 벗긴 것) 600g, 검은콩 300g을 함께 넣고 3번 찐 후 검은콩을 꺼낸 뒤 나머지를 말린다. 백복령 300g을 쪄서 말린 것과 쪄서 말려 둔 뽕나무 잎, 검은깨, 적·백하수오를 함께 섞어 가루를 만들고 연밀(煉蜜)로 개어서 녹두 크기로 환약을 빚는다. 이것을 흑발환(黑髮丸)이라고 한다.

• 이 흑발환을 1회 50~70개씩 매일 3회 식후에 따뜻한 물로 장복(長服)하면 백발(白髮)이 흑발(黑髮)로 되는 효과뿐만 아니라 남자는 양기(陽氣)를 보강하고 여자는 냉증(冷症)·대하(帶下) 및 미용의 효과를 볼 수 있다.

효능 씨가 흰색인 것을 백지마(白芝麻;참깨)라고 하는데, 성질이 차고 맛은 달며 독이 없다. 날것으로 기름을 짜면 성질이 차지만 병을 치료하고, 볶은 것으로 기름을 짜면 성질이 뜨거워서 열이 생긴다.

씨가 검은색인 것을 흑지마(黑芝麻;검은깨)라고 하는데 약성이 평범하고 맛이 달다. 오장(五臟)을 보(補)하고 기력을 돋우며, 안색을 좋게 하고 두발(頭髮)을 검게 하며, 살을 자라게 하고 뇌수(腦髓)를 충실하게 하며, 폐(肺)를 보(補)하고 심장(心臟)을 강화하며 신장(腎臟)을 튼튼하게 하고 위장(胃腸)을 돕는다. 또한 풍습마비(風濕痲痺)와 종기(腫氣)를 고친다.

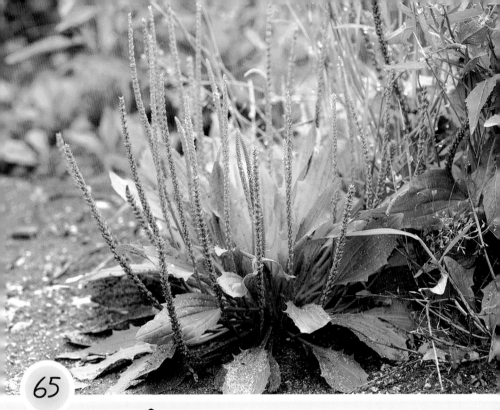

질경이

- 학 명 : *Plantago asiatica* L.
- 별 명 : 개구리잎, 길짱구, 마의초, 배부쟁이, 배합조개, 와엽, 철관초
- 생약명 : **차전초(車前草)**-잎을 말린 것, **차전자(車前子)**-씨를 말린 것

　질경이과 질경이속. 여러해살이풀. 풀밭이나 길가에서 키 10~50cm 자라며 줄기는 없다. 잎은 뿌리에서 뭉쳐나고 넓은 난형이며 가장자리는 물결 모양이다. 꽃은 6~8월에 흰색으로 피고 잎 사이에서 나온 꽃줄기 윗부분에 이삭화서를 이룬다. 열매는 방추형 삭과이고 10월에 익으면 갈라져 씨가 여러 개 나온다. 어린 잎을 나물로 먹고 전초를 약재로 쓴다.

처방 處方

⊙축농증(蓄膿症), 비출혈(鼻出血), 비염(鼻炎)
질경이의 어린 잎을 된장국에 넣어 끓이거나 쌈으로 이용하여 식사할 때 함께 먹는다. 삶아서 양념에 무치거나 볶음 요리를 해서 먹어도 효과를 볼 수 있다.

⊙복통(腹痛), 식체(食滯), 토사곽란(吐瀉癨亂), 설사, 신경통(神經痛), 위장병(胃腸病), 요실금(尿失禁), 야뇨증(夜尿症)
질경이의 생뿌리를 물에 삶은 후 그 삶은 물을 복용하거나 생으로 즙을 내어 복용하면 효과가 있다.
• 씨를 삶아서 복용하기도 하는데 정력보강(精力補强)에도 도움이 된다.

⊙토사곽란(吐瀉癨亂)
질경이의 생뿌리를 산딸기의 뿌리와 함께 달여서 수시로 복용한다.

⊙관절허약(關節虛弱), 식체(食滯), 이질(痢疾)로 인한 혈변(血便), 방광염(膀胱炎)으로 인한 오줌소태
말린 질경이 뿌리를 물에 넣고 삶아서 그 삶은 물을 복용하면 효과를 본다.

⊙기침, 축농증, 알러지 비염(鼻炎)
질경이를 삶아서 그 삶은 물을 복용하면 효과가 있다.

⊙부종(浮腫), 간염(肝炎), 임질(淋疾), 진해(鎭咳), 백일해(百日咳), 천식(喘息), 구충제(驅蟲劑)
질경이 씨를 1회 8g씩 달여서 매일 1회씩 복용하면 효과가 있다.

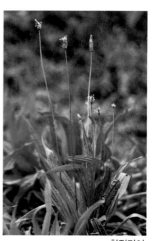
창질경이

⊙기침, 비염(鼻炎), 소화불량
말린 질경이 잎과 질경이 씨를 1일 5~10g씩 달여서 그 달인 물을 차처럼 수시로 마시면

기침을 멈추게 하고 소화액 분비
(消化液分泌)를 촉진시킨다.

◉천식(喘息), 임질(淋疾)
차전초 2, 쑥 1의 비율로 약재를
배합하고 적당량의 감초를 넣어
달여서 차 대용으로 마시면 효과
를 볼 수 있다.

◉토혈(吐血), 비출혈(鼻出血),
　혈뇨(血尿), 혈림(血淋)
질경이의 잎과 뿌리를 생으로 즙
을 내어 복용하면 효과를 볼 수 있다.

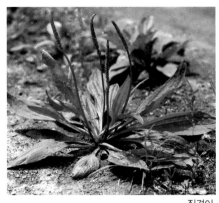
질경이

◉소변불리(小便不利), 감기, 기침, 해수(咳嗽), 기관지염(氣管支炎),
　인후염(咽喉炎), 황달(黃疸), 간염(肝炎), 혈뇨(血尿), 급성 결막염
　(急性結膜炎), 피부궤양(皮膚潰瘍), 금창(金瘡)
질경이 잎을 말린 약재를 1회 4~8g씩 달여서 복용한다.

◉방광염(膀胱炎), 요도염(尿道炎), 임질(淋疾), 설사(泄瀉), 간염(肝
　炎), 고혈압(高血壓)
질경이 씨를 말린 약재를 1회 2~4g씩 달이거나 가루내어 복용한다.

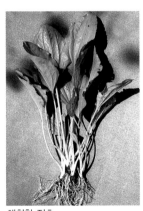
채취한 전초

◉더위로 인한 구토(嘔吐)와 설사(泄瀉),
　가슴이 답답하고 갈증(渴症)이 나며 오줌
　을 누지 못할 때
질경이 씨 9, 백복령 9, 저령 7, 노야기 9, 인삼
4를 섞어 만든 가루약을 1회 4~6g씩 하루 3
번 복용한다.

◉방광(膀胱)에 열(熱)이 있어 소변을 원활
　하게 보지 못할 때
질경이 씨 4, 으름덩굴 줄기 4, 곱돌 8, 패랭
이꽃 4, 적복령 4를 섞어서 만든 만전목통산
(萬全木通散)을 1회 10~12g씩 하루 3회 복용
한다.

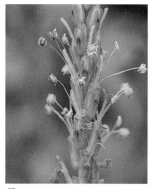
꽃

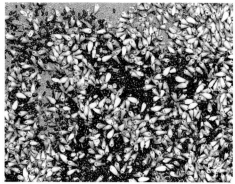
채취한 씨

⊙오줌이 잘 나가지 않고 음부(陰部)가 아플 때

질경이 씨, 조릿대 풀잎, 적복령, 형개, 골풀 속살을 각각 같은 양으로 만든 가루약을 1회 4~6g씩 하루 3회 복용하면 효과를 볼 수 있다.

⊙방광(膀胱)에 습열(濕熱)이 있어 소변을 보지 못할 때, 방광염(膀胱炎), 서습설사(暑濕泄瀉), 장염(腸炎), 이질(痢疾), 눈이 충혈되어 붓고 아플 때, 예막(瞖膜), 기침, 급·만성 기관지염

말린 질경이 5~20g을 물 500㎖에 넣고 삶아서 결이 고운 천으로 국물을 짜내어 차전초차(車前草茶)를 만들어 따끈할 때 1일 2~3회로 나누어 마신다. 설탕이나 꿀을 조금 타서 마셔도 된다.
• 이 처방은 소화(消化)를 촉진시키고 만성 위염(慢性胃炎), 위·십이지장궤양(胃十二指腸潰瘍)의 치료에도 효과가 있다.

효능 전초를 차전초(車前草)라고 하는데, 맛은 달고 성질은 차다.
이수(利水), 청열(淸熱), 명목(明目), 거담(祛痰)의 효능이 있어 소변불통(小便不通), 임탁(淋濁), 대하(帶下), 혈뇨(血尿), 황달(黃疸), 수종(水腫), 열리(熱痢), 비출혈(鼻出血), 목적종통(目赤腫痛), 후비(喉痺)를 수반하는 급성 편도선염(急性扁桃腺炎), 해수(咳嗽), 피부궤양(皮膚潰瘍), 도창상(刀槍傷), 하혈(下血) 등의 치료에 쓴다.

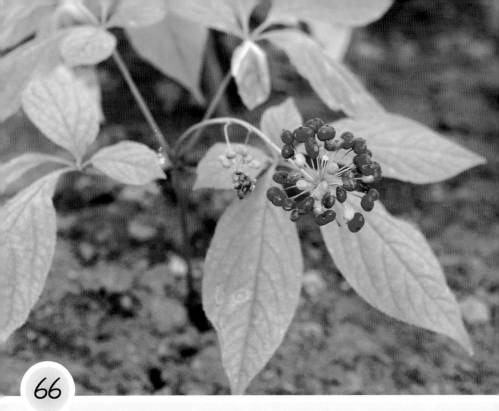

66

인삼

- 학 명 : *Panax ginseng* Nees
- 별 명 : 고려삼 · 산삼 · 삼 · 지정
- 생약명 : 인삼(人蔘)-뿌리를 말린 것

　두릅나무과 인삼속. 여러해살이풀. 깊은 산의 숲 속에서 키 60cm 정도 자란다. 뿌리는 사람 모양이고 뇌두에서 1개의 원줄기가 나온다. 잎은 돌려나고 손바닥 모양의 겹잎이며, 작은잎은 달걀 모양이고 가장자리에 톱니가 있다. 꽃은 암수한그루이며 4월에 연한 녹색으로 피고, 잎 가운데서 나온 긴 꽃줄기 끝에 작은 꽃이 모여 달린다. 열매는 핵과이고 선홍색으로 익는다.

⊙허탈증(虛脫症)

인삼 한 가지로 된 독삼탕은 원기가 몹시 허약한 허탈증(虛脫症)에 쓴다. 18~37g을 달여 1회 또는 2~3회 먹는다. 약재를 가루내어 1회에 1~3g을 하루 2~3회 복용하기도 한다.

⊙몸이 허약하고 기운이 없을 때, 만성 위장염, 위무력증(胃無力症)

인삼 8g, 백출 8g, 솔뿌리혹 8g, 감초 2g을 섞어 만든 사군자탕은 기를 보하는 기본 처방이다. 물에 달여서 하루 3회에 나누어 복용한다.

⊙기혈(氣血)이 부족한 허약자(虛弱者)의 보약

인삼, 백출, 백복령, 감초, 찐지황, 함박꽃, 궁궁이, 당귀, 황기, 육계를 각각 같은 양으로 만든 십전대보환을 쓴다. 1회에 2.5~5g씩 하루 3회 복용한다.

⊙폐결핵(肺結核), 몸이 허약한 사람의 보약

인삼 9, 생지황 95, 백복령 18, 꿀 60을 섞어 만든 경옥고(인삼지황엿)는 몸이 허약한 사람에게 보약으로 쓰는데, 특히 폐결핵(肺結核) 환자에게 쓰면 좋다. 1회에 10~20g씩 하루 3회 복용한다.

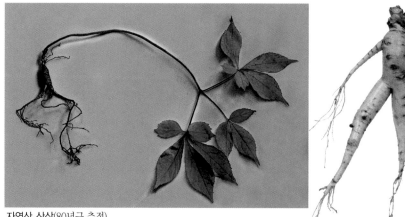

자연산 산삼(80년근 추정)

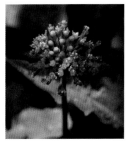
꽃

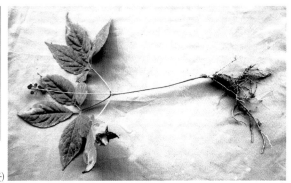

산양산삼(3년근)

● 인삼차

인삼 10g을 물 1,200㎖에 넣고 물이 1/2로 줄어들 때까지 천천히 달인 후 체에 걸러서 이 찻물을 3회에 나누어 마신다. 설탕이나 꿀을 넣어서 마시면 맛이 더욱 좋다. 인삼차는 감기(感氣) · 빈혈 · 저혈압 · 냉증 · 위장병 · 당뇨병 등의 예방, 병후의 회복에 효과적이다. 특히, 나이가 많아 체력이 약해지며 양기가 쇠하여 가슴과 속이 더부룩할 때 마시면 좋다.

● 인삼 대추차

건삼 2뿌리, 대추 10개를 물 1,000㎖에 넣고 끓인다. 물이 끓으면 불을 줄인 후 은근하게 오랫동안 달여야 한다. 건더기는 체로 걸러내고 국물만 찻잔에 따라 낸 다음 꿀을 타서 마신다. 피로 회복 · 무기력 · 노화 방지에 좋으며, 대추에 들어 있는 비타민 C가 피부를 희게 하고 주근깨를 없애 준다.

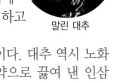
말린 대추

• 인삼은 피로를 회복시키고 정력을 증진시키는 생약이다. 대추 역시 노화를 방지하는 효과를 지니고 있는데, 이 두 가지 생약으로 끓여 낸 인삼 대추차는 만병 통치의 약차라고 할 만큼 여러 가지 효과가 있다. 특히 독특한 맛을 지니고 있어서 누구나 즐길 수 있는 약차이기도 하다.

● 인삼 소엽차

인삼 12g, 진피 3g, 소엽 6g을 물 600㎖에 넣고 달여 약즙을 짜낸다. 이 약즙을 걸러서 설탕을 넣어 여러 차례 나누어 마신다. 각종 감기(感氣), 비장과 위의 기가 막혀 배가 붓고 더부룩할 때, 토하고 설사할 때, 냉담(冷淡)이 있어 기침이 나고 숨이 찰 때, 임산부의 구토, 기체(氣滯)로 인한 태동불안, 물고기 중독 등에 효능이 있다.

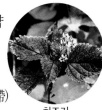
차즈기

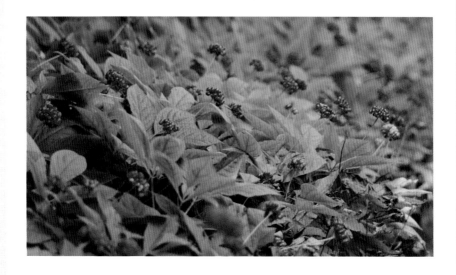

●인삼 오미자차

먼저 인삼 6g을 물 600㎖에 넣고 1시간 정도 끓이다가 오미자 4g을 넣어 맛과 빛깔이 곱게 우러나면 꿀을 타서 마신다.

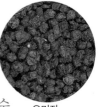

오미자

• 인삼 오미자차는 심장과 폐를 보호하기 때문에 기억력과 주의력 상승 효과가 뛰어나다. 따라서 시험을 앞둔 수험생들에게는 주의력을 상승시켜 주므로 특히 좋다.

효능 인삼의 맛은 달고 조금 쓰며 성질은 조금 따뜻하다.

• 인삼(人蔘-뿌리)은 대보원기(大補元氣), 고탈생진(固脫生津), 안신(安神)의 효능이 있어 노상허손(勞傷虛損), 소식(少食), 권태(倦怠), 반위토식(反胃吐食), 대변활설(大便滑泄), 허해천촉(虛咳喘促), 자한폭탈(自汗暴脫), 경계(驚悸), 건망증(健忘症), 현훈두통(眩暈頭痛), 양위(陽痿), 빈뇨(頻尿), 소갈(消渴), 붕루(崩漏), 소아만경(小兒慢驚), 기혈부족(氣血不足)의 치료에 쓴다.

• 인삼로(人蔘蘆-뇌두)는 최토(催吐), 승양(昇陽)의 효능이 있어 허인담옹흉격(虛人痰壅胸膈), 기함설사(氣陷泄瀉)의 치료에 쓴다.

• 인삼의 가는 뿌리, 잎, 꽃, 열매도 약재로 쓴다.

사용 주의 열이 많은 사람과 고혈압 환자에게는 쓰지 않는다. 일부 환자에게서는 인삼을 쓸 때 어지러움, 두통, 출혈, 발진, 발열 등 부작용이 나타나는데 이런 경우에는 인삼 사용을 중지해야 한다.

인삼은 박새 뿌리 및 오령지(산박쥐의 똥)와 배합을 금한다.

인삼 달인 물은 잘 쉬므로 조금씩 만들어서 냉장고에 보관해야 한다.

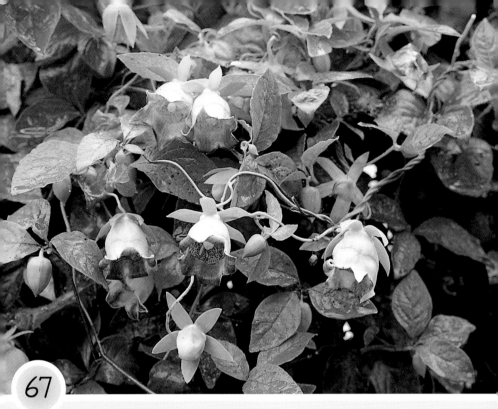

67

더덕

- 학　명 : *Codonopsis lanceolata* (S. et Z.) Trautv
- 별　명 : 문희, 사엽당삼, 산호라복, 식미, 양유, 윤엽당삼
- 생약명 : 양유(洋乳)-뿌리를 말린 것

　초롱꽃과 더덕속. 여러해살이덩굴풀. 깊은 산에서 다른 풀이
나 나무를 감으며 길이 2m 정도 자라고, 덩굴을 자르면 흰 유액
이 나온다. 잎은 어긋나고 피침형이며 가지 끝에서는 모여 달린
것처럼 보인다. 꽃은 8~9월에 자주색 종 모양으로 피고 가지
끝에 1송이씩 밑을 향해 달린다. 열매는 원추형 삭과이고 9월에
익는다. 어린 잎과 뿌리를 식용하고, 뿌리는 약재로도 쓴다.

⊙상풍(傷風), 폐열(肺熱), 해수(咳嗽)

더덕 약 20g(생뿌리는 5개)을 삶은 물을 차 마시듯이 매일 3~5차례 복용한다.

⊙폐열(肺熱)로 인한 기침

더덕을 1회 10~12g씩 달이거나 가루내어 하루 3번에 나누어 복용한다.

⊙산기통(疝氣痛), 남자의 음경통(陰莖痛), 여자의 음내통(陰內痛)

더덕 7.5g(생뿌리는 2개)을 가루로 만들어 매일 3회 뜨거운 술로 복용하면 통증(痛症)이 멎는다.

⊙여자의 적·백대하(赤白帶下)

더덕 7.5g을 가루로 만들어 매일 3회 식전에 밥물로 복용한다. 장기간 복용하면 효과를 볼 수 있다.

⊙전신 풍습양(全身風濕痒)

더덕을 달인 물로 차 마시듯 복용한다. 이 처방은 개창(疥瘡), 선양(癬痒), 종독(腫毒)의 치료에도 효과가 있다.

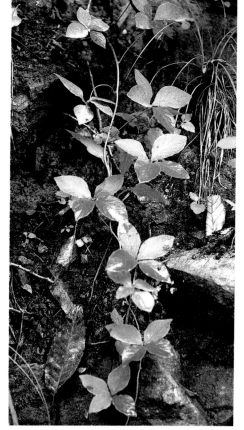

전초

⊙창독(瘡毒)의 치료와 부기를 빼고 농(膿)을 제거할 때
더덕의 생뿌리를 찧어서 환부에 바른다.

⊙폐음(肺陰)이 부족하여 열이 나고 기침을 할 때
더덕 22g, 맥문동 12g, 둥굴레 22g, 감초 12g, 뽕잎 12g, 까치콩 12g, 하늘타리 뿌리 12g을 섞은 사삼맥문탕(沙蔘麥門湯)을 달여서 하루에 3번에 나누어 복용한다.

⊙종기(腫氣), 뱀이나 벌레에 물렸을 때
더덕의 생뿌리를 찧어서 환부에 붙이거나 더덕을 달인 물로 환부를 닦아낸다.

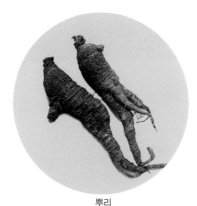
뿌리

효능 뿌리를 더덕이라고 하는데, 더덕은 성질이 약간 찬 편이며 맛은 쓰고 독이 없다.
원기(元氣)를 보(補)하고 한열(寒熱)을 제거하며 간(肝)을 보(補)하고 위(胃)를 튼튼하게 한다. 폐(肺)를 치료하는 약으로서 장기간 먹으면 오장(五臟)을 안정시키고 심신(心身)을 건전하게 한다.

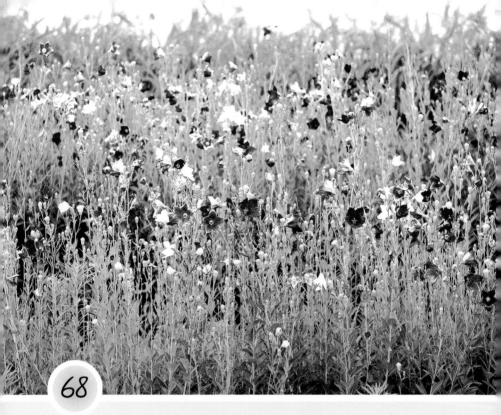

도라지

- 학　명 : *Platycodon grandiflorum* (Jacq.) A. DC.
- 별　명 : 가지도라지, 길경, 도대, 돌가지, 돌갓
- 생약명 : 길경(桔梗)－뿌리를 말린 것

　　초롱꽃과 도라지속. 여러해살이풀. 산과 들에서 키 40~
100cm 자란다. 잎은 어긋나고 긴 달걀 모양이며 가장자리에
톱니가 있다. 꽃은 7~8월에 하늘색 또는 흰색 종 모양으로 피
고, 줄기와 가지 끝에 1송이씩 위를 향해 달린다. 열매는 달걀
모양의 삭과이고 9~10월에 여문다. 뿌리를 식용하고 약재로도
쓴다. 흰 꽃이 피는 품종을 백도라지라고 한다.

⊙갑자기 오한(惡寒)이나 더위로 위복통(胃腹痛)이 날 때

도라지 37.5g(날것이면 10뿌리)과 생강 5조각을 함께 삶아 그 삶은 물을 자주 복용하면 효과를 볼 수 있다.

⊙후종(喉腫), 인후통, 풍치열치통(風齒熱齒痛), 입과 혀의 창(瘡)

도라지 37.5g(날것이면 10뿌리)을 물 1ℓ에 넣고 1/2이 될 때까지 삶은 후 이 삶은 물에 당감초(唐甘草)를 약간 넣어 자주 복용한다.

⊙폐병(肺病), 해수(咳嗽), 답답증, 담혈(痰血)

도라지 37.5g(날것이면 10뿌리)과 감초 75g을 물 5.4ℓ에 삶아 물이 1/3 정도 되면 이것을 매일 3회 식후에 한 번씩 복용한다. 차 마시듯 자주 복용해도 장기간 계속하면 효과를 볼 수 있다.

⊙흉륵(胸肋) 전후부(前後部)가 답답할 때나 천기(喘氣), 헛배가 불러 답답할 때, 머리가 핑 돌 때

도라지 37.5g(날것이면 10뿌리), 진피(陳皮) 37.5g(날것이면 약 5개), 생강 5조각에 물 1~1.4ℓ를 부어 1/2이 되도록 달인다. 이 달인 약을 1일분으로 하여 매일 3~5회씩 나눠 마시면 효과를 볼 수 있다.

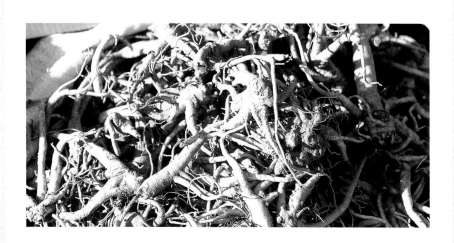

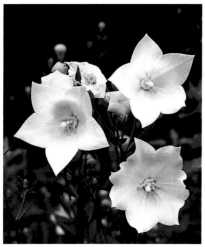
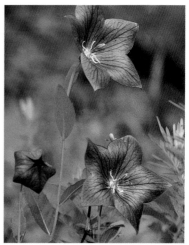

백도라지(흰색 꽃)　　　　　　　　　　보라색 꽃

⊙비출혈(鼻出血)

도라지 37.5g(날것이면 10뿌리)에 물 1~1.4ℓ를 붓고 졸여 1/2이 되면 3회로 나누어 식후에 마신다. 장복(長服)하면 효과를 볼 수 있다.
• 이 처방은 토혈(吐血), 하혈(下血)의 경증상(輕症狀)도 치료된다.

⊙심장쇠약(心臟衰弱), 열이 나고 답답할 때, 잠이 안 올 때

도라지 37.5g(날것이면 10뿌리), 치자(梔子) 약 12g(날것은 5개)을 삶아 차 마시듯 3~5일 계속해서 복용하면 효과를 볼 수 있다.

⊙주독(酒毒), 주취(酒醉)

도라지 37.5g(날것은 10뿌리), 갈근(葛根) 37.5g을 삶아 설탕을 타서 자주 마신다.

⊙복부(腹部)를 다쳐 상하거나 어혈(瘀血), 수시로 마음이 답답하여 급천(急喘)할 때

도라지 37.5g(날것은 10뿌리)을 남자 아이의 소변(小便) 3~4컵과 함께 달여 한 번에 속히 복용하면 다 풀린다.

⊙간(肝)에 열이 오르고 눈이 빨갛게 부어 아플 때

도라지 37.5g(날것이면 10뿌리), 치자(梔子) 약 16g(날것이면 7개)을 물

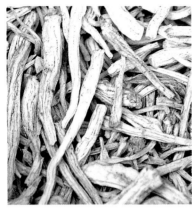
말린 약재

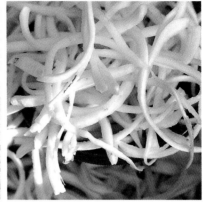
도라지 나물

1~1.4ℓ로 달여 1/2이 되게 한다. 이 달인 약을 매일 3~5차례 자주 복용하면 효과를 볼 수 있다.

●도라지차

도라지 600g, 귤 껍질 600g을 가루로 만들어 섞고, 이 가루와 꿀 2.1kg, 설탕 300g을 섞어 용기에 담아 10일 정도 서늘한 곳에서 재워 두면 도라지차가 된다. 이 차를 1회 1순가락씩 끓인 물 1컵에 풀어서 마신다.

• 이 도라지차는 담(痰)을 녹이고 기혈(氣血)을 순조롭게 한다. 그리고 위(胃)의 소화(消化)를 촉진하고 해수(咳嗽)를 멎게 하며 한열(寒熱)을 제거한다. 또, 식독(食毒)과 주독(酒毒)을 풀어 주므로 가정에서 상비할 만한 약차(藥茶)이다.

효능 도라지는 맛이 쓰고 성질은 평온하며 독이 없다.
폐기(肺氣)를 맑게 하고 가슴이 답답한 것을 풀어 주며, 농혈(膿血)을 제거하고 한열(寒熱)을 없애며 기혈(氣血)을 보강한다. 또한 폐병(肺病) 해수(咳嗽)의 보조약품(補助藥品)이다.

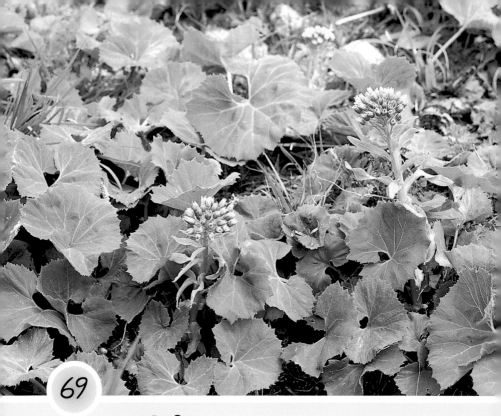

69

머위

- 학　명 : *Petasites japonicus* (S. et Z.) Max.
- 별　명 : 머구, 머우, 모기취, 봉두채
- 생약명 : 관동화(款冬花)–꽃봉오리를 말린 것

　국화과 머위속. 여러해살이풀. 산과 들의 습한 곳에서 키 50cm 정도 자란다. 잎은 땅속줄기에서 나오고 콩팥 모양이며 가장자리에 톱니가 있다. 꽃은 암수딴그루로 4월에 흰색으로 피고 꽃줄기 끝에 잔꽃이 빽빽하게 달린다. 열매는 원통형 수과이고 6월에 익는다. 잎자루와 꽃을 식용하며, 꽃은 약재로도 사용한다.

⊙가래, 기침, 감기(感氣), 산기(疝氣), 선병질(腺病質)

이른 봄 머위의 꽃이 피기 전에 어린 잎과 줄기를 채취하여 달여서 복용하거나, 또는 된장을 섞어 국처럼 끓여 먹으면 효과를 볼 수 있다. 이 머위 된장국은 해열(解熱)과 위(胃)를 튼튼하게 하는 작용을 한다. 임신(妊娠)했을 때의 기침에 특별한 효험이 있다고 한다.

⊙기관지염(氣管支炎), 기관지확장증(氣管支擴張症), 천식(喘息), 폐농양(肺膿瘍)

관동화 40, 백합 50을 섞어 가루내어 환약을 만들어 1회 8~12g씩 하루 3번 복용한다.

⊙기침, 가래, 인후염(咽候炎), 편도선염(扁桃腺炎), 기관지염(氣管支炎), 천식(喘息)

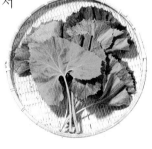

(1) 말린 머위 꽃봉오리를 1회 10~15g씩 달여서 복용한다.

(2) 말린 머위 뿌리를 1회 3~6g씩 달여서 복용한다.

(3) 머위의 꽃봉오리와 뿌리를 생으로 즙을 내어 복용한다.

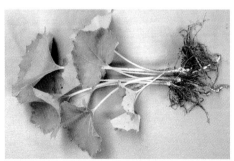

채취한 전초

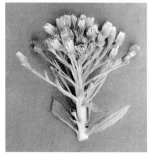

채취한 꽃봉오리

⊙생선 중독(中毒)

머위의 생잎과 줄기로 즙을
내어 복용한다.

⊙피부병(皮膚病)

머위의 줄기와 잎을 삶은 물
로 자주 목욕하면 효과를 볼
수 있다.

⊙부증(浮症), 종기(腫
  氣), 타박상

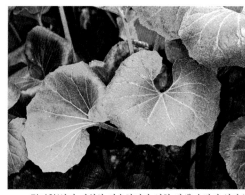
털머위(잎이 머위와 비슷하지만 연한 갈색 솜털이 있다.)

머위의 뿌리와 줄기를 말린
약재를 하루 10~15g씩 달여 복용한다. 아울러 생뿌리와 줄기를 찧어서
환부에 바르면 효과를 볼 수 있다.

⊙염좌(捻挫), 옻 중독(中毒)

머위의 생뿌리를 찧어서 환부에 바른다. 마르지 않게 여러 번 갈아 주면
곧 효과를 볼 수 있다.

⊙뜸질을 해서 생긴 창(瘡)

머위 꽃을 채취하여 그늘에 말린 후 가루로 만들어 환부에 바른다.

⊙종기(腫氣), 뱀이나 벌레에 물렸을 때

머위의 생뿌리를 짓찧어 환부에 바른다.

⊙타박상(打撲傷)

머위의 생잎과 줄기를 짓찧어 환부에 바른다.

효능 머위 꽃을 관동화(款冬花)라 부르는데, 맛은 맵고 성질은 따뜻하다.
관동화는 진해(鎭咳), 거담(去痰)의 효능이 있어 폐허로 기침이 나고 가래
에 피가 섞일 때, 폐결핵(肺結核), 폐농양(肺膿瘍) 등의 치료에 효과가 있
다. 봉두채(蜂斗菜)라 불리는 머위 줄기는 해독(解毒), 거어(祛瘀), 소종(消
腫), 지통(止痛)의 효능이 있어 편도선염(扁桃腺炎), 옹종창독(癰腫瘡毒),
독사교상(毒蛇咬傷), 타박상(打撲傷)의 치료에 쓴다.

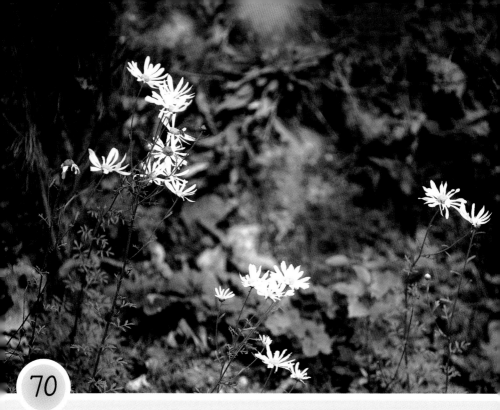

구절초

- 학 명 : *Dendranthema zawadskii* var. *latilobum* (Max.) Kitag.
- 별 명 : 가을국화, 고봉, 들국화, 산국화, 서흥구절초, 선모초, 큰구절초
- 생약명 : 구절초〔九折(節)草〕-전초를 말린 것

70

국화과 국화속. 여러해살이풀. 산과 들의 초원에서 키 50~100cm 자란다. 잎은 달걀 모양이고 가장자리가 얕게 갈라지며 톱니가 있다. 꽃은 8~10월에 흰색으로 피고 줄기 끝에서 1송이씩 달린다. 총포는 반구형이고 포편은 3줄로 배열되며 가운데의 관상화는 노란색이다. 열매는 장타원형 수과이고 10~11월에 익는다. 꽃이 달린 전초를 약재로 쓴다.

⊙**풍병(風病), 부인냉증(婦人冷症), 위장장애(胃腸障碍)**

구절초를 꽃이 필 때 뿌리째 뽑아 그늘에서 말린 후 달여서 복용한다. 식욕이 좋아지고 피를 맑게 해 주므로 산후조리(産後調理) 등 부인병에 효과를 볼 수 있다.

⊙**족통(足痛), 담증(痰症)**

가을에 채취한 구절초의 뿌리를 달여서 복용한다.

⊙**냉증(冷症), 생리불순(生理不順), 불임증(不妊症), 변비(便秘)**

구절초를 삶아서 복용하거나 엿을 고아서 먹으면 좋다.

⊙**두통(頭痛)**

말린 구절초 꽃을 베갯속으로 사용한 베개를 쓰면 베개에서 나오는 향기로 두통과 불면의 치료 효과를 볼 수 있다.

⊙**월경불순(月經不順), 생리통(生理痛), 자궁냉증(子宮冷症), 불임증
　(不妊症), 대하증(帶下症), 위랭(胃冷), 소화불량**

말린 구절초 20g을 끓는 물 1,000㎖에 넣고 우려내면 연하고 맑은 구절초차(九折草茶)가 된다. 이 차를 뜨거울 때 조금씩 마시면 정신이 맑아지

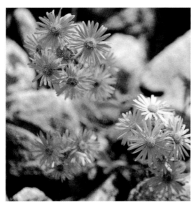
바위구절초

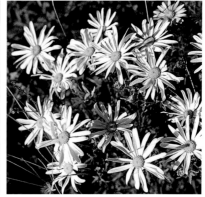
가는잎구절초

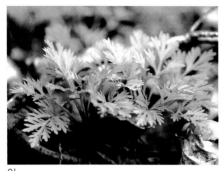
잎

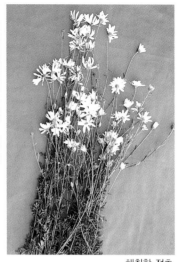
채취한 전초

고 집중력이 향상되므로 머리를 많이 쓰
는 사람이나 수험생에게 도움이 된다. 끓
인 물을 식혀 냉장고에 넣어 두고 식수
대신 마셔도 좋다.

⊙ 자궁냉증(子宮冷症)

말린 구절초를 1회 3~4g씩 달여 복용한다. 또, 이 달인 물로 엿을 고아 15
일 정도 복용하면 효과를 볼 수 있다.

⊙ 구취(口臭)

구절초를 끓인 물로 양치질하면 심한 입 냄새가 곧 없어진다.

효능 구절초는 부인병 치료에 특효가 있다고 하여 선모초(仙母草)라고도 부르는
데, 맛이 쓰고 성질은 따뜻하다.
온중(溫中), 조경(調經), 소화(消化)의 효능이 있어 월경불순(月經不順), 월
경통(月經痛), 불임증(不妊症), 위랭(胃冷), 소화불량(消化不良)을 치료하는
데 쓴다.

**사용
주의** 구절초는 독성은 없으나 알칼리성이므로 알러지가 있는 사람은 삼가야 한
다.

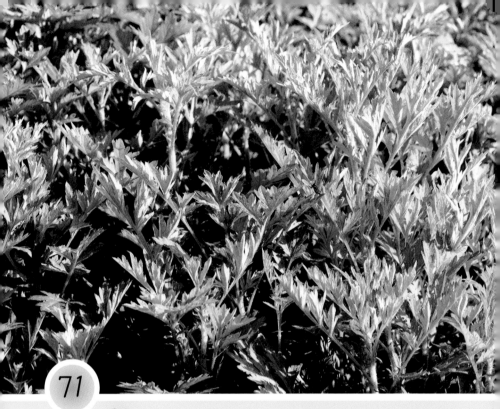

71

쑥

- ■ 학　　명 : *Artemisia princeps* var. *orientalis* (Pampan.) Hara
- ■ 별　　명 : 사재발쑥, 애초, 약쑥
- ■ 생약명 : 애엽(艾葉)-잎

　　국화과 쑥속. 여러해살이풀. 들의 양지바른 풀밭에서 키 60~ 120cm 자라며 흰색 털이 빽빽하게 난다. 잎은 어긋나고 타원형이며 깃털 모양으로 갈라진다. 작은잎은 긴 타원상 피침형이고 뒷면에 흰 털이 있다. 꽃은 7~10월에 연한 홍자색으로 피고 줄기 끝에 잔꽃이 모여 원추화서로 달린다. 열매는 수과이다. 어린 잎을 식용하고 잎과 열매는 약재로 쓴다.

⊙토혈(吐血), 하혈(下血)

쑥 3줌을 물 1ℓ로 삶아 1/2이 되게 달여서 하루 3회 복용한다.

⊙비출혈(鼻出血)

(1) 쑥을 태워 잿가루를 만들어 콧구멍에 불어넣으면 된다.

(2) 쑥잎 300g을 삶은 물을 매일 3회 식후에 1컵씩 복용한다.

⊙부인(婦人)의 적대하혈(赤帶下血)이나 오래 된 하혈(下血)이 멎지
않을 때

쑥 300g, 생강 3.75g, 건강(乾薑) 3.75g을 물 1.8ℓ로 달여 1/2이 되면 즙
을 짜고 다시 아교주(阿膠珠)를 넣고 달여 녹인다. 이것을 매일 3회 식간
에 한 번씩 복용하면 곧 효과를 볼 수 있다.

⊙산모의 대변하혈(大便下血)

쑥잎 300g과 생강 5조각을 달여 농즙이 되면 복용한다. 2~3차례 복용하
면 효과를 볼 수 있다. 산후복통(産後腹痛)에도 효과를 본다.

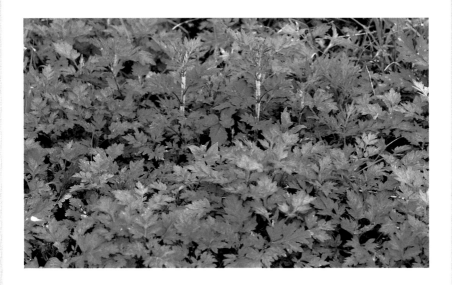

◉대변(大便) 후 하혈(下血)이나 설사(泄瀉)가 멎지 않을 때

쑥잎 300g과 생강 5조각으로만 농즙을 만들어 한 번에 복용한다. 효력이 없으면 재차 복용하되 매일 3회 복용해도 좋다.

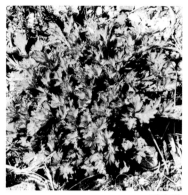

어린 잎

◉백리(白痢)

쑥잎 150g과 건강(乾薑)을 태워 만든 건강탄(乾薑炭) 37.5g에 식초 1 숟가락을 넣고 물 1ℓ로 1/2이 되게 달인다. 이 달인 물을 1일 3회에 나누어 식간에 복용하면 효과를 볼 수 있다.

◉토사(吐瀉)가 멎지 않을 때

쑥잎 300g에 물 0.7ℓ를 부어 1/2이 될 때까지 삶아서 복용하면 멎는다.

◉비위(脾胃)의 허한(虛寒)이나 통증(痛症)

쑥잎을 가루로 만들어 1회 2순가락씩 따뜻한 물로 복용하면 효과를 본다.

◉얼굴이나 몸에 창(瘡)이 생겨 진물이 날 때

쑥잎 300g을 물 350㎖에 넣고 식초 175㎖, 술 1순가락, 소금을 약간 타서 농즙(濃汁)이 되도록 졸인다. 이것을 창(瘡)의 크기에 따라 한지(韓紙)에 농즙을 바르고 환부에 하루 2~3번 바꾸어 붙인다.

◉인후(咽喉)가 붓고 아플 때

쑥잎 300g을 물 1ℓ로 끓여 1/2이 되면 천천히 마신다. 그리고 쑥잎 300g을 식초 1/2컵과 섞어 찧은 뒤 목 외부에 하루 2회씩 바꾸어 붙인다.

◉임신부가 바람을 쐬어 중풍이나 인사불성(人事不省)이 되었을 때

쑥잎 300g에 식초 350㎖를 타서 뜨겁게 볶은 뒤 헝겊으로 싸서 산부(産婦)의 배꼽에 대고 그 위에 모포를 덮는다. 식으면 바꾸어 주고 내복(內服)으로 생강차를 먹으면 효과를 볼 수 있다.

⊙감기(感氣), 열오한(熱惡寒), 전신
  동통(全身疼痛)

쑥잎 75g에 생강 5조각과 물 0.7ℓ를 타
서 1/2이 되도록 끓인 뒤 한 번에 모두
복용하면 땀이 나면서 곧 효과를 볼 수
있다.

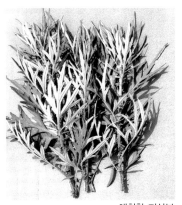

⊙식은땀이 날 때

쑥 7.5g, 오매(烏梅) 5개에 물 0.7ℓ를 붓
고 삶아서 1/2이 되도록 졸인 다음 취침
시에 복용하면 효과를 본다.

채취한 지상부

⊙눈의 충혈(充血)

쑥잎을 연기가 나도록 태우면서 빈 용기로 덮는다. 장기간 두면 용기 안에
그을음이 묻는다. 그을음이 묻은 용기에 뜨거운 물을 약간 부어 저으면 검은
물이 된다. 이 검은 물을 탈지면에 적셔 눈을 씻으면 곧 효과를 볼 수 있다.

⊙모든 창독(瘡毒), 종통(腫痛)

쑥잎을 달인 쑥잎탕을 복용하고 쑥잎을 태워 잿가루를 만들어 외부에 바
른다. 진물이 날 때에는 쑥잎 잿가루를 그대로 환부에 바르고, 진물이 없
을 때에는 쑥잎 잿가루를 참기름에 개어 바른다.

⊙모든 풍습증(風濕症), 종양(腫瘍), 개선(疥癬), 신경통(神經痛)

쑥잎, 뽕잎을 같은 양으로 넣어 삶은 물을 목욕물과 섞어 목욕하면 치료
효과를 볼 수 있다. 여기에 약간의 유황(硫黃)을 섞으면 더욱 좋다.

⊙오래 된 이질(痢疾)이나 적리(赤痢)

쑥잎 300g, 진피(陳皮) 300g에 소금 약간을 넣고 물
1ℓ로 끓여 1/2이 되면 3등분해서 매일 3회 식간에
1등분씩 복용한다.

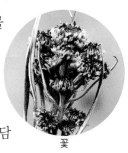

⊙사지(四肢)·손발·무릎·요부(腰部)·위장(胃
  腸) 및 자궁(子宮)의 냉통(冷痛)

연한 쑥잎을 찧어 뭉치를 만들어 헝겊 주머니에 가득 담
고 자주 아픈 곳에 대고 묶어 두면 효과를 볼 수 있다.

꽃

⊙여자 음부(陰部)의 습양(濕痒)·종통(腫痛)·백대(白帶)·백탁(白濁)·악취(惡臭)·긴축이완(緊縮弛緩)

쑥잎 300g, 석류 껍질 2~3개, 콩알만한 크기의 백반(白礬) 5개, 국화(菊花) 10송이를 물 1.8ℓ로 삶아 물이 0.7ℓ가 되도록 졸인다. 이 삶은 물을 따끈하게 해 음부(陰部)를 3~5회씩 씻는다. 씻은 후 탈지면에 약물을 찍어 음부 내에 삽입하면 치병(治病)뿐만 아니라 음부를 축소시킬 수 있다.
• 이 처방은 남자의 낭습증(囊濕症)에도 효과를 본다.

⊙제병축음(除病縮陰)

쑥잎(艾葉), 석류피(石榴皮), 흰국화를 각각 같은 양(量)으로 말려 가루를 만들고, 이 가루들을 섞고 꿀로 개어 대추만한 크기로 빚어 환약을 만든 것이 제병축음환(除病縮陰丸)이다. 이 환약 2개를 얇은 탈지면에 잘 싸서 음부(陰部) 내에 삽입한다. 오후 1~2시에 삽입하고 7~8시에 꺼내고 씻으면 된다. 이것은 병 예방뿐만 아니라 음강(陰腔)을 축소시키는 효과를 볼 수 있다.

⊙습관성 월경불순(月經不順)

쑥잎, 전당귀(全當歸)를 같은 양으로 가루를 만들고 꿀로 개어 녹두만한 크기로 환약을 빚는다. 이 환약을 1회 50개씩 아침 공복(空腹)에 약한 소금물로 1회, 취침 전에는 약한 술로 1회씩 복용한다.

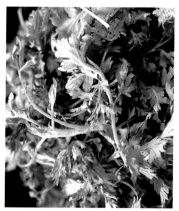

나무로 먹는 쑥

⊙여자의 심한 하혈(下血)이 오랫동안 멎지 않을 때

쑥 300g, 건강(乾薑) 3.75g(생강은 3조각)을 물 1.8ℓ로 삶아 1/2이 되면 짜서 쑥잎과 생강을 버리고 여기에 아교주(阿膠珠) 7.5g을 넣고 달인 다음 다 풀어지면 3등분하여 매일 3회 식간에 1등분씩 복용한다. 장복(長服)하면 효과를 볼 수 있다.

⊙종기(腫氣)가 나서 진물이나 고름이 흐를 때

쑥잎 300g을 물 0.35ℓ에 넣고 식초 약 180㎖와 술 1숟가락, 약간의 소금을 탄 후 진하게 달인다. 이 달인 물을 종기(腫氣) 크기대로 오린 창호지에 발라 환부에 붙인다. 하루에 3~5차례 바꾸어 주어야 한다.

⊙치창(痔瘡), 치루(痔漏) 및 악창(惡瘡), 창구(瘡口)가 아물지 않을 때

쑥잎탕으로 환부를 씻는다. 완전 치료가 안 되더라도 보조 치료는 된다.

⊙어린이의 피부병(皮膚病) 예방

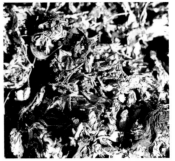

잘 말린 약쑥

쑥잎이나 상엽(桑葉)을 넣은 따뜻한 물로 목욕을 시키면 어린이의 피부병을 방지할 수 있다. 갓난아이는 농도를 약하게 한다.

⊙각기병(脚氣病)

생쑥잎을 짓찧어 헝겊에 잘 싸서 환부에 대고 묶어 놓으면 통증과 간지럼 증을 완화시키고 진물이 흐르는 것을 멎게 할 수 있다.

⊙월경과다(月經過多)

쑥잎을 식초로 볶은 것 약 12g을 물 0.35ℓ로 달여서 1/2이 되면 이 달인 물로 계란 노른자위 2개를 식전에 복용한다. 1일 3회씩 5일간 계속하고는 중지했다가 다음 달 월경(月經)에 확인해 보고 효력이 없었으면 다시 복용한다.

⊙백대하(白帶下)

쑥잎 37.5g, 계란 1개를 술로 달여 이것을 매일 3회 식전에 한 번씩 복용한다.

⊙여자의 붕루하혈(崩漏下血)

쑥잎 300g을 물 0.7ℓ로 달여 1/2이 되면 이 달인 물에 계란 1개를 풀어 매일 3회 식전에 복용한다.

효능 쑥의 성질은 차갑지만 익히면 열이 있고 맛은 쓰다.
부인병(婦人病)에 좋은 약효를 볼 수 있으며 약효가 가장 효력이 있는 것은 음력 5월 5일 단오절(端午節) 때 채취한 것이다. 아직 해를 보지 않은 쑥을 채집하여 말린 다음 솜 모양으로 찧어 보관하는 것이 가장 좋다.

사용 주의 쑥은 많이 먹으면 열독(熱毒)이 뇌에 침투하기 때문에 주의해야 한다.

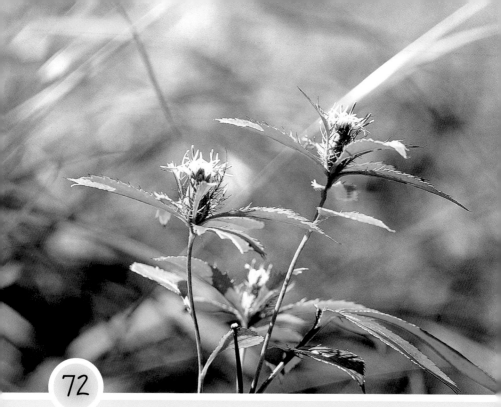

삽주

- 학　명 : *Atractylodes ovata* (Thunb.) DC.
- 별　명 : 관창출, 삽주싹, 일창출
- 생약명 : 백출(白朮)–껍질을 벗겨낸 덩이뿌리를 말린 것
　　　　창출(蒼朮)–껍질을 벗겨내지 않은 줄기뿌리를 말린 것

　국화과 삽주속. 여러해살이풀. 산과 들의 건조한 양지 쪽에서 키 30~100cm 자란다. 잎은 어긋나고 긴 타원형이며 가장자리에 바늘 모양의 가시가 있다. 꽃은 암수딴그루로 7~10월에 백색 또는 홍색으로 피고 줄기와 가지 끝에 1송이씩 달린다. 열매는 수과이고 털이 있으며, 10~11월에 여물고 갈색 관모가 있다. 어린 순을 식용하고 뿌리를 약재로 쓴다.

⊙어린이의 비위허약(脾胃虛弱)에서 생기는 만성 구토, 설사

백출 4, 칡뿌리 8, 인삼 4, 곽향 4, 백복령 4, 목향 4, 감초 4를 섞어 만든 백출산(白朮散)을 1회 1~2g씩 하루 3번 복용한다.

⊙소화불량(消化不良), 식체(食滯)

백출 10, 선탱자 5를 섞어 만든 지출환(枳朮丸)을 1회 5~7g씩 하루 3번 복용한다.

⊙혈허(血虛)로 인한 태동불안(胎動不安)

백출, 당귀, 황금, 함박꽃 각각 12, 궁궁이 8을 섞어 만든 당귀산(當歸散)을 1회 6~8g씩 하루 3번 복용한다.

⊙식욕부진, 소화불량, 복통설사(腹痛泄瀉), 급·만성 위염(急慢性胃炎), 위무력증(胃無力症), 위확장증(胃擴張症)

창출 15, 귤껍질 10, 후박 8, 감초 4, 생강 6, 대추 4를 섞은 평위산(平胃散)을 1회 6~8g씩 하루 3번 복용한다.

⊙습열(濕熱)로 무릎이 붓고 아플 때

창출 15, 황경피 15를 섞은 이묘환(二妙丸)에 쇠무릎 풀 15, 율무 씨 15를

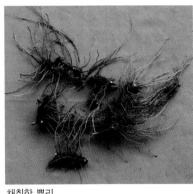

채취한 뿌리

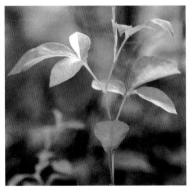

어린 싹

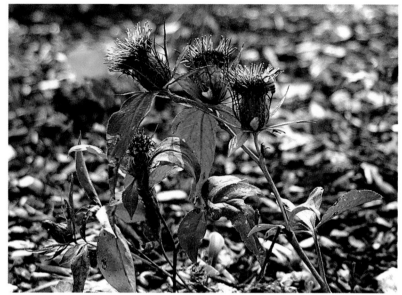
붉은색 삽주

섞은 사묘환(四妙丸)을 1회 3~5g씩 하루 3번 복용한다.

⊙소화불량, 급·만성 위염(急慢性胃炎), 위궤양(胃潰瘍)

삽주 뿌리 600g, 복령 150g을 물로 달인 후 찌꺼기는 짜 버리고 다시 졸인다. 여기에 꿀을 넣어 엿처럼 만든 것을 창출고(蒼朮膏)라고 한다. 이 창출고를 1회 15~20g씩 하루 3회 식전에 따뜻한 물로 복용한다.

효능 삽주의 가늘고 긴 묵은 뿌리를 창출(蒼朮), 덩어리진 햇뿌리를 백출(白朮)이라고 한다.
- 창출은 맛이 맵고 쓰며 성질은 따뜻하다.
건비(健脾), 조습(燥濕), 거풍(祛風), 발한(發汗), 해울(解鬱)의 효능이 있어 습성곤비(濕盛困脾), 구토(嘔吐), 이질(痢疾), 담음(痰飮), 수종(水腫), 감기(感氣), 야맹증(夜盲症)의 치료에 쓴다.
- 백출은 맛이 맵고 달며 성질은 따뜻하다.
보비(補脾), 익위(益胃), 조습(燥濕), 안태(安胎)의 효능이 있어 식욕부진(食慾不振), 하리(下痢), 황달(黃疸), 관절염(關節炎), 소변곤란(小便困難), 도한(盜汗), 태기불안(胎氣不安)의 치료에 쓴다.

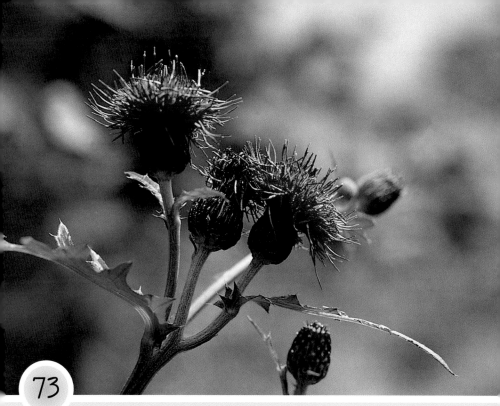

엉겅퀴

- 학   명 : *Cirsium japonicum* var. *maackii* (Max.) Matsum.
- 별   명 : 가시나물, 산우방(山牛旁), 야홍화, 엉거시, 자계(刺薊), 항강새
- 생약명 : 대계(大薊)–전초를 말린 것

　국화과 엉겅퀴속. 여러해살이풀. 전국의 산, 길가 초원과 들녘의 밭둑 등에서 키 0.5~1.5m 자라며 전체에 백색 털이 난다. 잎은 어긋나고 깃꼴겹잎이며, 줄기잎은 타원형이고 양면에 털이 나며 가장자리에 결각상의 톱니와 가시가 있다. 꽃은 6~8월에 적자색으로 피고 3~4개의 두상화가 줄기 끝에 달린다. 열매는 수과이고 9~10월에 여물며 관모가 달린다.

⊙어혈(瘀血)

엉겅퀴의 꽃이 필 때 전초를 채취하여 햇볕에 말린다. 말린 엉겅퀴를 1회 1~4g씩 달이거나 가루내어 복용한다.
• 이 달인 물은 관절병(關節病)의 치료에도 좋은 효과를 볼 수 있다.

⊙각기(脚氣), 요통(腰痛), 슬통(膝痛)

말린 엉겅퀴 뿌리를 달여 복용하면 효과를 볼 수 있다.

⊙비출혈(鼻出血)

⑴ 말린 엉겅퀴 뿌리를 1회 5~7g씩 달여서 하루에 2~3회씩 4~5일 정도 복용한다.

⑵ 엉겅퀴 꽃을 찧어서 피가 나는 콧구멍을 막으면 곧 출혈이 멈춘다.

⊙식욕부진(食慾不振), 신경통(神經痛), 어혈(瘀血), 위장(胃腸), 변비(便秘), 여자의 냉증(冷症)

엉겅퀴 뿌리를 말려서 달인 물을 복용하거나 술을 담가서 복용한다.

⊙유암(乳癌)

엉겅퀴의 생잎이나 생뿌리를 짓찧어 달걀 흰자위로 개어서 환부에 붙인다.

⊙부인의 하혈(下血)

엉겅퀴의 생뿌리로 즙을 내어 복용하면 곧 효과를 볼 수 있다.

⊙토혈(吐血), 각혈(咯血)

엉겅퀴, 조뱅이, 측백 잎, 연꽃 잎, 띠 뿌리, 치자, 대황, 모란 뿌리껍질, 꼭두서니 뿌리, 종려피를 각각 법제해서 가루내어 같은 양을 섞어 만든 것을 십회산(十灰散)이라고 하는데, 이 십회산을 1회 20g씩 하루 2~3회 복용한다.

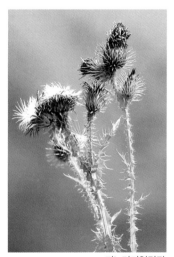
지느러미엉겅퀴

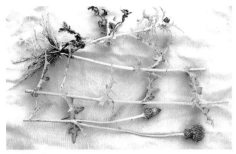
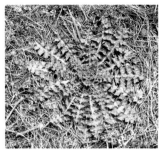

채취한 전초   이른 봄의 엉겅퀴 로젯

⊙ 난청증(難聽症)
엉겅퀴의 생뿌리를 갈아서 즙을 내어 헝겊이나 솜에 묻혀 귓속에 넣으면 증세를 호전시킬 수 있다.

⊙ 상처(傷處), 종기(腫氣)
엉겅퀴의 생풀을 찧어 환부에 붙이면 곧 출혈이 멎고 치료 효과를 볼 수 있다.

⊙ 토혈(吐血), 비출혈(鼻出血), 자궁출혈, 상처의 출혈, 이슬
엉겅퀴 꽃으로 차를 끓여 마시면 효과를 볼 수 있다. 엉겅퀴 꽃은 덜 핀 것이 좋으며 채취한 꽃은 그늘에 말린다. 이것을 찜통에 넣어서 1~2분간 찐다음 다시 그늘에 말린다. 이 과정을 여러 번 해야 맛과 향이 제대로 살아난다. 이렇게 만든 꽃봉오리 1~2개를 찻잔에 넣고 끓인 물을 부어 우려서마시면 엉겅퀴꽃차가 된다. 기호에 따라 꿀을 넣어 마셔도 된다.
• 이 처방은 혈액 속의 열(熱)을 없애고 정력(精力)을 보강하며, 몸에 생긴 부스럼이나 피가 뭉친 어혈(瘀血)을 푸는 데도 효과가 있다.

효능 엉겅퀴는 맛은 달고 쓰며 성질은 서늘하다.
해열(解熱), 양혈(養血), 지혈(止血), 거어(祛瘀), 소종(消腫)의 효능이 있어 어혈(瘀血), 토혈(吐血), 비출혈(鼻出血), 옹종(癰腫), 옴, 대하증(帶下症) 등을 다스리며 정(精)을 기르고 혈(血)을 보(補)한다.

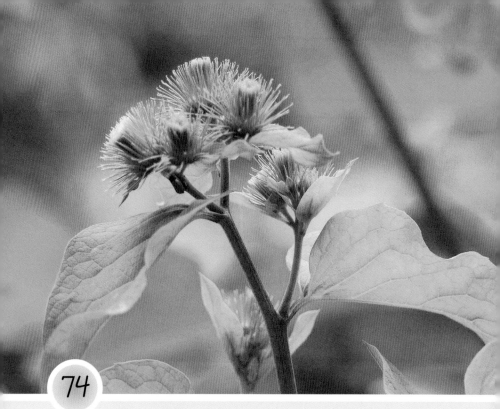

74

우엉

- 학　명 : *Arctium lappa* L.
- 별　명 : 대력자, 대부엽, 벌독, 서섬자, 악실, 우방, 토대동자, 흑풍자
- 생약명 : 우방자(牛蒡子)-여문 씨를 말린 것

　국화과 우엉속. 두해살이풀. 농가에서 재배하며 키 1.5m 정
도 자라며 뿌리는 육질이다. 잎은 모여나고 큰 염통 모양이며,
가장자리에 톱니가 있고 잎자루가 길다. 꽃은 5~7월에 짙은 자
주색, 황갈색 또는 흰색으로 피고 줄기 끝에 두상화서로 달린
다. 열매는 수과이고 9월에 여물며 갈색 관모가 달린다. 뿌리와
어린 잎을 식용하고 열매를 약재로 쓴다.

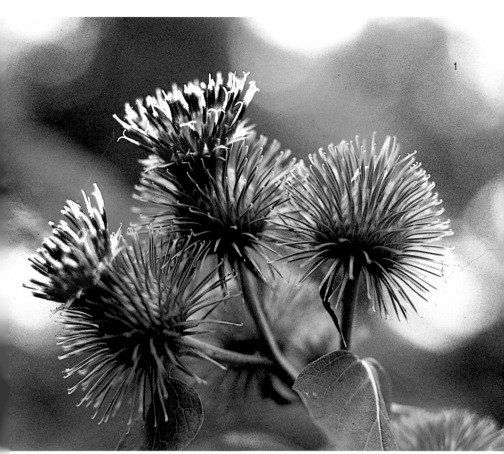

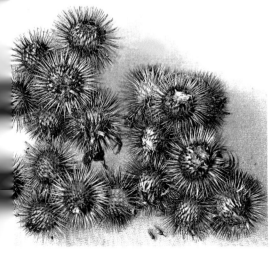

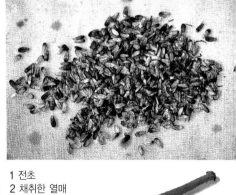

1 전초
2 채취한 열매
3 말린 씨앗
4 채취한 뿌리

4

⊙ **맹장염(盲腸炎)**

잘게 썬 우엉 350g, 별꽃의 생풀 35g을 토기에 넣고 물 1.6ℓ를 부어 약한 불로 1/2이 되도록 달여서 복용한다.

• 변통(便通)에도 효과가 있다.

⊙ **인통(咽痛)**

우방자를 1회 2~3g씩 달여서 복용하면 목구멍의 부기를 가라앉히고 통증(痛症)을 줄일 수 있다.

⊙ **독충자상(毒蟲刺傷)**

우엉의 생잎이나 생뿌리의 즙을 환부에 바르면 효과를 볼 수 있다.

• 농촌에서 똥독에 걸려 부었을 때에도 좋은 치료제가 될 수 있다.

⊙ **관절통(關節痛)**

우엉 잎을 불에 살짝 구워서 환부에 붙이면 효과를 볼 수 있다.

⊙ **외상(外傷)**

우엉의 생잎과 생뿌리를 찧어 환부에 붙인다.

효능 우엉의 씨를 우방자(牛蒡子)라고 하는데, 맛은 맵고 쓰며 성질은 차다. 거풍(祛風), 청열이습(淸熱利濕), 양혈산어(養血散瘀), 소종(消腫), 해독(解毒)의 효능이 있어, 풍열해수(風熱咳嗽), 인후종통(咽喉腫痛), 반진불투(斑疹不透), 소양(瘙痒)을 수반하는 풍진(風疹), 옹종창독(癰腫瘡毒)을 치료하는 데 쓴다. 뿌리와 잎은 금속에 다친 상처(傷處)나 종독(腫毒)을 치료해 준다.

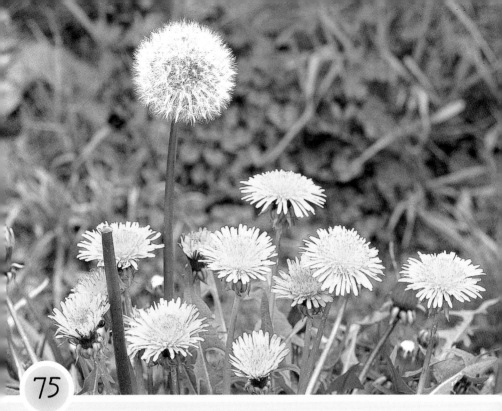

75

민들레

- 학　명 : *Taraxacum platycarpum* Dahlst.
- 별　명 : 명둘레, 앉은뱅이, 자양, 지정, 호디기풀, 황화
- 생약명 : 포공영(蒲公英)·황화랑(黃花郎)-전초를 말린 것

　국화과 민들레속. 여러해살이풀. 산과 들의 초원 양지 쪽에서 키 30cm 정도 자라며 원줄기가 없다. 잎은 뿌리에서 뭉쳐나고 피침형이며, 깊게 갈라지고 가장자리에 톱니가 있다. 꽃은 4~5월에 노란색으로 피고 잎 사이에서 나온 꽃줄기 끝에 1송이씩 달린다. 열매는 긴 타원형 수과이고 7~8월에 갈색으로 익는다. 어린 잎을 나물로 먹고 뿌리는 약재로 쓴다.

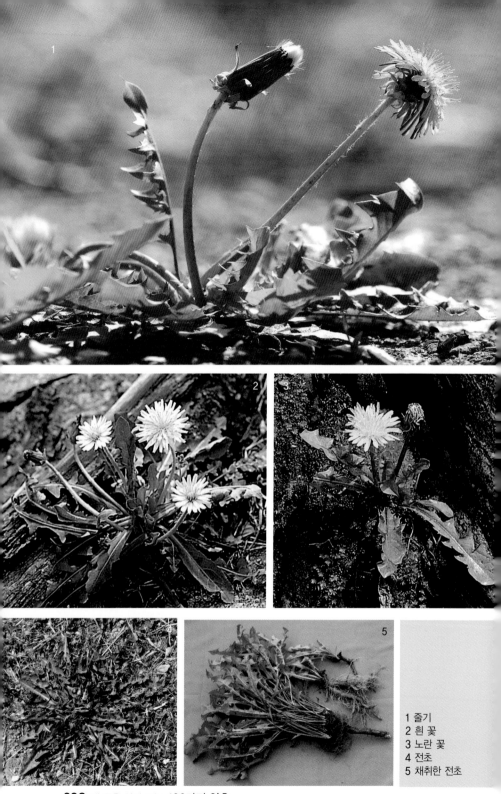

1 줄기
2 흰 꽃
3 노란 꽃
4 전초
5 채취한 전초

⊙당뇨(糖尿), 고지혈증(高脂血症), 염증(炎症), 림프선 염(炎), 결막염(結膜炎), 기관지염(氣管支炎), 기침

민들레의 전초를 말려서 차를 끓여 마시거나 삶은 물을 복용한다.
• 체했을 때도 효과가 있고 암의 예방에도 도움이 된다고 한다.

⊙간경화증(肝硬化症), 암(癌), 월경불순(月經不順), 대하증(帶下症), 신경통(神經痛), 당뇨(糖尿), 고혈압(高血壓)

말린 민들레 뿌리를 1회 5~10g씩 달여서 복용하면 효과를 볼 수 있다. 민들레 뿌리를 가루내어 환약으로 만들어 복용하기도 하고, 생뿌리는 술을 담가서 복용하기도 한다.

⊙유방염(乳房炎)

민들레의 전초를 말려서 차를 끓여 마시거나 달여서 복용한다. 민들레의 생풀을 찧어 환부에 붙이는 방법을 함께 쓰면 더 좋은 효과를 볼 수 있다.

⊙유선염(乳腺炎)

민들레, 인동덩굴 각각 12g을 섞어 달여서 복용한다. 3등분으로 나누어 하루 3회 1등분씩 복용한다.

⊙유즙불통(乳汁不通)

민들레, 천산갑, 장구채 각각 10g을 섞어 달여서 복용한다. 3등분으로 나누어 하루 3회 1등분씩 복용한다.

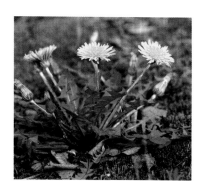

⊙침한(侵寒), 소화불량, 치질(痔疾), 부종(浮腫)

꽃이 피기 전에 민들레의 뿌리와 잎을 채취해서 잘 말려 둔다. 뿌리는 1회에 4~8g, 잎은 7~10g씩 달여서 1일 3회 식전에 복용한다.
• 이 처방은 좋은 건위제(健胃劑)가 된다.

⊙천식(喘息), 가래
민들레의 꽃과 뿌리로 술을 담가서 복용한다. 꽃은 활짝 피기 이전의 것이 더 좋다. 뿌리는 시기에 구애받지 않지만 잎이 있어야 채취하기 좋다. 채취한 꽃과 뿌리를 잘게 썰어서 2~3배 분량의 고량주나 소주를 붓고 설탕은 전체 분량의 1/3 정도 넣어서 1개월쯤 숙성시킨 후 복용한다. 술이 잘 익어 가면 담황색으로 된다.

⊙위암(胃癌)
민들레의 줄기, 뿌리와 잎을 나물로 무치거나 기름에 튀겨서 먹으면 위암의 치료와 예방에 효과를 볼 수 있다.

⊙종기(腫氣), 사마귀
민들레의 줄기와 잎에서 나오는 유액을 채취하여 환부에 바르면 효과를 볼 수 있다.

⊙벌레에 물렸을 때
민들레의 생풀을 짓찧어서 환부에 바르면 효과를 볼 수 있다.

⊙부증(浮症)
민들레의 생뿌리를 찧어서 환부에 붙이면 열이 나며 부기가 빠진다.

⊙종기(腫氣)
민들레의 생뿌리를 소금을 조금 넣고 찧어서 환부에 붙이면 염증(炎症)이 가라앉고 치료 효과를 볼 수 있다.

효능 민들레는 주로 뿌리를 약재로 쓰는데, 맛은 달고 쓰며 성질은 차다. 청열(淸熱), 해독(解毒), 이뇨(利尿), 산결(散結)의 효능이 있어, 급성 유선염(急性乳腺炎), 임파선염(淋巴腺炎), 나력(瘰癧), 급성 결막염(急性結膜炎), 급성 편도선염(急性扁桃腺炎), 급성 기관지염(急性氣管支炎), 위염(胃炎), 간염(肝炎), 담낭염(膽囊炎), 요로감염(尿路感染)의 치료에 쓴다.

사용주의 민들레는 성질이 차가우므로 너무 많은 양을 복용하면 설사(泄瀉)가 일어날 수 있다.

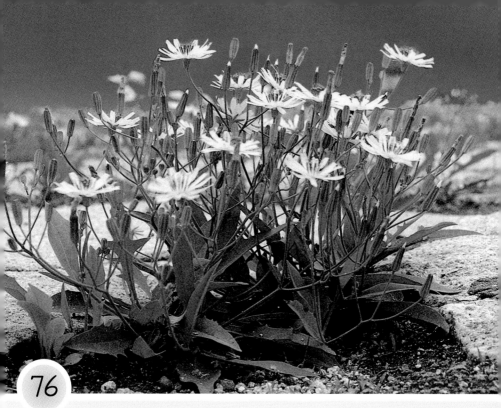

76

씀바귀

- 학　명 : *Ixeridium dentatum* (Thunb. ex Mori) Tzvelev
- 별　명 : 고들비, 속재, 싸랑부리, 쓴귀물, 씸배나물, 유동, 참새투리, 황과채
- 생약명 : 고채(苦菜) · 산고매(山苦蕒)−뿌리를 포함한 전초를 말린 것

　국화과 씀바귀속. 여러해살이풀. 산과 들의 약간 습기가 있는 곳에서 키 25~50cm 자란다. 잎은 피침상 긴 타원형이고 끝이 뾰족하며 가장자리에 약간 톱니가 있다. 꽃은 5~7월에 노란색 또는 흰색으로 피고 가지 끝과 원줄기 끝에 5~7송이가 산방상으로 달린다. 열매는 수과이고 7~8월에 연한 노란색으로 여문다. 뿌리와 어린 순을 식용하고 전초를 약재로 쓴다.

⊙소화불량(消化不良), 외이염(外耳炎), 독사교상(毒蛇咬傷), 요도결
석(尿道結石), 폐렴(肺炎)

말린 씀바귀 전초를 1회 2~4g씩 달여서 복용한다.

⊙타박상(打撲傷), 종기(腫氣) 등 외과 질환
(外科疾患)

씀바귀의 생풀을 찧어 환부에 붙인다.

⊙음낭습진(陰囊濕疹)

말린 씀바귀의 전초를 달인 물로 환부를 씻어
낸다.

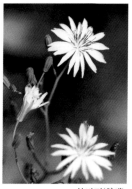

⊙사마귀

씀바귀 줄기에서 나오는 흰 즙을 모아 손등의 사
마귀에 계속 바르면 스스로 떨어져서 없어진다.

씀바귀(흰색)

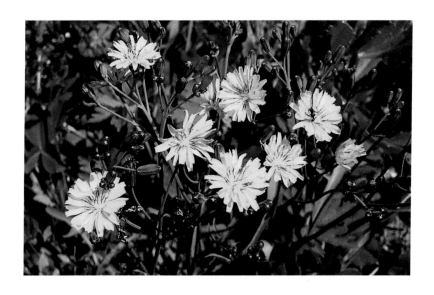

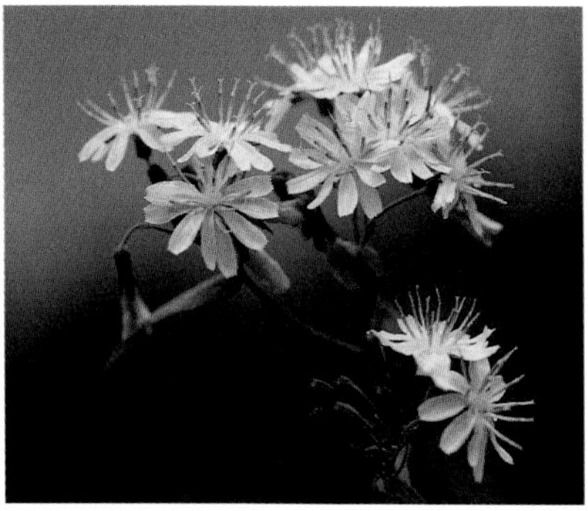

산씀바귀

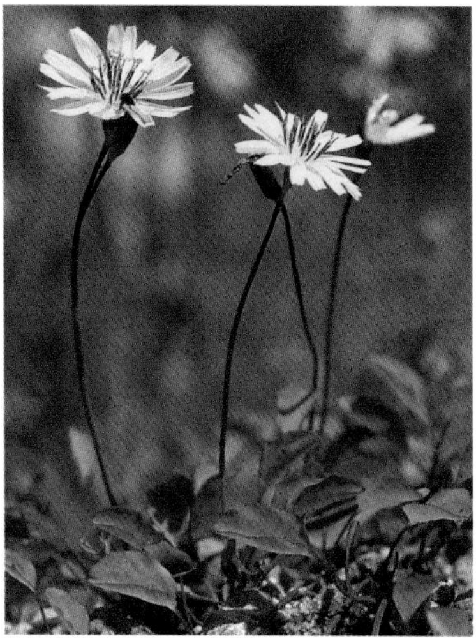

좀씀바귀

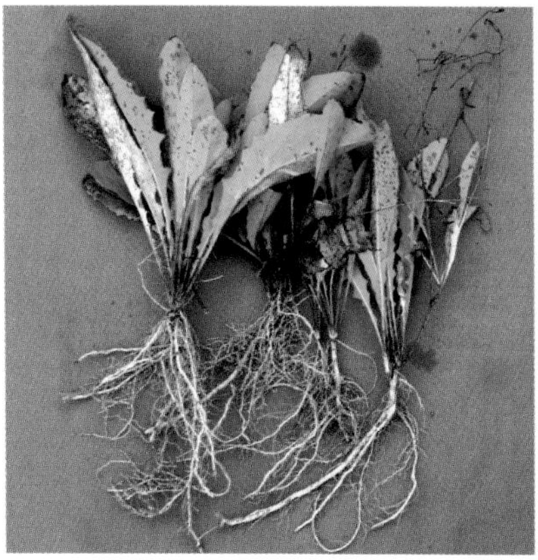

채취한 전초

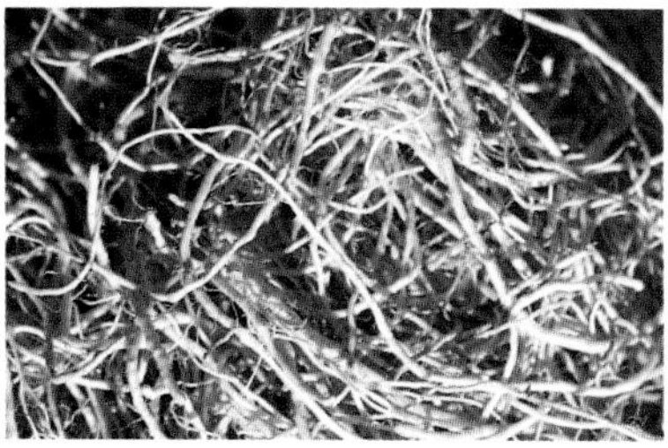

나물로 먹는 씀바귀 뿌리

● 씀바귀 나물

이른 봄에 어린 순을 뿌리째 채취하여 먹는다. 쓴맛이 강하므로 끓는 물에 데친 후 찬 물에 오랫동안 담가 충분히 우려내야 한다. 나물 무침을 하거나 전을 부치는 부침개의 재료로 쓴다.

효능 풀 전체에 쓴맛이 나므로 고채(苦菜)라고 부르는데, 맛은 쓰고 성질은 차다. 청열(淸熱), 건위(健胃), 해독(解毒), 양혈(養血), 사폐(瀉肺), 거부(祛腐), 소종(消腫)의 효능이 있어, 소화불량(消化不良), 외이염(外耳炎), 독사교상(毒蛇咬傷), 요도결석(尿道結石), 음낭습진(陰囊濕疹), 폐렴(肺炎), 타박상(打撲傷), 골절(骨折), 종기(腫氣)의 치료에 쓴다.

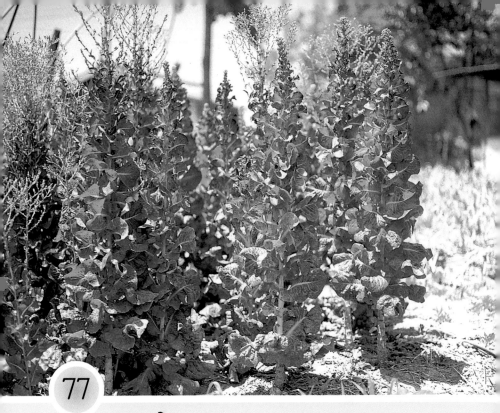

77

상추

- ▪ 학　명 : *Lactuca sativa* L.
- ▪ 별　명 : 상치
- ▪ 생약명 : 와거(萵苣)-지상부

　국화과 왕고들빼기속. 두해살이풀. 밭에서 재배하며 키 1m 정도 자라며 줄기를 자르면 흰 유액이 나온다. 뿌리잎은 크고 타원형이며 줄기잎은 위로 갈수록 작아지며 뒷면에 주름이 많고 가장자리에 톱니가 있다. 꽃은 6~7월에 노란색으로 피고 두상화서가 가지 끝에 많이 모여 총상으로 달린다. 열매는 수과이고 흰색 관모가 낙하산 모양으로 퍼져 있다. 잎을 식용한다.

⊙산부(産婦)의 젖이 적거나 젖이 안 나올 때

(1) 상추 잎을 술에 넣고 삶아서 복용하면 효과를 볼 수 있다.

(2) 상추의 줄기와 잎을 끓인 물을 자주 복용한다.

(3) 상추 씨 30개를 수시로 복용한다.

⊙소변불통(小便不通), 요혈(尿血), 대변하혈(大便下血), 자궁출혈(子宮出血)

(1) 상추의 줄기나 상추 씨 한 줌을 찧어 배꼽에 바른다.

(2) 상추 잎 한 줌과 파 한 줌을 함께 찧어 불에 데워 배꼽 위의 배에 붙여도 효과를 볼 수 있다. 배꼽에 바르지 않도록 주의해야 한다. 반드시 데워서 붙여야 하며 찬 것을 붙이면 복통(腹痛)이 나므로 안 된다.

⊙남녀 음부(陰部)의 독주 수종(水腫)

상추 씨 180g을 가루로 갈아 물 540㎖에 넣고 물이 1/3이 될 때까지 삶아서 복용한다. 식으면 반드시 데워서 복용한다. 찬 것을 복용하면 복통(腹痛)이 날 수 있다. 아울러 그 삶은 물의 김을 환부에 쏘이거나 그 삶은 물로 환부를 씻으면 더 좋은 효과를 볼 수 있다.

⊙목구멍이 막히거나 목구멍이 붓고 국물이 내려가지 않으며 호흡(呼吸)이 곤란할 때

말린 상추 뿌리를 가루로 갈아서 빨대를 목구멍에 대고 불어넣는다. 뿌리가 젖었을 때에는 불에다 쬐어 말려서 가루로 만들어 불어넣는다.

⊙벌레가 귀에 들어갔을 때

상추의 즙을 짜서 빨대 등에 넣고 조금씩 귓구멍에다 떨어뜨리면 벌레가 곧 나온다.

⊙술에 취해 잘 깨어나지 않을 때

상추의 생잎과 줄기로 즙을 짜내어 마시게 하면 곧 술기운에서 깨어난다.

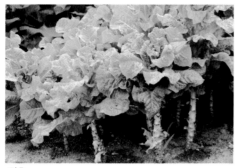
전초

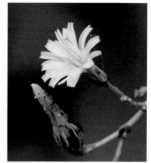
꽃

◉눈이 빨갛게 되어 풀리지 않을 때
상추 잎의 즙을 짜서 1회 1컵씩 매일 3회 복용하면 저절로 없어진다. 그러나 복장(腹腸)이 차서 오랫동안 설사(泄瀉)를 하고 있을 때는 효과가 거의 없으므로 주의해야 한다.

◉치아(齒牙)를 희게 하고 싶을 때
상추의 잎과 뿌리를 말려서 가루를 만들어 아침저녁 이를 닦을 때 치약에 섞어 쓰면 이가 하얗게 된다.

효능 상추는 성질이 차고 맛은 쓰며 독이 약간 있다.
상추는 익힌 것보다 날것을 먹어야 좋다. 상추는 경맥(經脈)을 통하게 하고 젖을 증가시켜 주며 소변(小便)을 잘 통하게 하고 하혈(下血)을 멎게 하며 살충해독(殺蟲解毒) 작용을 하므로 약용식으로 쓸 수 있다.

사용주의 상추는 찬 성질이어서 체질이 차가운 사람이 많이 먹으면 해로우므로 주의해야 한다.

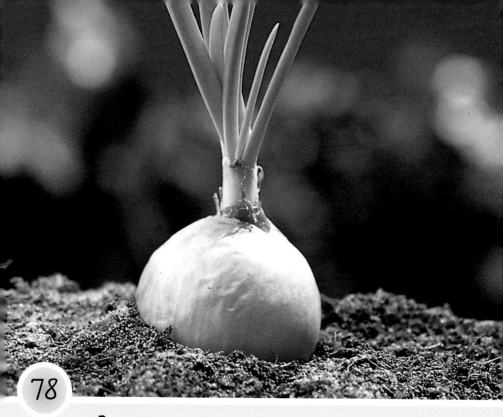

양파

- 학   명 : *Allium cepa* L.
- 별   명 : 둥글파, 옥파
- 생약명 : 양총(洋蔥)–비늘줄기

　백합과 파속. 두해살이풀. 페르시아 원산. 농가에서 재배하고 키 50~100cm 자란다. 땅 속의 비늘줄기는 공 모양이며 매운 맛이 난다. 잎은 속이 빈 원기둥 모양이며 꽃이 필 때 마르고 밑 부분이 두꺼운 비늘 조각으로 되어 있다. 꽃은 9월에 흰색으로 피고 잎 사이에서 나온 꽃줄기 끝에 잔꽃이 많이 모여 공 모양이 된다. 전체를 식용하고 뿌리줄기를 약재로 쓴다. 우리나라에는 1890년경에 수입되었다.

⊙**감기(感氣)에 약을 써도 효과가 없고 자주 재발할 때**

양파 600g, 쇠고기 300g으로 국을 끓여 조미(調味)를 한 다음 식사 때마다 먹는다. 1~2일이면 곧 효과를 볼 수 있다.

⊙**만성 폐렴(慢性肺炎)**

양파 1개, 생강 1개를 넣어 같이 찧은 뒤 삶아 그 물을 매일 3회 정도 복용하면 보조 치료 작용을 한다.

⊙**불이나 뜨거운 물에 덴 화상(火傷)**

생양파로 즙을 내어 환부에 자주 바르면 소염(消炎) · 진통 작용을 한다.

⊙**독모기에 물렸을 때**

양파즙을 내어 환부에 바른다.

⊙**하리(下痢), 하혈(下血), 괴혈병(壞血病), 독창(禿瘡)**

양파 삶은 물을 약간의 소금을 넣어 매일 3회 정도 복용하면 효과를 볼 수 있다.

⊙**신체쇠약, 신경질, 얼굴에 주름살이 늘고 조로(早老) 현상이 보일 때**

양파를 많이 먹으면 신경을 자극하여 신경을 활발하게 하고 혈액 순환을 촉진하며 식욕을 왕성하게 한다.

⊙**갑자기 머리가 빠지고 잘 나지 않을 때**

생양파로 즙을 내어 환부에 자주 바르면 곧 효과를 볼 수 있다.

●**양파 냄새를 없앨 때**

양파(마늘, 파)를 먹어서 나는 입 냄새는 김이나 다시마를 먹으면 곧 없어진다. 그리고 양파를 삶을 때에는 솥뚜껑을 열고 식초 몇 방울만 뿌리면 냄새가 없어진다. 그릇에서 양파 냄새가 날 때는 겨자 가루로 닦으면 냄새가 없어진다.

효능 양파는 성질이 따뜻하고 맛이 매우며 독이 없다.
자극성이 풍부하여 신경을 활발하게 하고 흥분시킨다. 그리고 혈액 순환을 촉진하고, 해독(解毒) 작용을 하며 살균력(殺菌力)이 매우 강하여 날것이나 익은 것 가릴 것 없이 먹으면 모두 좋다.

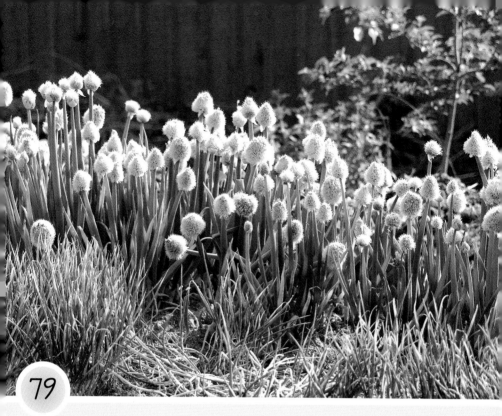

파

- 학　명 : *Allium fistulosum* L.
- 별　명 : 산파
- 생약명 : 총백(蔥白)−줄기의 흰밑을 뿌리와 함께 잘라낸 것(파흰밑)

　백합과 파속. 여러해살이풀. 시베리아 원산. 농가에서 재배하
고 키 70cm 정도 자란다. 땅속 줄기에는 많은 수염뿌리가 있
다. 잎은 끝이 뾰족한 원기둥 모양이고 밑동이 잎집이 되며, 2
줄로 자라고 밑부분은 서로 겹쳐 하나가 되고 흰색이다. 꽃은
6~7월에 흰색 종 모양으로 피고 꽃줄기 끝에 많이 모여 달린
다. 열매는 삭과이고 9월에 여무는데 씨는 모가 나고 검은색이
다. 잎을 식용하고 뿌리와 비늘줄기를 약재로 쓴다.

⊙만성 적색이질(慢性赤色痢疾)

파흰밑 7개를 가늘게 썰어 쌀과 함께 죽을 끓여 매일 3회 식간에 1그릇씩 복용한다. 장기간 계속하면 완전히 치료할 수 있다.

⊙옹절종독(癰癤腫毒)과 제창(臍瘡)이 터지지 않을 때

메밀 가루(밀가루) 150g과 파흰밑 75g을 검게 태워 가루를 만든 다음 식초로 개어서 환부에 바른다. 마르면 갈아 준다.

⊙유방종병(乳房腫病) 또는 유방이 딴딴해질 때

파흰밑 7개를 찧어서 즙을 만들어 한 번에 복용한다. 이렇게 계속하면 서서히 효과가 나타난다.

⊙악성 정종(惡性釘腫)

묵은 파 1~2뿌리를 꿀과 함께 찧어 약간의 식초를 넣어서 환부에 붙인다.

⊙머리의 독창(禿瘡)

파흰밑을 찧어 꿀을 조금 섞어서 환부에 바른다. 마르면 쌀뜨물로 씻고 다시 바르기를 반복하면 효과를 볼 수 있다.

⊙넘어지거나 다쳐서 골육(骨肉)에 상처(傷處)를 입거나 내출혈(內出血)로 종통(腫痛)이 있을 때

파흰밑을 짓찧은 것에 꿀을 조금 섞어서 두껍게 환부에 바르고 붕대로 감싼다.

⊙치창(痔瘡) 또는 출혈(出血)

뿌리가 달린 파 3~4개를 물에 넣고 끓여 나오는 뜨거운 김으로 환부를 쐰 뒤 씻는다. 여러 번 하면 효과를 볼 수 있다.

⊙임병(淋病)으로 인한 음낭종통(陰囊腫痛) 및 소변불통(小便不通)

파 3뿌리를 볼에 구워서 빻은 후 이것을 배꼽에 바른다. 만약 뱃가죽이 마비(麻痺)된 것 같으면 파흰밑을 삶아서 차 마시듯 계속 복용하면 마비가 해소된다.

⊙급성 위통(急性胃痛)

묵은 파 5뿌리의 껍질을 벗겨 빻
은 뒤 참기름 150g과 섞어서 복
용한다.
- 이 처방은 충통(蟲痛)에도 효과
를 볼 수 있다.

⊙감기(感氣), 독감(毒感), 두
　통(頭痛), 오한(惡寒) 또는
　전신(全身)이 쑤시거나 땀이
　나지 않을 때

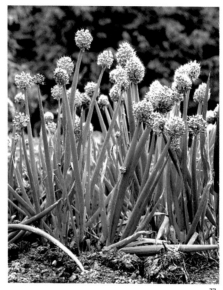

꽃

뿌리가 붙어 있는 파 7개를 껍질
을 벗기고 생강 75g을 깨끗이 씻
어 잘게 썬 뒤 파와 생강을 함께
물에 넣고 삶는다. 이 삶은 물
0.35ℓ를 마시고 땀을 내면 효과
를 볼 수 있다. 그래도 낫지 않으
면 다시 복용하되 땀을 내지 않아도 좋다. 3~5차례 거듭하면 효과를 볼
수 있다.
- 이 방법은 초기 장티푸스에도 효과를 볼 수 있다.

⊙허리를 삐거나 넘어져서 다쳤을 때

소금 약 1ℓ에 파 뿌리 7개를 불에 구은 다음 주머니에 넣어서 상처(傷處)
에 붙인다. 상처에는 수건 같은 것을 여러 겹 대어 염열(鹽熱)에 화상(火
傷)을 입지 않도록 해야 한다. 뜨거워진 주머니는 두꺼운 천으로 감싸 열
기(熱氣)가 외부로 발산되는 것을 방지한다. 식어지면 다시 뜨거운 것으로
바꾸어 치료한다. 소금은 3회 이상 달구어서는 안 되며 파 뿌리는 매번 새
로 바꾸어야 한다. 경상(輕傷)에는 2~3회, 중상(重傷)에는 여러 날 계속하
면 효과를 볼 수 있다.
- 이 처방은 갑작스런 위장통(胃腸痛), 월경통(月經痛), 뱃속이 뭉치거나
　허리와 무릎에 신경통(神經痛)이 올 때에도 반복하여 쓰면 유효하다.

⊙남녀 교합(交合) 후의 냉기(冷氣)나 복통(腹痛)

파흰밑 3개를 찧어 뜨거운 술에 타서 먹는다. 한 번으로 낫지 않으면 재차
복용한다.

⊙음낭종통(陰囊腫痛)

(1) 파흰밑 7뿌리와 유향(乳香) 약 5g을 함께 찧어서 환부에 바른다.

(2) 파흰밑 3뿌리를 불에 구워 반쯤 익힌 후 소금 7.5g을 넣고 잘게 빻아 환부에 바르면 효과를 볼 수 있다.

⊙임신 5~6개월에 과로로 인해 태동(胎動)이 생기거나 하혈(下血)할 때

(1) 파 뿌리 5개를 찧어 물에 삶아 수시로 1컵씩 마신다.

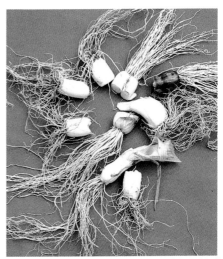
채취한 뿌리와 뿌리줄기

(2) 쌀 한 줌에 찧은 흰 파를 넣고 같이 삶아서 먹으면 곧 편안해지는 효과를 볼 수 있다. 임신부는 한동안 누워서 안정해야 한다.

⊙무더운 날이나 복중(伏中)에 더위를 먹거나 감기에 걸리거나 장기(瘴氣)에 걸렸을 때, 또는 이로 인해 졸도(卒倒)했을 때

파흰밑 4개를 길이 6cm 정도로 썰어서 두 귓구멍과 콧구멍을 막는다. 파흰밑이 없으면 정강이 뒷부분이나 발뒤꿈치의 근육 또는 손가락 끝을 깨물어 응급 처치한다. 이 밖에 손을 반복해서 깨물어도 효과를 볼 수 있다. 파가 있으면 두 방법을 동시에 쓴다.

⊙외상(外傷)

파 잎을 찧어서 상처(傷處)에 바르되 수시로 바꾸어 준다. 이렇게 하면 지혈(止血)·지통(止痛) 작용을 할 뿐만 아니라 독소(毒素)를 제거하며 삭은 피를 빼낸다.

⊙발 부분의 수종병(水腫病)

파흰밑 3~5개를 삶은 물로 환부를 자주 씻으면 효과를 볼 수 있다.

⊙종창독절(腫瘡毒癤)

푸른 파 잎 20개, 생강 가루 7.5g, 황백 가루 약 12g을 함께 찧어 환부에

바르거나 또는 그것을 삶은 물로
상처(傷處)를 씻는다. 자주 발라 주
거나 자주 씻어 주면 효과를 볼 수
있다.

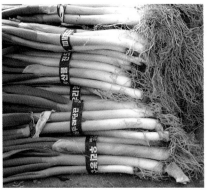
뿌리와 줄기

⊙뱀이나 벌레에 물려서 상처 (傷處)가 났을 때

파의 푸른 부분을 짓찧어 상처(傷
處)에 바른다. 또 응급 처방으로 니
코틴을 함께 찧어서 붙인다. 만약
니코틴이 없으면 담배도 된다.

⊙외상(外傷)으로 인한 출혈(出血)이 멎지 않을 때, 치질(痔疾)

파 잎의 점액(粘液)을 짜서 꿀과 같은 양의 물을 섞어 바르면 지통(止痛)·
지혈(止血) 작용을 한다.

⊙목의 종통(腫痛), 편도선염종통(扁桃腺炎腫痛)

수염 뿌리가 달린 파 뿌리 7개에 백반(白礬) 3.75g을 넣고 갈아서 3등분으
로 나누어 끓인 물로 1등분씩 복용한다. 복용하는 동안 서서히 효과를 볼
수 있다.

⊙위장(胃腸)이 약하고 마치 찌르는 것처럼 아플 때

파 씨 약 12g과 오수유 3.75g을 섞어 끓인 물을 복용한다.

⊙충치(蟲齒)나 풍치(風齒)로 아플 때

파 씨 1컵을 서서히 타는 불 위에 놓고 그 위에 물에 적신 큰 사기 그릇(대
접)을 뒤집어 올려놓으면 파 씨가 타는 연기를 모을 수 있다. 그릇을 올려
놓을 때에는 반드시 일정한 고온을 유지해야 한다. 그릇 안에는 물기가 있
으므로 파 씨 타는 연기가 그릇 안에 붙어서 검은색이 된다. 이때에 그릇
을 내려 그릇에 끓인 물을 넣은 후 휘저으면 검은 물이 된다. 이 검은 물로
양치질을 하거나 복용한다.

⊙산모(産母)의 젖이 적을 때

잎과 뿌리가 달린 파 7개와 암퇘지 오른쪽 앞뒤의 발 1쌍을 물렁물렁할 때
까지 함께 삶아 즙을 짠 후 6등분으로 나누어 3일 동안 아침저녁으로 2회
씩 복용한다.

⊙임신부가 갑자기 하초(下焦)에 피가 나오며 허리와 등이 아플 때

파 뿌리 30개를 물 1ℓ에 끓여 1/3이 되면 2번으로 나누어 3~4시간 간격으로 복용한다. 그 시간 동안 임신부는 가만히 누워 있어야 한다. 이 처방은 응급 처방이므로 속히 의사의 치료를 받아야 한다.

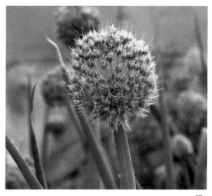

꽃

⊙국부신경통(局部神經痛)

파흰밑을 가늘게 썰고 식초를 묻혀 뜨겁게 볶은 것을 그대로 천에 싸서 환부에 대면 효과를 볼 수 있다.

⊙소변불통(小便不通)

⑴ 파 뿌리 7개, 식염 2순가락을 섞어 찧어서 뜨겁게 볶는다. 볶은 것을 아주 얇은 헝겊으로 싸서 배꼽에 대고 그 위에 두꺼운 천으로 씌워 찬 기운이 통하지 않도록 한다. 식으면 다시 바꾸면서 계속하면 소변은 곧 통하게 된다.

⑵ 파흰밑 1.8kg을 으깨어 볶은 다음 두 개의 주머니에 담아 아랫배에 갈아 붙이면 곧 통한다.

⑶ 뿌리를 제거한 대파 1개를 꿀과 함께 짓찧어 고환(睾丸) 윗부분에 붙이면 소변이 통하게 된다.

⊙족종통(足腫痛)

파의 잎과 줄기를 삶은 물에 발을 담그면 된다. 이렇게 한 번에 30분 정도 3~5일간 계속하면 효과를 볼 수 있다.

⊙신장염(腎臟炎), 방광염(膀胱炎), 임병(淋病) 또는 감기가 너무 심해 소변이 나오지 않을 때

파 전체를 꿀을 넣고 찧어 환자의 배꼽이나 고환 전체에 바른다. 4~5시간에 한 번씩 바꾸어 준다.

⊙거미에 물려 상처(傷處)가 났을 때

푸른 파 잎 끝을 자르고 지렁이(地龍) 1마리를 잎의 통 속에 넣어 한동안

놓아 둔다. 파 잎 속에서 지렁이가 녹아 물이 된
뒤 이 물로 바르면 곧 효과를 볼 수 있다.
• 거미에 물려 독이 침투하여 전신(全身)에
  퍼지고 이에 따라 독창양통(毒瘡痒痛)이
  발생했을 때에도 이 처방을 쓴다.

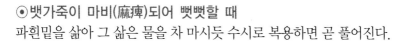

줄기

⊙ 뱀에 물렸을 때
푸른 파 잎을 입으로 씹어서 환부에 바르
거나 또는 니코틴을 바른다. 니코틴은 담배
를 대용으로 쓸 수도 있다.

⊙ 뱃가죽이 마비(麻痺)되어 뻣뻣할 때
파흰밑을 삶아 그 삶은 물을 차 마시듯 수시로 복용하면 곧 풀어진다.

⊙ 음낭종(陰囊腫)
(1) 파흰밑 7개, 유향(乳香) 약 20g을 찧어 환부에 바른다.
(2) 파흰밑 3개를 불에 반쯤 굽고 청염(靑鹽) 7.5g을 넣어 찧은 후 환부에
바른다.

⊙ 풍한감기(風寒感氣), 한열왕래(寒熱往來), 사신동통(四身疼痛)
파흰밑(3~6cm) 7개, 생강 큰 조각으로 7조각, 홍사탕(紅砂糖) 1순가락,
물 0.7ℓ를 넣고 달여서 1/2이 되면 한 번에 복용한다. 땀이 난 뒤 다시 생
강차 1컵을 1~2차례 마시면 곧 효과를 볼 수 있다.
• 풍한(風寒) 때문에 자주 머리가 아픈 사람도 이 처방을 사용하면 효과를
  볼 수 있다.

⊙ 임신상한(姙娠傷寒), 적반(赤斑)이 흑반(黑斑)으로 변할 때, 요혈
   (尿血)
파흰밑 7개에 물 1ℓ를 넣고 흐물흐물하게 달여서 파와 국물을 마시고 땀
을 내면 효과를 볼 수 있다.
• 이 처방은 임신 6개월 때 태동(胎動)이 불안한 임산부에게도 쓸 수 있다.

⊙ 소변뇨혈(小便尿血)
파흰밑 7개와 울금(鬱金) 37.5g을 물 1.4ℓ로 달여 1/2이 되면 이것을 3등
분하여 매일 3회 식전에 1등분씩 복용한다.

◉장치하혈(腸痔下血)

파흰밑 0.6~1.2kg을 삶을 때 나오는 증기에 환부를 쏘이면서 그 삶은 물로 환부를 씻는다.

◉이질(痢疾)

파흰밑 7개에 쌀 180~360g을 넣고 죽을 쑤어 매일 3회 밥 대신 먹는다. 1~2일이면 효과를 볼 수 있다.

◉종괴(腫壞) 때문에 아프거나 또는 국부신경통, 사지근맥(四肢筋脈)이 땅겨 뼈가 아플 때, 타박종통(打撲腫痛)

다량의 파 뿌리를 쪄서 뜨겁게 볶은 다음 베 헝겊에 싸서 환부에 붙인다. 식으면 뜨거운 것으로 바꾸면서 나을 때까지 계속한다.

◉헛배가 부를 때

파 뿌리 10개를 삶아서 그 물을 자주 복용하면 뱃속에 차 있던 가스가 배출된다.

효능 파의 흰 부분(파흰밑)은 맵고, 잎은 온기가 있으며 독이 없다. 잎 밑의 흰 부분은 시원하고, 푸른 부분은 열기가 있다.

추운 것을 없애고 답답한 것을 제거하며 내복(內服)하면 피를 맑게 해 주고, 외용(外用)하면 진통(鎭痛)과 지혈(止血) 작용도 한다.

사용 주의 파는 꿀과 함께 먹으면 설사(泄瀉)를 하고, 대추와 함께 먹으면 풍기(風氣)를 유발한다.

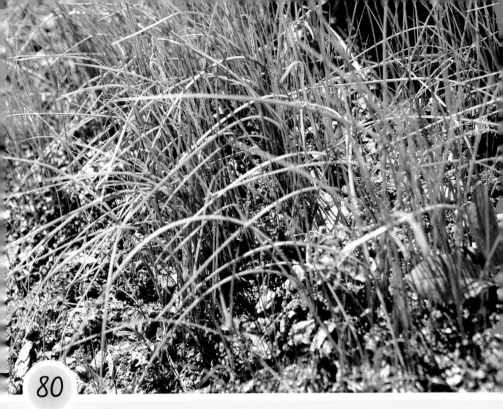

80

달래

- 학　명 : *Allium monanthum* Maxim.
- 별　명 : 달롱개, 들달래, 소근채, 소산, 애기달래, 야산, 훈채
- 생약명 : 소산(小蒜)–비늘줄기(알뿌리)와 잎을 말린 것

　백합과 파속. 여러해살이풀. 산기슭과 들에서 키 5~12cm 자란다. 잎은 1~2개가 줄기에서 나고 넓은 선 모양이다. 꽃은 4월에 흰색 또는 붉은빛이 도는 흰색으로 피고 잎 사이에서 나온 꽃줄기 끝에 1~2송이씩 달린다. 꽃잎은 6장이고 끝이 둔한 긴 타원형이다. 열매는 삭과이고 둥글며 7월에 익는다. 전체를 식용한다.

⊙자궁혈종(子宮血腫)과 월경불순
달래의 알뿌리 적당량을 생식하면 치료에
효과를 볼 수 있다.

⊙갑자기 신경이 날카로워질 때
달래의 알뿌리를 10배량의 소주에 담근 술
을 마시면 효과가 있다.

⊙벌레에 물렸을 때
달래의 알뿌리를 짓찧어 밀가루를 개어서
환부에 바른다.

⊙위장(胃腸)카타르나 불면증
달래 잎을 1회 10~20g씩 달여서 복용한다.

⊙심한 구토(嘔吐)
달래의 알뿌리를 달인 물을 마시면 구토가
심할 때 효과를 볼 수 있다.

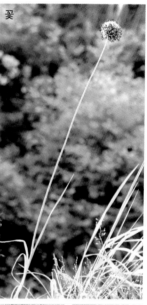

꽃

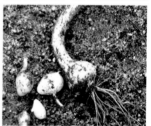

채취한 뿌리와 뿌리줄기

효능 달래는 생김새와 약효가 마늘과 같으므로 야산(野蒜) 또는 소산(小蒜)이라
고 부르는데, 맛은 맵고 성질은 따뜻하다.
온중(溫中)·하기(下氣)·소곡(消穀)·살충(殺蟲)의 효능이 있어 정력(精力)
에 좋고, 월경불순(月經不順)·자궁출혈(子宮出血)에 효과 있으며, 불면증
(不眠症)을 치료하는 데도 도움이 된다.

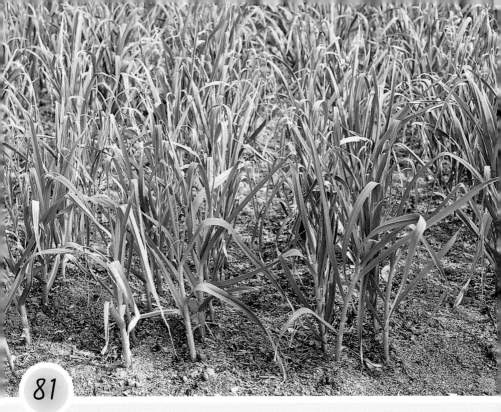

81

마늘

- 학　　명 : *Allium scorodoprasum* var. *viviparum* Regel
- 별　　명 : 마눌
- 생약명 : 대산(大蒜)–비늘줄기(알뿌리)를 말린 것

　백합과 파속. 여러해살이풀. 농가에서 재배하고 키 60cm 정도 자란다. 땅 속에 둥근 비늘줄기가 있다. 잎은 어긋나고 긴 피침형이며 밑부분이 잎집으로 되어 있어 서로 감싼다. 꽃은 7월에 연한 자주색으로 피고 잎겨드랑이에서 나온 꽃줄기 끝에 잔꽃이 모여 달린다. 열매는 삭과이고 8~9월에 익는다. 전초를 식용·약용한다.

⊙심한 이질(痢疾)과 설사(泄瀉)

껍질을 벗긴 마늘 두 쪽을 쪄서 2등분한 뒤 헝겊으로 잘 싸서 두 발바닥 가운데에 붙인다. 발바닥 가운데에는 두꺼운 천으로 미리 감아야 마늘 즙이 스며들어 상처(傷處) 내는 것을 방지할 수 있다.

⊙충치(蟲齒)나 풍치(風齒)로 아플 때

마늘 한 쪽을 불에 뜨겁게 데워 아픈 이에 물고 있으면 통증(痛症)이 완화되는 효과를 볼 수 있다.

⊙비출혈(鼻出血)

마늘을 까지 말고 껍질과 같이 찧은 다음 천에 싸서 두 발바닥 가운데 붙인다. 왼쪽 비출혈이면 오른쪽 발바닥에 붙이고, 오른쪽 비출혈이면 왼쪽 발바닥에 붙인다. 발바닥에는 두꺼운 천으로 미리 감아야 마늘즙이 스며들어 상처(傷處) 내는 것을 방지할 수 있다.

⊙산후(産後)에 풍기경련(風氣痙攣)이 일어나거나 어지러워서 말을 못할 때

마늘 30쪽을 물 5.4ℓ에 넣고 삶아 물이 1/3 정도 될 때까지 달여 놓은 후 이것을 마신다.

⊙부인(婦人)들의 음부(陰部)가 붓고 가려우며 아플 때

마늘 삶은 물을 따뜻하게 데워서 환부를 자주 씻는다.

⊙소변(小便)이 자주 흘러나올 때

마늘 7쪽을 습지(濕紙;축축한 종이)로 잘 싸서 잿불에 구운 다음 따뜻한 물로 복용한다. 매일 2회 (아침과 저녁) 공복에 복용한다.

⊙갑자기 명치가 아프거나 위(胃)가 냉통(冷痛)할 때

마늘 한 쪽을 즙을 내어 생강 즙으로 약간 풀어 마신다.

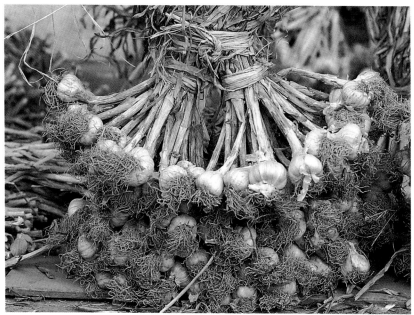
채취한 마늘

⊙만성 대장하혈(慢性大腸下血)
매일 아침저녁 공복 시 마늘 한 통을 껍질을 벗겨 습지에 잘 싸서 잿불에 구운 다음 일황련(日黃連) 가루 3.75g과 잘 섞어서 밥물로 2회 복용한다.

⊙눈썹이 갑자기 움직이고 눈을 뜨지 못할 때, 그리고 대화(對話)는 못 하지만 식사는 할 수 있을 때
껍질을 벗긴 마늘 112.5g을 즙을 내어 뜨거운 술에 타서 마신다. 술은 고량주(60도 이상)·소주·청주·황주 등이 좋다.

⊙위복냉통(胃腹冷痛)
껍질을 벗긴 마늘 3쪽을 찧어 끓는 물에 넣고 약간의 식초 또는 술을 타서 마신다.

⊙콧병이 심해 농혈(濃血)이 그치지 않고 호흡이 곤란할 때
껍질을 벗긴 마늘 2통을 절구에 찧어 얇은 헝겊에 싸서 양쪽 발바닥 가운데에 나누어 붙인다. 발바닥에는 두꺼운 천으로 미리 감아야 마늘 즙이 스

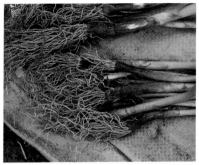
마늘 뿌리와 비늘줄기

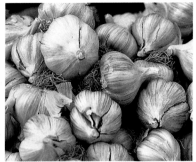
채취한 마늘

며들어 상처(傷處) 내는 것을 방지할 수 있다. 자주 붙이면 효과를 볼 수 있다.

⊙동창(凍瘡)
마늘 1통이나 마늘 대를 물에 삶아 환부를 자주 씻는다.

⊙치질(痔疾)
마늘 대, 마늘 잎, 또는 마늘 밑을 3cm 길이로 썰어 잿불에 묻어서 태울 때 나오는 연기에 환부를 그을린다. 이렇게 3~5차례 거듭하면 된다.

⊙창구(瘡口)나 치루(痔漏)가 아물지 않을 때
마늘 대를 구워 가루를 만들어 환부에 바른다.

⊙찬 바람을 쐬어 두통(頭痛)이 멎지 않을 때
마늘을 찧어 숟가락에 가득히 담아서 콧구멍에 댄 다음에 들이마시면 통증이 멎는다.

⊙냉기(冷氣)로 배가 땅기거나 다리에 쥐가 났을 때
마늘을 조각내어 환부에 대고 마찰한다. 동시에 새 마늘 한 쪽을 씹어 냉수로 마신다.

⊙두 다리가 풍습(風濕) 때문에 뼈마디가 쑤시고 아플 때, 타박상부종(打撲傷浮腫)
(1) 껍질을 벗긴 마늘을 삶아 차 마시듯 수시로 복용한다.
(2) 마늘을 껍질째 그대로 찧어서 천에 싸서 발바닥 가운데에 붙이면 풍습

관절염(風濕關節炎)의 치료에도 효과를 볼 수 있다. 발바닥에는 두꺼운 천으로 미리 감아야 마늘 즙이 스며들어 상처 내는 것을 방지할 수 있다.

⊙무더운 날 오래 서 있거나 또는 멀미로 쓰러질 때
껍질을 벗긴 마늘 3~5쪽을 찧어 냉수로 복용한다.

⊙위냉무력(胃冷無力), 식욕부진(食慾不振), 소화불량
닭의 털을 뽑고 내장 등을 꺼낸 뒤 껍질을 벗긴 마늘을 닭 뱃속에 채우고 실로 꿰맨 다음 토기(土器)에 담아 육질(肉質)이 풀어지지 않도록 약한 불에 오래 고아 둔 후 여기에 약간의 소금을 넣어 맛을 낸다. 이것을 하루 3회(아침, 점심, 저녁) 고기와 국물을 함께 복용한다. 남자는 암탉, 여자는 수탉을 먹는 것이 좋다.
- 풍습신경통(風濕神經痛), 기혈허약(氣血虛弱), 도한(盜汗)의 증세에도 효과를 볼 수 있다.

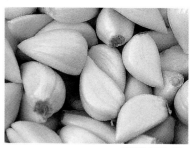
껍질을 벗긴 마늘

⊙게 식중독(食中毒)
마늘 껍질을 벗겨서 삶아 마시면 곧 해독(解毒)이 된다.

⊙토혈(吐血), 비혈(鼻血), 대장하혈(大腸下血), 자궁하혈(子宮下血)
껍질이 있는 마늘을 그대로 찧어 천으로 잘 싸서 두 발바닥 가운데 붙인다. 발바닥에는 두꺼운 천으로 미리 감아야 마늘 즙이 스며들어 상처(傷處) 내는 것을 방지할 수 있다. 아주 위급할 때 완전히 지혈(止血)이 안 되더라도 응급 조치로서 병세를 호전시킬 수 있다.

⊙발가락에 생긴 티눈
껍질을 벗긴 마늘을 찧어 티눈에 2~3회 환부에 바른다.

⊙소변불통(小便不通)
마늘 1통, 산치자(山梔子) 14개, 소금 3.75g을 함께 찧어 천으로 잘 싸서 배꼽에 붙인 뒤 잘 덮어야 한다. 그렇지 않으면 약효를 상실한다. 마르면 다시 새 것으로 바꾸면서 이 방법을 계속하면 소변이 잘 나오게 된다.

⊙결핵 환자로서 담(痰)이 많고 해수(咳嗽), 천식 (喘息), 호흡 곤란, 또는 식은땀이 날 때

(1) 껍질을 벗긴 마늘 1.8kg, 고량주 6ℓ를 병에 넣은 뒤 밀봉하여 20일간 저장하여 숙성시킨다. 이 마늘술을 매일 3회 식후에 마늘 3~4쪽과 함께 1잔씩 복용한다.

(2) 껍질을 벗긴 마늘 약 12g을 찧어 고량주 185㎖와 함께 용기에 넣어 밀봉하여 1~2개월 정도 숙성시킨다. 이것을 매일 3회 식후에 1잔씩 복용한다. 술을 못 마시는 사람은 따뜻한 물에 타서 마신다.
• 이 두 처방은 폐병(肺病), 기관지염(氣管支炎) 등 각종 해수(咳嗽), 상풍(傷風)으로 복통(腹痛)이 나거나 전신 한열동통(全身寒熱疼痛) 등의 증세에도 마늘술을 데워서 혼복(混服)하면 효과를 볼 수 있다. 또한 불면증 (不眠症)에도 효과가 있다.

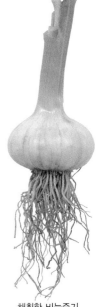
채취한 비늘줄기

⊙뱀이나 지네에 물렸을 때
생마늘을 찧어 짜서 즙을 마시고 찌꺼기는 환부에 붙인다. 그러나 이것은 임시 응급 처치이므로 빨리 병원으로 가서 치료해야 한다.

⊙전신 풍습양증(全身風濕痒症), 그리고 진물이 계속 나올 때
마늘 1통(4~5쪽)을 매일 식사 때마다 계속 먹으면 효과를 볼 수 있다.
• 초기 수종병(水腫病)에도 효과를 볼 수 있다.

⊙비염축농(鼻炎蓄膿)
마늘을 썰어 천에 싸서 발바닥 가운데 붙인다. 발바닥 가운데는 두꺼운 천으로 미리 감고 그 위에 마늘을 붙여야 마늘 즙이 스며들어 상처(傷處)가 생기는 것을 막을 수 있다.

⊙게 중독(中毒)
마늘과 쌀로 죽을 끓여 먹으면 효과를 볼 수 있다

⊙음종(陰腫)으로 가려울 때
마늘을 껍질째 짓찧어 물에 넣고 끓인 후 이 끓인 물로 환부를 씻으면 효과를 볼 수 있다.

◉머리가 가려울 때

마늘을 썰어 그 조각으로 환부에 문지르면 효과를 볼 수 있다.

◉악성 변비증(惡性便秘症)

마늘 3통을 껍질을 벗기고 참깨 112.5g을 볶은 후 마늘과 참깨를 함께 찧은 것을 저녁 식사 때 한 번에 다 먹는다. 수일간 계속하면 효과를 볼 수 있다.

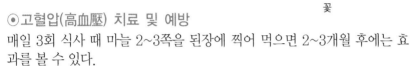

꽃

◉고혈압(高血壓) 치료 및 예방

매일 3회 식사 때 마늘 2~3쪽을 된장에 찍어 먹으면 2~3개월 후에는 효과를 볼 수 있다.

◉세균성 이질, 아메바성 대장염(大腸炎), 이질(痢疾)

식초(쌀로 만든 것이 좋다)에 마늘을 담가서 1개월 정도 숙성시킨다. 이것을 매일 3회 식사 전에 3~5쪽씩 복용(어린이는 1/2)하면 효과를 본다.

◉소아백일해(小兒百日咳)

(1) 껍질을 벗긴 마늘 600g을 찧어서 끓인 물 3ℓ에 담아 10분 정도 저어 잘 풀어지게 한다. 그 후 약 10시간 정도 재웠다가 베 헝겊으로 여과시켜 그 물을 복용한다. 초기 백일해 때에는 3시간마다 1찻숟가락에 약간의 설탕을 타서 복용한다. 이렇게 2~3주 계속하면 효과를 볼 수 있다.

(2) 껍질을 벗긴 마늘 600g을 잘 찧어서 6배 정도의 물에 10시간 정도 담갔다가 꺼어 즙을 낸 뒤 이것을 1찻숟가락씩 2시간마다 복용하는데, 10여 일 계속하면 효과를 볼 수 있다. 설탕을 약간 넣어 복용해도 좋다.

◉설사(泄瀉)가 오랫동안 멎지 않을 때

마늘 한 통을 구워서 매일 식전에 한 쪽씩 3회 복용한다. 오래 계속하면 효과를 볼 수 있다.

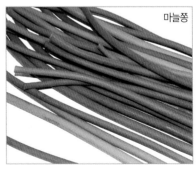

마늘쫑

⊙유행성 질병이나 독감(毒感), 암증(癌症) 및 아메바성 대장염(大腸炎), 피부염종독(皮膚炎腫毒), 수종병(水腫病) 예방에

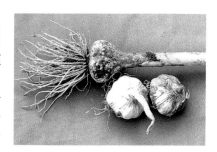

생마늘 3~5쪽씩을 매일 3회 식사 때마다 장복(長服)하면 예방 효과를 볼 수 있다. 만약 입의 마늘 냄새를 없애려면 김 1~2장이나 대추 또는 곶감 등을 복용한다.

⊙폐결핵(肺結核)

마늘, 행인(杏仁;살구 씨), 감초(甘草) 각각 약 12g을 물로 달여서 1일 3회 식전에 복용한다.

⊙후종통(喉腫痛;목구멍이 부어서 아픈 것)

마늘 1개를 찧은 것을 오른손 양계혈(陽谿穴)에 바르면 물 집이 생기는데 이것을 터뜨려 물을 짜 버리면 곧 효과를 볼 수 있다. 만약 낫지 않으면 왼손에 다시 붙인다.

●양계혈

⊙감기(感氣)

큰 마늘 3개, 생강 5조각, 큰 파의 흰 부분(3cm 길이) 5개에 후추 약간을 넣고 물 0.7ℓ로 달여 3분의 1이 되면 한 번에 다 복용한다. 매일 3회 계속 복용한다.

효능 마늘은 맛은 맵고 성질은 따뜻하다.
제습(除濕), 진통(鎭痛), 지혈(止血), 이뇨(利尿), 해독(解毒), 항균(抗菌), 소종(消腫)의 효능이 있고 비위(脾胃)와 양기(陽氣)를 건강하게 해 준다. 끓인 식초에 1년 정도 담가 숙성시키면 제독(除毒)과 비위보강(脾胃補强)의 영약(靈藥)이 될 것이다.

사용 주의 익은 것을 먹으면 보온(保溫)이 되나 날것을 많이 먹으면 시력이 나빠진다. 또, 마늘과 꿀은 함께 먹으면 안 된다.

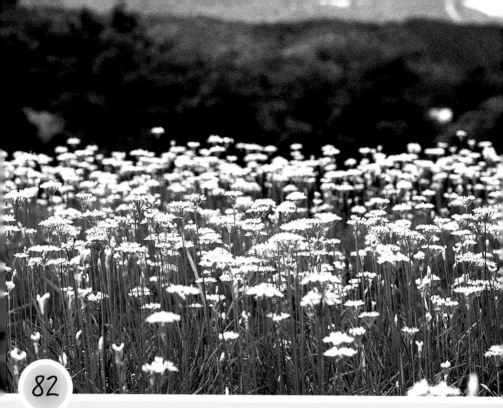

부추

- 학　명 : *Allium tuberosum* Roth.
- 별　명 : 구채, 난총, 솔, 정구지
- 생약명 : 구자(韮子) · 구채자(韮菜子)−씨를 말린 것

　백합과 파속. 여러해살이풀. 산과 들에서 키 30∼40cm 자라고 전체에 특이한 냄새가 난다. 잎은 밑동에서 나오고 길이 30cm 정도의 긴 선형이며 육질이나 연약하다. 꽃은 7∼8월에 흰색으로 피고 잎 사이에서 나온 꽃줄기 끝에 반구형의 산형화서가 달린다. 열매는 삭과이고 염통 모양이며 10월에 익는다. 잎과 비늘줄기를 약재로 사용하고 전체를 식용한다.

⊙갑자기 가슴 양 옆구리가 붓고 찌르는 듯이 아프며 식은땀이 흐르고 위를 쳐다볼 수 없을 때

생부추와 뿌리를 함께 깨끗이 씻어서 즙을 짠 다음 약간의 생강즙을 섞어 1컵씩 복용한다.

⊙목이 부어서 아프고 음식이 넘어가지 않을 때

생부추를 찧어 약간 볶아 목의 외부에 붙이고 식으면 갈아 붙인다.

⊙도한(盜汗)

부추 뿌리 50개를 물 3.6ℓ에 넣어 물이 1/2이 되도록 달여서 이것을 여러 번 나눠서 마시면 곧 효과를 볼 수 있다.

⊙적 · 백대하(赤白帶下)

부추 즙 1컵에 생강 즙 1 숟가락을 섞어 데운 후 공복에 매일 2~3차례 복용한다. 장기간 계속하면 효과를 볼 수 있다.

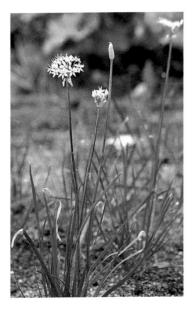

⊙벌레가 귀에 들어갔거나 귀에서 진물이 흘러나올 때

부추 즙 몇 방울을 귓구멍에 떨어뜨려 넣으면 벌레가 나오고 귀에서 진물이 멈춘다.

⊙종기(腫氣)가 부어서 아프거나 간지러울 때

부추 뿌리를 찧어 돼지 기름에 개어서 환부에 바른다.
• 이 처방은 소양증(搔痒症)에도 효과를 볼 수 있다.

⊙식중독(食中毒)

생부추로 즙을 만들어 복용하면 곧 풀어진다.

⊙치질(痔疾)로 몹시 아플 때

부추의 생잎이나 생뿌리 1.2kg을 삶은 후 삶은 물에서 나오는 뜨거운 김으로 환부를 쐬고 그 삶은 물로 여러 번 환부를 씻으면 효과를 볼 수 있다.

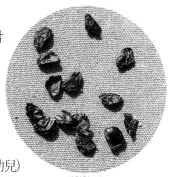

채취한 씨

⊙몽설유정(夢泄遺精), 어린이의 야뇨증 (夜尿症)

부추 씨〔어른은 40개, 아동은 15개, 유아(幼兒)는 5개〕를 약간의 소금을 탄 따뜻한 물에 매일 2회(아침, 저녁) 공복에 계속 복용하면 치료 효과를 볼 수 있다.

⊙허로정약(虛勞精弱), 유정(遺精), 몽정(夢精), 조루(早漏)

⑴ 부추 씨 75g을 약간 볶아 매일 3회 식전에 따끈한 술 7.5g으로 복용한다. 장기간 복용하면 효과를 볼 수 있다.

⑵ 부추씨 1.8kg, 쌀 1.8kg을 물 9ℓ로 삶아서 즙이 3.6ℓ가 되도록 달인다. 이것을 6등분하여 1회 1등분씩 매일 3회 식전에 약간의 술을 타서 2일 동안 마신다.

• 야뇨증(夜尿症)에도 효과가 좋다.

⊙음경(陰莖)이 강하게 발기하여 가라앉지 않을 때

부추 씨 75g, 파고지(破古紙) 75g을 가루로 갈아 1회 약 12g씩 볶아 복용한다. 1일 3회 복용하는데, 식전 식후 관계없이 복용해도 좋다.

⊙여자의 대하(帶下), 음경위축(陰莖萎縮), 조루(早漏)

부추 씨 9ℓ를 식초 7.2ℓ와 물 5.4ℓ를 섞은 물에 넣고 6시간 동안 삶은 후 꺼내어 불에 구워 말린다. 이 말린 부추 씨를 곱게 가루로 만들어 꿀에 갠 뒤 녹두만한 크기로 환약(丸藥)을 만든다. 이 환약을 1회 30~40개씩 매일 3회 공복에 따끈한 술로 복용한다. 장복(長服)하면 양기(陽氣)를 올려 주고 대하(帶下)를 제거해 준다.

• 허리나 허벅지의 통증은 물론 신경통(神經痛)의 치료에도 효과를 볼 수 있다.

⊙충치통(蟲齒痛)

부추 씨를 불에 까맣게 구운 뒤 갈아서 가루로 만든다. 이 부추 씨 가루를 참기름에 개어서 충치(蟲齒) 구멍에 넣으면 벌레가 죽어 곧 효과를 볼 수 있다.

⊙탈모(脫毛)가 심할 때

부추 뿌리를 불에 구워 말린 후 가루로 만들고 참기름에 개어 머리 빠진 곳에 바른다.

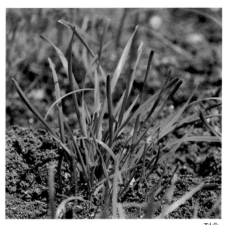

전초

⊙소변불통(小便不通)

부추 씨를 살짝 볶아서 가루로 만든 뒤 1회 약 12g씩 매일 3회 식전에 복용한다. 어린이는 분량을 1/2로 한다.

⊙치통(齒痛)

부추 약 120g, 식염 약 12g과 오리알 2개를 깨뜨려 함께 넣어 물 1ℓ에 국물이 1/3 정도 되도록 끓인다. 3등분하여 하루 3번 식후에 1등분씩 복용한다.

⊙변비(便秘), 가슴이 답답하고 아플 때, 기천(氣喘)

부추 1.8ℓ, 쌀가루 1.8ℓ를 물로 반죽을 하여 찜통에 쪄서 떡을 만든다. 이 떡을 작게 썰어 매일 3회 주식(主食)으로 1개월 정도 먹는다.

⊙외종내상(外腫內傷), 넘어져서 다쳤을 때

(1) 외부 상처(傷處)에는 부추를 찧어 소주로 버무려 걸쭉하게 된 것을 환부에 바르고 하루에 3회 바꿔 주면 된다.

(2) 삶은 물에 소금을 조금 넣어 간을 맞춘 다음 1일 1컵씩 3~5차례 복용한다. 이것은 상처를 치료해 줄 뿐만 아니라 또한 내상(內傷)이 앞으로 발작하는 것도 막아 주는 효과를 볼 수 있다.

⊙아메바성 이질(痢疾)

부추 300g, 붕어 1마리를 물 1.8ℓ로 삶아서 1/2이 되면 하루 3번에 나누어 식전에 따끈하게 데워서 복용한다.

⊙유뇨(遺尿), 야뇨(夜尿)

부추 씨를 1회 20개씩 1일 2회(아침 식전, 취침 전) 3~5일간 담염수(淡鹽水)로 복용한다. 어린이일 경우에 반감(半減)하고 심한 환자는 배(倍)로 하면 된다.

• 계속 복용하면 장양(壯陽)과 강음(强陰)의 효과를 볼 수 있다.

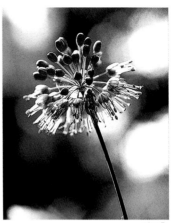
산부추

⊙반위(反胃) 및 구역질

(1) 신선한 부추 즙 1큰숟가락과 우유 1컵을 함께 끓여 복용한다. 이것을 매일 3~5회 거듭하면 효과를 볼 수 있다.

(2) 우유 약 2g, 부추즙 0.4g, 생강즙 0.4g, 연즙(蓮汁) 0.4g, 배즙 0.4g을 섞어 달여서 복용한다.

⊙창독(瘡毒), 요통(腰痛)

생부추를 찧어 환부에 바르면 효과를 볼 수 있다.

⊙선창(癬瘡)

말린 부추 뿌리를 가루로 만들어 참기름에 개어서 하루 3회 바꿔 가며 환부에 바른다.

효능 부추는 성질이 약간 따뜻하고 맛은 시고 맵고 떫으며 독이 없다. 날것으로 먹으면 통증을 멎게 하고 독을 풀어 준다. 익혀 먹으면 위장(胃腸)을 튼튼하게 해 주고 설정(泄精)을 막아 주며 유뇨(遺尿)의 치료도 된다. 간(肝)을 보(補)하고 몸을 튼튼히 하는 데는 선약(仙藥)이 된다.

사용 주의 부추는 꿀이나 쇠고기와 같이 먹으면 배에 종기(腫氣)가 나므로 주의해야 한다.

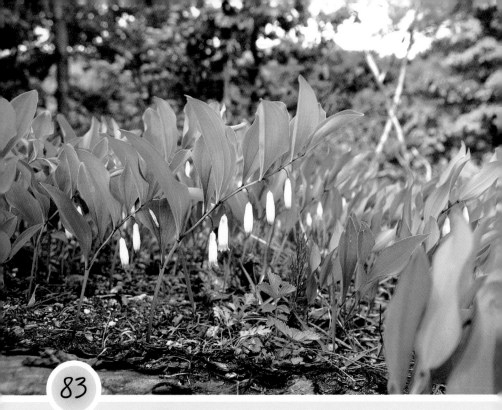

83

둥굴레

- 학　명 : *Polygonatum odoratum* var. *pluriflorum* (Miq.) Ohwi
- 별　명 : 괴불꽃, 까막멀구지, 신선초, 옥죽, 자양지초, 진황정
- 생약명 : 옥죽(玉竹) · 위유(葳蕤)–뿌리줄기를 말린 것

　백합과 둥굴레속. 여러해살이풀. 산과 들에서 키 30~60cm 자란다. 잎은 어긋나고 긴 타원형이며 한쪽으로 치우쳐서 퍼지고 잎자루가 없다. 꽃은 6~7월에 녹색빛을 띤 흰색 종 모양으로 피고 잎겨드랑이에 1~2송이씩 달린다. 열매는 둥근 장과이고 9~10월에 검은색으로 익는다. 어린 잎과 뿌리줄기를 식용한다.

⊙심장병(心臟病), 고혈압, 결핵(結核), 당뇨병(糖尿病)
말린 둥굴레를 1회 4~6g씩 달이거나 가루내어 복용한다.
• 장기간 복용하면 안색과 혈색이 좋아지므로 피로 회복, 체력 증강 등의
  자양강장제(滋養强壯)로 사용한다.

⊙음허(陰虛)로 열이 나고 기침이 나며 인후두(咽喉頭)가 아프고 갈
  증(渴症)이 날 때
둥굴레, 파흰밑, 도라지, 아마존, 약전국, 박하 각각
12g, 감초 · 대추 각각 4g을 섞은 가미위유탕(加味
萎蕤湯)을 달여 하루 3번으로 나누어 복용한다.

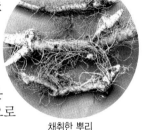

⊙폐음(肺陰)이 부족하여 열 나고 기침할 때
둥굴레 22g, 더덕 22g, 맥문동 12g, 감초 12g,
뽕잎 12g, 까치콩 12g, 하늘타리 뿌리 12g을 섞은
사삼맥문탕(沙蔘麥門湯)을 달여서 하루에 3번으로
나누어 복용한다.

채취한 뿌리

⊙당뇨병(糖尿病), 가슴이 답답하고 갈증(渴症)이 날 때
뿌리줄기의 잔뿌리는 제거하고 증기에 쪄서 햇볕에 말린 후 둥굴레차를
끓여 복용한다. 말린 둥굴레 뿌리 10g을 물 1,000㎖에 넣고 끓인 후 건더
기는 건져내 버리고 끓인 물을 식혀서 보리차 대용으로 장기간 마신다.
• 몸이 허약하거나 마른기침을 자주 하는 사람, 특히 다이어트로 기운이
  없을 때에 특히 좋은 효과를 볼 수 있다.

효능 둥굴레는 옥죽(玉竹)이라고도 하는데, 맛은 달고 성질은 평온하다.
윤조(潤燥), 제번(除煩), 생진(生津), 지갈(止渴)의 효능이 있어, 발병음상(熱
病陰傷), 해수번갈(咳嗽煩渴), 과로발열(過勞發熱), 소곡기아(小穀易飢), 빈
뇨(頻尿), 중풍폭열(中風暴熱), 운동장애(運動障碍), 질근결육(跌筋結肉)의
치료에 쓴다.

사용주의 기(氣)가 허(虛)하고 담습(痰濕)이 있는 환자에게는 둥굴레를 쓰지 않는다.

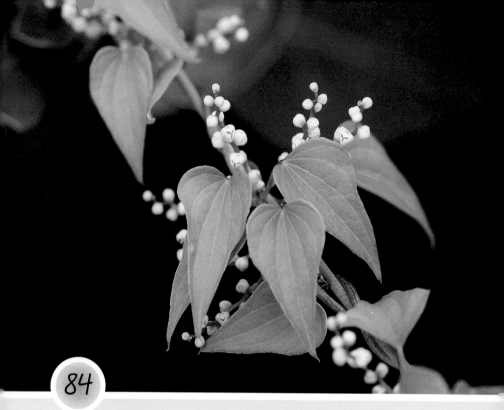

마

- 학　　명 : *Dioscorea batatas* Decne.
- 별　　명 : 당마, 산약, 참마
- 생약명 : 산약(山藥) · 서여(薯蕷)−덩이줄기(덩이뿌리)를 말린 것

　마과 마속. 여러해살이 덩굴풀. 산지에서 길이 1~2m 자라며 뿌리는 육질의 원기둥 모양이다. 육아(肉芽)가 잎겨드랑이에서 나온다. 잎은 마주나거나 돌려나고 삼각형이며 가장자리는 밋밋하다. 꽃은 암수한그루로 6~7월에 흰색으로 피고 잎겨드랑이에 수상화서로 달린다. 열매는 삭과이고 날개가 3장 있으며 9~10월에 익는다. 뿌리를 식용하고 전초를 약재로 쓴다.

⊙당뇨병(糖尿病)

(1) 말린 뿌리줄기(산약;山藥) 600g을 1/2은 노랗게 볶은 후 가루로 만들고 1/2은 그대로 가루를 만든다. 두 가루를 1회 각각 1숟가락씩 매일 식전과 취침 전에 계속 복용하면 효과를 볼 수 있다.

(2) 생산약(生山藥) 600g을 껍질을 벗겨 깍두기처럼 사각형으로 썰어 쇠고기 150g과 함께 고아서 약간의 소금을 넣고 아침 · 저녁 2회씩 매일 복용한다.

⊙주리(酒痢), 적백이질(赤白痢疾)

노랗게 불에 구운 산약과 굽지 않고 말린 산약을 1/2씩 섞어 가루로 만들어 1회 7.5g씩 매일 3회 식전에 밥물로 복용한다.

⊙양기쇠약(陽氣衰弱) 및 소변(小便)이 너무 잦을 때

말린 산약 600g, 백반(白礬) 37.5g을 물에 넣어 2시간 동안 삶는다. 산약을 꺼내어 말린 후 백복령(白茯苓) 600g과 함께 가루로 만들어 1회 7.5g씩 매일 3회 식전에 따뜻한 물로 복용한다.

• 이 처방을 쓰면 조루증(早漏症)과 적 · 백대하(赤白帶下)에도 효과를 볼 수 있다.

⊙위장허약(胃腸虛弱), 식욕부진, 복중포만(服中飽滿), 속이 뒤집혀서 구역질이 나거나 얼굴이 노랗고 피부에 핏기가 없을 때, 수족냉증(手足冷症), 대변불순(大便不順), 빈뇨(頻尿)

말린 산약 600g을 1/2은 노랗게 볶고 1/2은 그대로 볶은 것과 함께 가루로 빻는다. 이 가루를 1회 7.5g씩 매일 3회 식전에 밥물이나 따뜻한 물에 술을 타서 복용한다.

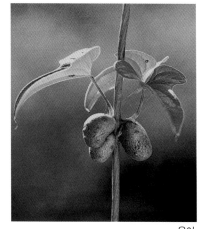

육아

◉술로 위(胃)를 상했을 때

연한 산약 큰 것 1개를 껍질을 벗겨 곱게
간 뒤 청주 1잔과 물 2잔을 부어 삶아 익
힌 후 식기 전에 매일 아침에 복용한다.
• 음주(飮酒) 전에 산약 간 것 1컵을 먹으
면 위장(胃腸)을 보호해 준다.

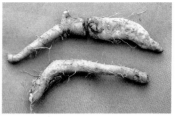
채취한 덩이뿌리

◉초기의 모든 종독(腫毒)

연한 산약(껍질째) 큰 것 1개와 피마자(蓖麻子) 껍질 벗긴 것 7개를 함께
찧어 환부에 바른다.

◉해수(咳嗽), 기관지 천식, 속이 쓰리고 답답할 때

(1) 연한 산약의 껍질을 벗겨 찧어 풀처럼 만든 뒤 익혀서 매일 3회 식후에
복용한다.
(2) 연한 산약을 깨끗이 씻어서 찐 다음 껍질을 벗겨 설탕에 찍어 복용해도
좋다. 한 번은 배부르게 먹어야 한다.

◉백대(白帶), 도한(盜汗), 식욕부진(食慾不振)

생산약(껍질 벗긴 것) 600g을 곱게 갈아서 쌀을 같은 양으로 넣어 함께 죽
을 쑤거나 밥을 지어 매일 3회 식사 때 한 번씩 먹는다. 장기간 복용하면
효과를 볼 수 있다.

◉체질(體質)이 허약하고 백대하(白帶下)일 때

산약 75g, 구기자(枸杞子) 75g, 황기(黃芪) 112.5g, 인삼(人蔘) 37.5g, 소
뼛골〔胃髓·골수〕 300g을 물 2.1ℓ로 달여 1/2이 되면 즙을 내어 하루 3번
에 나누어 매일 3회 식전에 복용한다. 만약 체질이 몹시 약한 사람은 6번
으로 나누어 2일간 복용한다. 장복(長服)하면 곧 효과를 볼 수 있다.

효능 | 뿌리줄기를 산약(山藥)이라고 하는데, 성질이 평온하고 맛은 달며 독이 없다.
신장(腎臟)을 강화하고 양기(陽氣)를 튼튼하게 하며, 비위(脾胃)를 강하게
하고 식욕을 돋우며, 설사(泄瀉)를 치료하고 담습(痰濕)을 제거한다. 더욱
이 당뇨병(糖尿病) 환자에게는 특효가 있다.

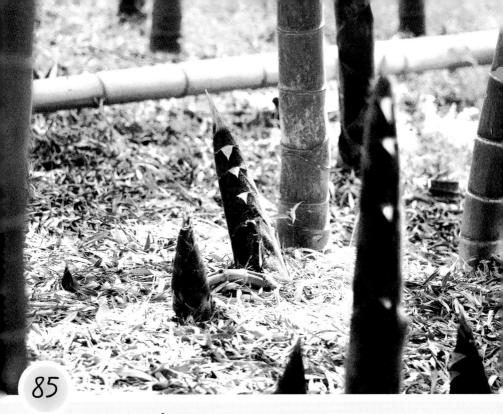

85

대나무

- 학　명 : *Phyllostachys bambusoides* S. et Z.
- 별　명 : 강죽, 고죽, 성죽, 왕대, 왕죽, 장죽, 진죽, 참대
- 생약명 : 죽여(竹茹) · 죽순(竹筍)-새순

　벼과 왕대속. 늘푸른큰키나무. 중국 원산. 높이 20m 정도 자란다. 줄기는 원기둥 모양이고 마디 사이의 속은 비어 있다. 잎은 가지 끝에 달리며 피침형이고 가장자리에 잔톱니가 있다. 꽃은 2~5송이로 된 작은 꽃이삭이 달린다. 대나무 꽃은 매년 피지 않고 60년에 한 번 핀다고 한다. 열매는 영과이다. 죽순을 식용하거나 약용한다.

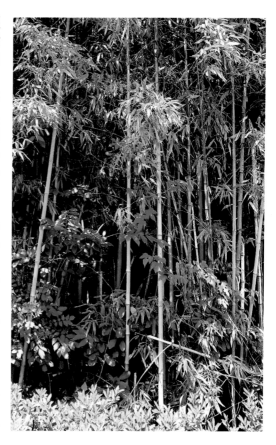

처방 處方

⊙홍역(紅疫)

죽순 삶은 물을 복용하면 곧 효과를 볼 수 있다.

⊙열성 심약증(熱性心弱症), 고혈압(高血壓), 천식(喘息), 열해다담
(熱咳多痰)

죽순 삶은 물을 마시면 효과를 볼 수 있다.

• 음식독(飮食毒)도 풀어 준다.

⊙전신신경통(全身神經
痛)이나 신경통이 상
하좌우로 유동(遊動)
할 때

죽순을 한 겹씩 쪼개 구
워 말린 후 가루를 만든
다. 이것을 1회 3.75g씩
따끈한 술에 풀어 하루
3~4회 식전과 식후에 복
용한다.

⊙신장염(腎臟炎), 수
종(水腫), 소변불순
(小便不順)

죽순과 옥수수 수염을 같
은 양(量)으로 삶아 마시
면 효력이 있다. 계속 복
용해도 좋다.

●죽력즙(竹瀝汁)

굵은 생죽(生竹)을 30cm
정도 자르고 죽관(竹管)
내의 마디에는 구멍을 뚫

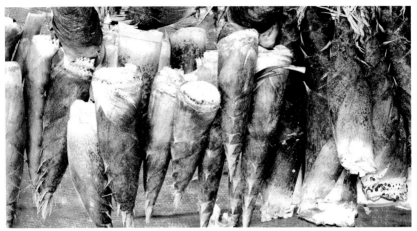
죽순

어 통하게 한 뒤에 이 대나무(생죽)를 난로에 세워 아래위로 굽는다. 조금
있으면 아래쪽에서 진물이 나오는데 이것을 죽력즙(竹瀝汁)이라고 한다.
• 이 죽력즙을 사기 그릇에 받아 복용하면 고혈압(高血壓), 중풍불어(中風
  不語)의 치료와 중풍(中風)을 예방할 수 있다.

●죽순주(竹筍酒)
생죽순 3.75kg을 고량주(40~50도) 18ℓ 에 담가 밀봉한 뒤 1개월 동안 저
장하여 숙성시킨다.
• 죽순주를 식전 또는 식후에 1~2잔씩 마시면 풍습(風濕)을 제거하고 모든
  신경통(神經痛)의 치료 효과를 볼 수 있다. 또한 피에 활력을 주고 소변
  (小便)에 이로우며 중풍(中風), 반신불수(半身不隨)를 예방하고 신경통
  (神經痛)을 치료할 수 있다.

효능

죽순(竹筍)의 성질은 평온하고 맛은 달며 독이 없다.
죽순은 기력을 안정시키고 피를 활발하게 하며 풍기(風氣)를 제거하고 담
(痰)을 없앤다. 술에 담가서 먹으면 신경통(神經痛) 치료에 효과를 볼 수
있다. 삶아 익혀서 먹으면 고기 중독(中毒)을 풀어 주고 위(胃)와 장에 이
롭고 소변(小便)을 통하게 한다. 또한 지방기를 조절하여 주는 효능이 있
어 비대한 사람은 많이 먹어도 괜찮지만 여윈 사람은 조금씩 먹어야 한다.

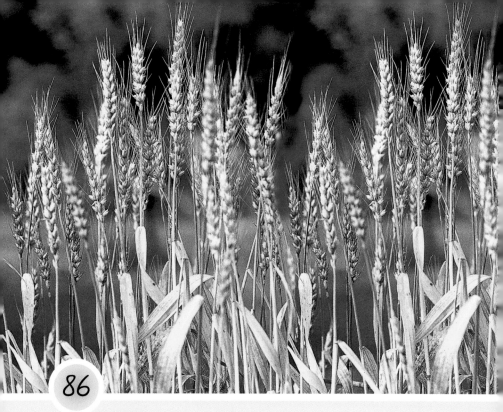

86

밀

- 학　명 : *Triticum aestivum* L.
- 별　명 : 소맥, 호밀
- 생약명 : 소맥(小麥)–열매, 부소백(浮小麥)–건조밀
　　　　 소맥묘(小麥苗)–어린 줄기와 잎, 소맥분(小麥粉)–종자의 가루

　벼과 밀속. 한해살이풀(봄밀) 또는 두해살이풀(가을밀). 밭에서 재배하며 키 60~120cm 자란다. 줄기는 곧게 서고 모여난다. 잎은 긴 피침형이며 끝이 점점 좁아지고 뒤로 처진다. 꽃은 5월에 이삭꽃차례로 피고 작은이삭은 넓고 긴 까락이 있다. 열매는 영과이고 넓은 타원형이며 6월에 갈색으로 여문다. 씨는 타원형이고 깊은 골이 있다. 줄기와 잎·열매를 약재로 사용하고, 열매는 가루로 만들어 식용한다.

처방
處方

⊙ 임병(淋病)
밀 1.8kg, 통초(通草) 7.5g에 물 5.4ℓ를 부어 물이 1/3이 되도록 삶는다.
이 물을 매일 3~5차례 식전에 복용한다.

⊙ 갑상선비대(甲狀腺肥大)
밀 1.8kg을 식초 1.8ℓ에 하룻밤 담근 후 말려서 가루를 만들어 미역 약
12g과 찧어 갠다. 이것을 1회 1숟가락씩 매일 3회 식후에 술을 약간 탄 따
뜻한 물로 복용한다.

⊙ 창종(瘡腫)
밀을 검게 태워 가루를 만들어 참기름으로 개어서 환부에 바른다.

⊙ 식은땀, 또는 땀이 몹시 날 때
(1) 부소맥(浮小麥)을 볶아 가루로 만들어 이 가루를 1회 약 9.5g씩 매일 3
회 식간에 밥물로 복용한다.
(2) 밀 껍질을 노랗게 볶아 1회 약 9.5g씩 물이나 밥
물로 복용해도 효과를 볼 수 있다.

⊙ 신경통(神經痛), 타박염좌(打撲捻挫)
밀 껍질을 식초에 넣어 볶은 다음 뜨거울 때 주
머니에 담아 아픈 곳에 댄다. 식으면 따뜻한 것
으로 바꿔 준다.

⊙ 내상토혈(内傷吐血)
밀을 노랗게 볶아 가루를 만들어 연근즙(蓮根汁) 1컵과 함께
복용하면 효과를 볼 수 있다.

⊙ 비출혈(鼻出血)이나 토혈(吐血)이 멎지 않을 때
밀가루 약 12g에 소금을 약간 넣어 냉수로 복용한다.

⊙ 적백이질(赤白痢疾)이나 설사(泄瀉)가 멎지 않을 때
밀을 노랗게 볶아 가루를 만들어 이 가루를 1회 7.5g씩 매일 3회 식전에
밥물로 복용한다.

밀 **341**

⊙유종(乳腫), 유방이 아프고 단단하게 뭉쳤을 때

밀을 노랗게 볶아 가루를 만들어 식초를 넣고 죽을 쑨 후 이 죽을 환부에 두껍게 바른다.

⊙파상풍(破傷風)

밀과 볶은 소금을 같은 양을 섞어서 가루를 만들어 물로 개어 바른다.

⊙독창출혈(禿瘡出血), 출수(出水), 출농(出膿)

밀을 찧어 가루를 만들어 이 가루를 환부에 바른다. 약을 갈 때에는 매번 소금물로 환부를 씻어내야 한다.

⊙소풍ㆍ여행 등으로 발에 물집이 생겼을 때

밀가루 또는 밀을 잘 찧어 물에 개어 환부에 바른다.

⊙게 식중독(食中毒)

밀 싹〔小麥苗〕을 삶은 물을 자주 복용한다.

⊙인후종통(咽喉腫痛)으로 물을 넘기기 힘들 때

밀가루를 식초로 개어서 목에 바르고 하룻밤 지내면 곧 풀려 음식물을 넘길 수 있다.

⊙모든 황달병(黃疸病)

밀 싹으로 즙을 내어 매일 3회 식간에 1컵씩 장복(長服)한다.

⊙도한(盜汗), 자한(自汗)

부소맥 약 20g, 대추 10개를 삶은 물을 수시로 복용한다. 중환자는 모려분 37.5g을 넣고 달여서 복용해도 좋다.

⊙모든 종독(腫毒), 창절(瘡癤), 옹저(癰疽), 등창

밀을 은근한 불에 볶아 흑황색이 되면 식혀서 가루로 만든다. 여기에 식초를 넣고 검은 페인트처럼 되도록 다시 달이면 오룡고(烏龍膏)가 된다. 이 오룡고를 천에 두껍게 발라 창두(瘡頭)의 크기에 맞춰 구멍 하나를 남기고(창두에 씌우면 안 된다) 환부에 붙인다. 약이 마르면 갈아 준다.

효능 밀은 성질이 약간 차고 맛은 달며 독이 없다.
양심(養心), 익신(益腎), 제열(除熱), 지갈(止渴)의 효능이 있어서 장조(臟躁), 번열(煩熱), 소갈(消渴), 옹종(癰腫), 외상출혈(外傷出血), 창상(創傷)의 치료에 쓴다.

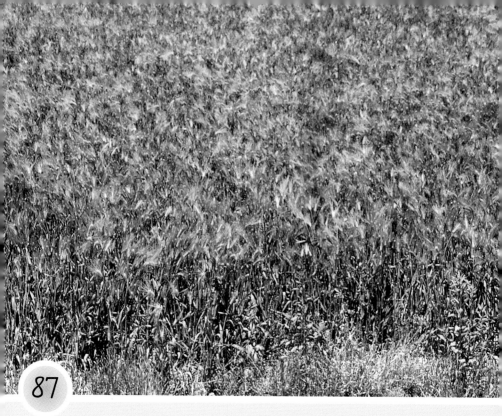

보리

- 학 명 : *Hordeum vulgare* var. *hexastichon* Aschers.
- 별 명 : 대맥, 쌀보리
- 생약명 : 대맥(大脈) · 맥아(麥芽)–열매의 싹을 말린 것

벼과 보리속. 두해살이풀. 서남아시아, 이집트 원산. 농가에서 밭에서 재배하며 키 1m 정도 자란다. 줄기는 곧게 서고 속이 비어 있다. 잎은 어긋나고 넓은 피침형이며 밑동이 잎집으로 되어 원줄기를 완전히 감싼다. 꽃은 4~5월에 피고 이삭은 6줄로 늘어서며 긴 까락이 달려 있다. 열매는 영과이고 6월에 익는다. 열매를 식용하고 싹이 튼 맥아는 약재로 쓴다.

◉모든 임병(淋病)

보리 약 12g에 물 0.7ℓ를 붓고 끓여 1/2이 되면 생강즙 1잔과 꿀 1숟가락을 타서 한꺼번에 복용한다. 매일 3회 식전에 복용한다.

◉위장허약(胃腸虛弱), 식욕부진(食慾不振), 헛배가 부를 때

보릿가루를 볶아 끓인 물로 1회 7.5g씩 매일 3회 식간에 복용한다. 장기간 복용하면 효과를 볼 수 있다.

◉신염수종증(腎炎水腫症)

보리나 밀의 이삭 약 12g, 동과(冬瓜)씨 약 20g을 찧어 물 0.5ℓ에 넣고 달인 후 0.35ℓ가 되면 이 달인 물을 아침·저녁 공복 시에 한 번씩 복용하면 보조 치료가 된다.

◉겨울에 피부가 마르고 손발과 얼굴의 피부가 틀 때

대맥묘(大麥苗)를 삶은 물로 매일 3회씩 환부를 씻는다. 자주 여러 번 씻으면 더욱 좋다.

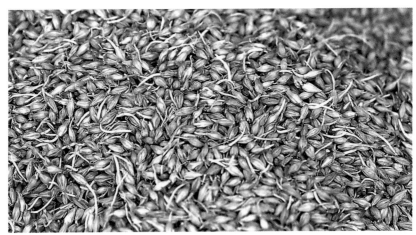

대맥아(엿기름)

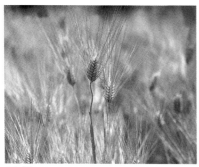
보리밭

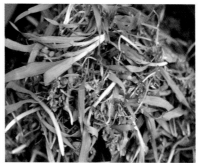
채취한 보리싹

⊙황달병(黃疸病)
생대맥묘(大麥苗)를 많이 짓찧어 즙을 짜서 매일 3회 식간에 1컵씩 복용하면 효과를 볼 수 있다.

⊙소화(消化), 식욕촉진제(食慾促進劑)
대맥아(大麥芽;엿기름) 150g, 신곡(神曲) 75g, 백출(白朮) 37.5g, 진피(陳皮) 37.5g, 인삼(人蔘) 37.5g을 모두 가루로 만들어 함께 섞고 꿀로 개어 녹두 크기만한 환약을 빚는다. 이 환약을 1회 30~50개씩 매일 3회 식후에 장기간 복용한다.

⊙식후에 잠이 오지 않을 때
엿기름 600g, 천초(川椒) 37.5g을 섞어 볶고 건강(乾薑;말린 생강) 112.5g과 함께 가루를 만들어 이것을 1회 7.5g씩 매일 3회 식후에 따뜻한 물로 복용한다. 장복(長服)하면 유익하다.

⊙위장허랭(胃腸虛冷), 식욕부진, 소화불량, 여위고 약해서 무력(無力)할 때
엿기름 1.2kg, 밀가루 300g, 검은콩 300g, 행인(杏仁;껍질 벗긴 살구 씨) 1.2kg을 함께 노랗게 볶아서 가루를 만들고 연밀(煉蜜)로 개어 녹두만한 크기의 환약을 빚는다. 이 환약을 1회 30~50개씩 매일 3회 식후에 따뜻한 물로 복용한다. 장복(長服)하면 효과를 볼 수 있다.

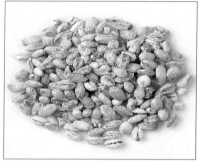
깐 보리

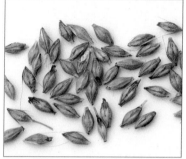
씨앗

⊙산후복종(産後腹腫), 숨이 차고 가슴이 답답하며 앉아 있어도 불안할 때

엿기름을 가루로 빻아서 이것을 1회 약 12g씩 매일 3회 식전에 따뜻한 물로 복용하면 효과를 볼 수 있다.

⊙소변하혈(小便下血), 대변하혈(大便下血), 자궁하혈(子宮下血)

보릿짚을 태운 잿가루 37.5g, 마른 오매(烏梅) 3개에 물 0.7ℓ를 부어 1/2이 될 때까지 삶은 후 이 물을 식전에 매일 3회 복용한다.

⊙소변불통(小便不通)

묵은 보릿짚을 진하게 삶아 자주 복용하면 곧 통한다.

효능 보리의 성질은 온화하고 맛은 짭짤하며 독이 없다.

보리는 위(胃)를 강화하고 장을 이롭게 하며 소화(消化)를 잘 시키고 부기를 제거한다. 장기간 먹으면 두발이 희어지지 않으며, 가루를 먹으면 체증(滯症)을 제거하고 죽을 쑤어 먹으면 장(腸)을 이롭게 한다.

열매를 보리라고 하는데 완전히 여물어도 씨알이 껍질에 붙어서 잘 떨어지지 않는 것을 겉보리라 하고 씨알이 껍질에서 잘 떨어지는 것을 쌀보리라고 한다.

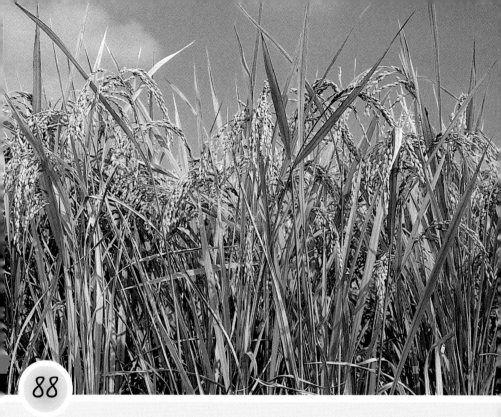

벼

- 학　명 : *Oryza sativa* L.
- 별　명 : 나락
- 생약명 : **갱미(粳米)**–열매, **곡아(穀芽)**–씨를 발아시켜 말린 것, **나미(糯米)**–찹쌀

　벼과 벼속. 한해살이풀. 농가에서 재배하고 키 1~1.5m 자란다. 잎은 긴 칼 모양이고 어긋나며 가장자리가 까칠까칠하다. 꽃은 6~8월에 흰색으로 피고 줄기 끝에 낱꽃이 빽빽하게 붙는다. 꽃잎은 없고 꽃술을 싸 주는 안껍질과 속껍질의 영(穎)이 있다. 열매는 영과이고 8월에 여문다. 열매를 식용하고 전초를 약재로 쓴다.

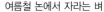

처방
處方

⦿밥이 소화(消化)되지 않거나 체했을 때

쌀 한 줌을 태워 가루를 만들어 이것을 끓인 물에 풀어 따끈할 때 복용하면 곧 풀린다.

⦿유산방지(流産防止)

습관성 유산(習慣性流産)은 잉태(孕胎) 후 곧 쌀 3컵에 생황기(生黃芪) 225g을 넣고 죽을 쑤어 즙을 내어 3등분한 뒤 1회 0.35ℓ 정도씩 매일 3회 복용한다. 설탕을 가미해도 무방하며 1개월 정도 계속하면 효과를 볼 수 있다.

⦿토혈(吐血)

쌀 1.8kg을 씻어 쌀뜨물을 진하게 나오게 하여 그 쌀뜨물을 0.35ℓ 복용한다. 토혈이 잘 멈추지 않을 때에는 1~1.8ℓ 더 복용한다.

⦿비출혈(鼻出血)이 잦을 때

쌀을 처음 씻은 물을 버리고 두 번째 약간의 물을 부어 씻은 물을 맥주 1

여름철 논에서 자라는 벼

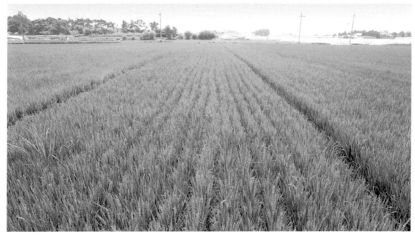

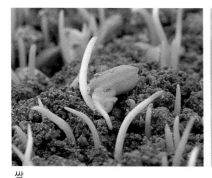
싹

씨(쌀)

컵에 꿀 1숟가락 또는 무즙 1~2숟가락을 섞어 마신다. 매일 1~2회씩 장기간 복용하면 효과를 볼 수 있다.

⊙양약(洋藥)이나 한약을 과도하게 먹었거나 속에서 받지 않을 때
(1) 쌀을 처음 씻은 뜨물(진한 것이 좋다)을 자주 마신다.
(2) 볏짚을 태운 재를 물에 풀어 걸러 마셔도 효과를 볼 수 있다.

⊙인후통(咽喉痛), 인후종(咽喉腫), 목구멍이 막혔을 때
흑수병(黑穗病)에 걸린 검은 벼 이삭을 약간 태워서 나온 잿가루를 1회 3.75g씩 술을 약간 푼 따뜻한 물이나 따끈한 술로 복용한다.

⊙유정(遺精)
뜨거운 밥물에 백복령(白茯笭) 가루 7.5g을 풀어 매일 아침 식전에 1회, 그리고 취침 전에 1회 복용한다. 장기간 복용하면 효과를 볼 수 있다.

⊙아기가 젖을 토할 때
쌀 7개를 까맣게 태워 가루를 만들어서 물 1/2컵과 젖 1/2컵으로 달여서 여러 차례 먹으면 좋다. 심한 아기는 쌀알을 2배 또는 3배로 하여 만들어서 먹인다.

⊙자한(自汗), 도한(盜汗)
벼 뿌리의 실뿌리를 모아 말린 것 300g과 대추 10개를 삶은 물을 차 마시듯 복용한다.

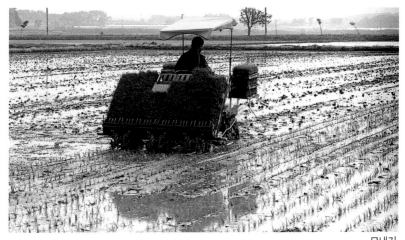
모내기

⊙삼소증(三消症)
찰벼 볶은 것 3.75g, 상백피(桑白皮) 3.75g을 삶은 물을 복용하면 효과를
볼 수 있다.

⊙모든 적백이질(赤白痢疾)
찹밥을 노랗게 볶은 다음 생강 즙 1컵을 섞고 다시 볶은 후 말려서 가루를
만든다. 이 가루를 1회 1숟가락씩 매일 3회 식전에 따뜻한 물로 1~2일간
복용하면 효과를 볼 수 있다.

⊙비위냉혈(脾胃冷血), 식욕부진(食慾不振), 소화불량(消化不良), 설사(泄瀉), 양기위축(陽氣萎縮), 조루증(早漏症), 혈기(血氣)가 허약할 때, 요통(腰痛), 냉증(冷症)
찹쌀 1.8kg을 하룻밤 물에 담갔다가 건져내 은근한 불로 볶아 노랗게 익
힌 다음 산약(山藥) 말린 것 약 23g을 넣어 함께 가루를 만든다. 이것을 1
회 1~2숟가락(큰 숟가락)씩 매일 3회 식전 · 식후 · 식간에 따뜻한 물이나
끓인 물로 복용한다. 약간의 후춧가루를 넣어 복용하면 더욱 좋다.
• 이 가루를 하루 3회씩 계속 복용하면 비위(脾胃)를 튼튼하게 하고 정력
  을 강화하는 처방이 된다.

⊙황달병(黃疸病)
찰벼 이삭(가시가 있는 것)을 약간 볶아 가루를 만들어 따뜻한 물이나 술
을 약간 탄 따뜻한 물로 1회 7.5g씩 복용한다. 매일 3회 식간에 복용한다.

⊙비출혈(鼻出血), 토혈(吐血), 하혈(下血)

찹쌀을 까맣게 태워서 가루를 만든 다음 끓인 물로 1회 7.5g씩 복용한다. 상출혈(上出血)은 식후에, 하출혈(下出血)은 식전에 매일 3회씩 복용한다.
• 이 처방은 식은땀도 치료한다.

⊙백탁병(白濁病), 냉증(冷症), 적·백대 하(赤白帶下), 월경불순(月經不順), 월경냉증(月經冷症)

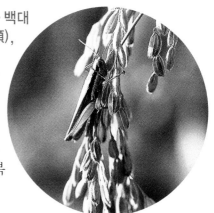

찹쌀, 화초〔花椒;천초(川椒)〕각각 30g을 노랗게 볶아 가루를 만들어 식초를 넣고 삶아 풀처럼 만든 다음 녹두 크기로 환약을 빚는다. 이 환약을 1회 30~40개씩 매일 3회 식전에 따뜻한 물로 약간의 식초나 밥물을 섞어 복용한다.

⊙어린이의 창(瘡)

쌀을 입에 넣어 잘게 씹은 것을 환부에 바른다.

⊙모든 창종(瘡腫)

찹쌀을 태워 잿가루를 만들고 참기름에 개어 환부에 바르면 효과를 볼 수 있다.

⊙속이 답답하고 입이 마를 때

처음 씻어낸 쌀뜨물을 자주 복용하면 곧 멎는다.

⊙오리고기 중독(中毒)

처음 씻어낸 쌀뜨물을 350㎖씩 매일 3~5회 마시면 풀어진다.

⊙치창(痔瘡)

찰벼 짚을 태워 그 재를 삶은 물로 자주 환부를 씻는다.

⊙이를 하얗게 하려면

찹쌀 겨를 태워 그 잿가루로 매일 아침 양치질을 하면 노랗거나 검은 이가 하얗게 된다.

⊙큰 병이 없는데도 혈기하약(血氣下弱)일 때

돼지 위(胃)를 씻어 그 속에 찹쌀을 가득 넣고 쌀알이 나오지 않게 잘 싸맨 다음 사기 그릇에 물과 술(소주나 고량주)을 350㎖씩 넣어 찜통에 12시간 정도 찐 다음 꺼내서 돌절구에 잘 찧어 이것을 녹두만한 크기의 환약을 빚는다. 이 환약을 1회 40~50개씩 매일 3회 식간에 따뜻한 물로 복용한다.
• 장복(長服)하면 비위(脾胃)를 튼튼하게 하고 양기(陽氣)를 돕고 몸을 튼튼하게 한다.

●정력보강죽(精力補强粥)

쌀과 율무쌀을 같은 양으로 죽을 쑨다.
• 이것을 아침과 취침 시에 1그릇씩 장복(長服)하면 심기보강(心氣補强)하고 신장(腎臟)과 양기(陽氣)를 강화한다. 또, 귀가 밝아지고 눈이 맑아지며 남자는 조루(早漏)를 방지할 수 있고, 여자는 대하(帶下)를 치료할 수 있다.

●구급식량(救急食糧)

쌀 1.8kg을 고량주(60도) 5.4ℓ에 넣고 불려 하룻밤을 두었다가 말린 뒤 다시 고량주에 담갔다가 또 말리는 방식으로 7번을 되풀이해서 말린 다음 보관하여 두었다가 급할 때 한 줌 먹으면 하루 종일 견딜 수 있다.
• 이것은 풍습(風濕)이나 한열(寒熱) 등 잡병을 방지할 수 있으며 등산이나 여행 · 행군(行軍) · 탐험(探險) 또는 흉년(凶年)이나 피난 때 좋은 구급식량이 된다.

효능 백미의 성질은 따뜻하고 맛은 달고 쓰며 독이 없다.
찹쌀의 성질은 온화하고 맛은 쓰며 독이 없다. 장기간 먹으면 비위가 좋아지고 양기(陽氣)가 건전해지며 신체를 건강하게 하고 힘을 주어 기아(飢餓)를 견디게 한다.
열매는 가을에 영과(穎果)로 익은 것을 벼라고 하고 이것을 찧은 것을 쌀이라고 한다. 벼는 쌀의 전분 함유량에 따라 전분이 많은 것을 찰벼(찹쌀), 적은 것을 메벼(멥쌀)로 구분한다. 일반적으로 백미(白米) 또는 쌀이라 부르는 것은 멥쌀을 말한다. 찹쌀은 나미(糯米)라고도 한다.

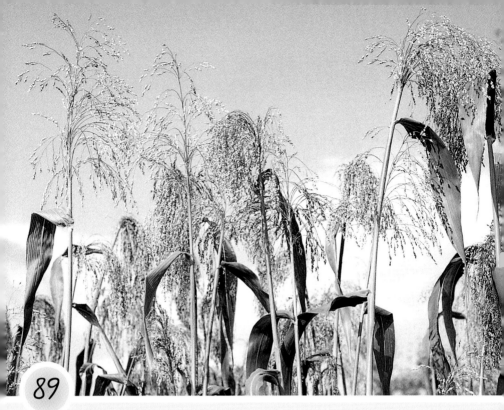

수수

- 학 명 : *Sorghum bicolor* Moench
- 별 명 : 고량
- 생약명 : 촉서(蜀黍)-씨

   벼과 수수새속. 한해살이풀. 밭에서 재배하며 키 1.5~3m 자란다. 잎은 어긋나고 긴 타원형이며 끝이 뾰족하다. 처음에는 잎과 줄기가 녹색이나 차츰 붉은 갈색으로 변한다. 꽃은 여름에 원줄기 끝에 작은 꽃이 빽빽하게 모여 큰 원추화서를 이룬다. 각 마디에 자루가 있는 수꽃이 1~2송이씩 달린다. 열매는 영과 이다. 열매를 식용하고 열매와 뿌리를 약재로 쓴다.

◉위장통(胃腸痛)

수수쌀(수수의 열매 알갱이) 뜨물을 따끈하게 데워 수시로 양껏 하루에 5~7회 마시면 효과를 볼 수 있다.

◉전신수종(全身水腫)

수수 수염(꽃이삭) 삶은 물을 자주 마신다.

◉원기(元氣)가 크게 허약할 때, 위장 쇠약ㆍ자한(自汗)ㆍ도한(盜汗)

염소 다리 하나를 발톱과 뼈를 제거하고 잘게 썰어서 물에 삶은 뒤 수수쌀을 적당히 넣어서 죽을 쑨다. 이것을 보중익기죽(補中益氣粥)이라고 하는데, 매일 아침저녁 1그릇씩 복용한다. 그리고 파ㆍ소금 등으로 조미해도 좋다.

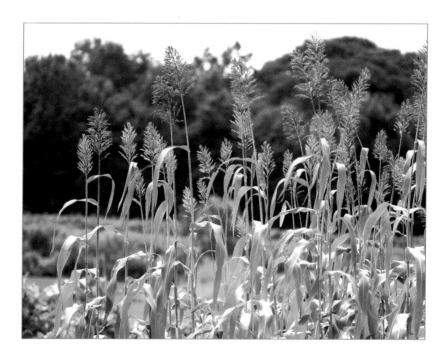

⊙배종(背腫;등창) 및 모든 창(瘡)이
  곪았을 때
수수가루를 검게 볶아 계란 흰자위로
개어 환부 사방에 바르면 창두(瘡頭)가
노출하게 된다. 마르면 바꿔 준다.

⊙구역질, 반위(反胃)
수수 가루 1숟가락을 냉수(冷水)로 복용
한다. 2~3회 거듭하면 좋은 효과를 볼
수 있다.

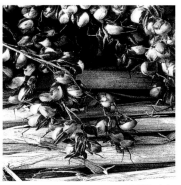
채취한 수수

⊙소변불통(小便不通)
수수 뿌리 마른 것 75g, 변축(篇蓄) 약 56g, 등심초(燈心草) 약 20g을 물
2.1ℓ로 달여 1/2이 되면 6등분하여 이것을 매일 3회 식전에 따끈하게 1등
분씩 복용한다.

⊙난산(難産)
수수 뿌리 마른 것을 태워 잿가루를 만들어 1회 7.5g씩 매일 3회 술로 복
용하면 효과를 볼 수 있다.

효능 열매를 수수라고 하는데, 맛이 떫고 달며 성질은 따뜻하고 독이 없다.
뿌리를 삶아 즙을 내어 먹으면 소변(小便)에 이롭고, 천식(喘息)을 멎게 하
고 태운 잿가루를 술로 복용하면 난산(難産)과 적ㆍ백대하(赤白帶下)를 치
료한다.
수수로 담근 술을 고량주(高粱酒)라 하는데, 오장(五臓)을 따끈하게 해 주
고 위장(胃腸)을 건강하게 한다.

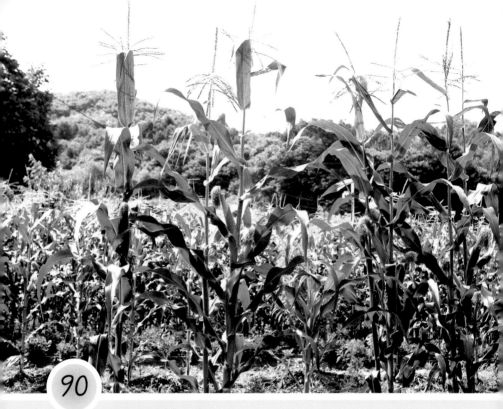

90

옥수수

- 학　명 : *Zea mays* L.
- 별　명 : 강냉이, 옥시기
- 생약명 : **옥미수(玉米鬚)** · **옥촉서(玉蜀黍)**－꽃술(암술)을 말린 것
  옥촉서예(玉蜀黍蘂)－옥수수 전분

　벼과 옥수수속. 한해살이풀. 밭에서 재배하며 키 1~3m 자란다. 잎은 어긋나고 끝이 뾰족한 긴 타원형이며 밑은 줄기를 감싼다. 꽃은 암수한그루로 7~8월에 피는데 이삭은 줄기 끝에 원추화서로 달리고, 암꽃은 잎겨드랑이에 이삭꽃차례로 달린다. 열매는 둥근 알갱이가 줄줄이 박힌 영과(穎果)이고 8~10월에 노란색으로 여문다. 열매를 식용하고 전체를 약용한다.

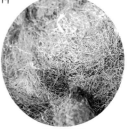

⊙소변불통(小便不通)

옥수수의 뿌리·잎 또는 수염 7.5g, 등심초(燈心草) 약 12g을 물에 삶아 그 삶은 물을 수시로 복용한다.

⊙신장 결석(腎臟結石), 방광 결석(膀胱結石)

옥수수 수염 30g을 삶아 그 삶은 물을 자주 복용한다. 결석이 크지 않은 것은 모두 제거할 수 있다.

⊙당뇨병(糖尿病)

옥수수 수염 300g을 삶아 매일 그 삶은 물을 수시로 복용한다.

⊙적리(積痢), 백리(白痢)

옥수수 속(옥수수 대 속의 흰 스펀지 같은 것)을 태워 재를 만들어 매일 아침저녁 식전에 약간의 소금을 넣고 1회 7.5g씩 복용한다.

⊙각혈(咯血), 토혈(吐血)

옥수수 수염 7.5g과 빙당(氷糖) 7.5g에 물 약 1.8ℓ를 붓고 삶은 물을 자주 마신다. 여러 차례 거듭하면 효과를 볼 수 있다.

옥수수 수염

효능 옥수수의 성질은 평온하고 맛이 달며 독이 없다.

이뇨(利尿), 습열(濕熱), 평간(平肝), 이담(利膽)의 효능이 있어 신염수종(腎炎水腫), 각기(脚氣), 황달간염(黃疸肝炎), 고혈압(高血壓), 담낭염(膽囊炎), 담석(膽石), 당뇨병(糖尿病), 토혈(吐血), 비출혈(鼻出血), 축농증(蓄膿症), 유옹(乳癰)의 치료에 쓴다.

옥수수의 씨앗을 쌀과 함께 밥을 지어 먹으면 위(胃)·신장(腎臟)·양기(陽氣)에 이로운 보약이라 할 수 있다.

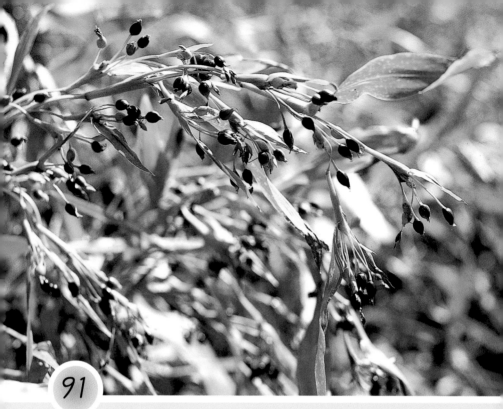

91

율무

- 학　명 : *Coix lacryma-jobi* var. *mayuen* (Romain) Stapf
- 별　명 : 율무쌀, 의미
- 생약명 : 의이인(薏苡仁)-열매를 말린 것

　벼과 율무속. 여러해살이풀. 열대지방 원산. 농가에서 작물로 재배하며 키 1.5m 정도 자란다. 잎은 피침형이고 어긋나며 엽초가 있다. 꽃은 암수한그루로 7~8월에 잎겨드랑이에 이삭화서로 달리는데 암꽃이삭은 딱딱한 엽초로 싸여 있다. 열매는 영과이고 10월에 흑갈색으로 여문다. 열매를 식용하고 전초를 약재로 쓴다. 줄기는 바구니 등의 세공재로 쓴다.

⊙위장병(胃腸病), 수종병(水腫病)

껍질을 벗긴 율무쌀(의이인;薏苡仁)을 쌀과 함께 가루를 만들어 죽을 쑤어 먹으면 위(胃)를 돕고 소화(消化)가 잘 된다.

• 여자가 먹으면 적·백대하(赤白帶下)를 제거하고 남자에게는 허리나 다리가 무거운 증상을 제거하여 준다.

⊙신염수종(腎炎水腫), 급천(急喘)

욱리인(郁李仁) 7.5g을 잘 찧어 물에 풀어 즙을 걸러서 이 즙에 율무쌀을 넣고 밥을 지어 매일 3회씩 먹으면 효과를 볼 수 있다.

⊙열성임병(熱性淋病) 또는 신장결석(腎腸結石)

율무쌀이나 율무의 뿌리줄기 또는 잎을 삶아 마시면 효력을 볼 수 있다.

⊙비고혈압성 중풍((非高血壓性中風), 반신마비(半身痲痺), 사지무력(四肢無力), 풍습성 신경통(風濕性神經痛)

율무쌀 600g, 경포부자(京炮附子) 3.75g을 함께 노랗게 볶아 가루를 만든다. 이 가루를 1회 3.75g씩 매일 3회 식간에 물로 복용한다. 물에 약간의 술을 타면 더욱 좋다.

⊙당뇨병(糖尿病), 해수(咳嗽), 농담토혈(膿痰吐血)

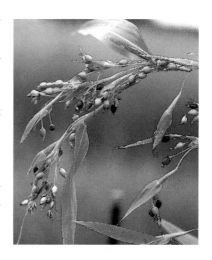

율무쌀 삶은 물 1컵에 약간의 술을 타서 매일 3~5회 복용한다.

• 이 처방은 황달병(黃疸病), 인후병(咽喉病) 및 모든 습성 창종(濕性瘡腫)의 치료 효과도 있다.

⊙황달병(黃疸病)

율무쌀 삶은 물을 자주 복용한다. 만약 몸이 냉(冷)한 사람은 여기에 약간의 술을 타 마시면 잘 듣는다.

◉충치(蟲齒)나 풍치(風齒)로 아플 때
율무쌀 삶은 물로 양치질을 하고 입에 머금고 있으면 효과를 본다.

◉적백이질(赤白痢疾)
율무 뿌리 약 20g을 물 약 0.5ℓ로 1/2이 되게 달인다. 이 달인 물을 매일
3회 식전에 한 번씩 복용한다.

◉근골피육(筋骨皮肉)이 불편하고 몹시 구속스러울 때, 사지(四肢)
  의 굴신(屈伸) 운동이 부자유스럽고 허리와 사지(四肢)의 동통(疼
  痛), 대소변불통(大小便不通)
매일 율무쌀 180~360g을 물 1~1.4ℓ로 삶아 이 물을 차 마시듯 복용한
다. 설탕을 넣어 복용해도 좋다.

◉신염수종(腎炎水腫), 폐병(肺病), 해수(咳嗽), 다담(多痰)
율무쌀 180~360g으로 죽을 쑤거나 삶은 물을 차 마시듯 마신다. 보조 치
료의 효과를 볼 수 있다.

◉아기가 분유(粉乳)나 연유(煉乳)를 먹고 자주 열이 나거나 위장
  (胃腸)이 좋지 않을 때
율무쌀 삶은 물을 자주 먹인다. 설탕을 넣어도 좋다.

◉어린이의 소변(小便)이 빨갛고 노란색일 때
율무쌀 삶은 물을 차 마시듯 복용하면 곧 풀어진다.

◉비장허약(脾臟虛弱)으로 얼굴 또는 두 발이 자주 붓거나 또는 소
  변(小便)이 신통치 않을 때
율무쌀로 죽을 쑤어 먹거나 또는 율무쌀 삶은 물로 차 마
시듯 복용한다. 설탕을 넣어도 좋다.

◉신염수종(腎炎水腫)
율무쌀 약 20g, 욱리인(郁李仁) 약 12g을 함
께 삶아 한 번에 다 마신다. 매일 3회분을 만
들어 식간에 복용한다.

◉풍습마비(風濕麻痺) 또는 신경통(神經痛)
율무쌀 37.5g, 방기(防己) 37.5g, 마황(麻黃)

채취한 씨앗

3.75g, 황기(黃芪) 7.5g을 삼베에 싸서 물 1.8ℓ에 넣고 달여 약물이 1/2이 되면 하루 3번에 나누어 매일 3회 식간에 따끈하게 데워 복용한다. 장복(長服)하면 효과를 볼 수 있다.

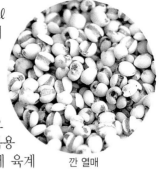
깐 열매

⊙ 황달병(黃疸病)
율무쌀 약 12g, 인진(菌陳) 약 20g을 한 첩으로 하여 2첩을 달여 하루 3회(1회는 재탕) 복용한다. 3~5일이면 효과를 볼 수 있다. 여기에 육계(肉桂) 볶은 것 3.75g을 넣으면 더욱 좋다.

⊙ 위산과소(胃酸過少), 소화불량(消化不良) 또는 포만창(飽滿脹)으로 답답할 때
율무쌀 약 20g, 후박(厚朴) 3.75g, 산사(山楂) 약 12g, 대추 3개를 한 첩으로 하여 매일 2첩과 재탕까지 모두 3회 식간에 복용한다.

● 사신죽(四神粥)
(1) 율무쌀, 감인(芡仁:껍질을 벗긴 것), 산약(山藥:껍질을 벗겨 말린 뒤 찐 것), 백복령(白茯苓) 등 4가지를 넣고 끓여 만든 죽을 사신죽(四神粥)이라고 한다.
(2) 율무쌀 1, 쌀 3(또는 5)의 비율로 밥을 지어 먹어도 그 효력은 비슷하다.
• 사신죽은 위(胃)를 순화하고 장(腸)을 도우며 폐(肺)를 맑게 하고 담(痰)을 제거하며 풍수병(風水病)을 없앤다. 또, 양기위축(陽氣萎縮)과 조루(早漏) 등을 치료하며 여자의 대하(帶下)를 치료한다. 장기간 복용하면 혈기(血氣)를 순조롭게 하고 몸이 가벼워지며 건강해진다.

효능 율무의 성질은 약간 차고 맛은 달며 독이 없다.
건비보폐(健脾補弊), 이습(利濕), 청열(淸熱), 배농(排膿)의 효능이 있어. 설사(泄瀉), 장옹(腸癰), 습비(濕痹), 근맥구련(筋脈拘攣), 관절굴신불리(關節屈伸不利), 수종(水腫), 각기(脚氣), 임탁(淋濁), 백대(白帶)의 치료에 쓴다.

사용 주의 율무는 찬 성질을 가지고 있어서 임산부가 먹으면 부작용이 생길 수 있으므로 주의해야 한다.

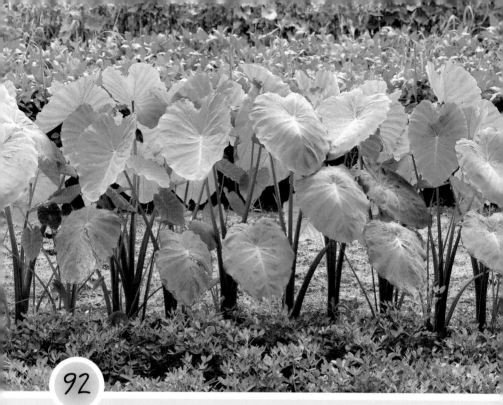

92

토란

- 학 명 : *Colocasia esculenta* (L.) Schott
- 별 명 : 토련
- 생약명 : 우자(芋子)–덩이뿌리 줄기

  천남성과 토란속. 여러해살이풀. 약간 습한 곳에서 키 1m 정도 자란다. 땅 속의 덩이줄기는 타원형이고 섬유질로 싸여 있다. 잎은 뿌리에서 나오고 난상 넓은 타원형이며 가장자리가 파상으로 굴곡진다. 8~9월에 드물게 잎자루 사이에서 막대 모양의 꽃이삭 위쪽에 수꽃, 아래쪽에 암꽃이 노란색으로 달린다. 덩이줄기를 식용한다.

◉뱃속이 창만(脹滿)하여 순조롭지 않을 때

(1) 껍질을 벗긴 토란 10개를 작은 조각으로 썰고, 300g짜리 잉어(중환자는 내장 뺀 것 1마리)를 크게 썰고 생강, 파, 소금, 식초 등으로 조미해서 모두 함께 삶아 복용한다.

(2) 생토란 600g을 깨끗이 씻어 으깬 다음 소주 3ℓ에 15일 동안 담가 두었다가 이것을 매일 3회 식전에 작은 컵으로 1컵씩 따뜻한 물로 복용한다. 장복 (長服)하면 뱃속의 가스를 제거한다.

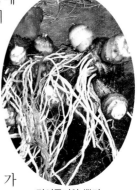

◉벌에 쐬었을 때

생토란을 찧어 환부에 바른다. 단, 하루에 두 번은 갈아 줘야 한다.

◉제창종독(諸瘡腫毒)

토란을 작은 조각으로 썰어 구워 익힌 다음 말려서 가루를 만들어 환부에 바르되 하루 2번 갈아 주면 된다.

덩이줄기와 뿌리

◉뱀에 물렸을 때

생토란 3, 호염(胡鹽) 1의 비율로 섞어 찧어 걸쭉하게 되면 이것을 환부에 바른다. 하루 3번 약을 바꾸어 준다. 이 처방은 임시 구급 처방이므로 빨리 전문의의 처치를 받아야 한다.

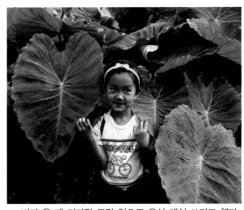

◉황수창(黃水瘡)

말린 토란 싹을 태워 잿가루를 만들어 환부에 바른다. 하루에 3번 갈아 준다.

비가 올 때 커다란 토란 잎으로 우산 대신 쓰기도 했다.

⊙의복에 기름이 묻었을 때
흰 토란을 찧어 즙을 내어 물과 함께 때를 씻어 낸다.

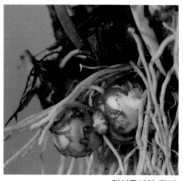

⊙대변하혈(大便下血)
검은 토란으로 짜낸 즙 1/2컵과 소주 1/2을 따끈하게 데워 매일 3회 식전에 복용하면 효과를 볼 수 있다.

덩이줄기와 뿌리

⊙적백이질(赤白痢疾)
흑토란 20~30개를 깨끗이 씻어 말리되 파손되지 않도록 하여 단지 같은 것에 담아 고량주 1.8ℓ를 붓고 밀봉해서 1개월 정도 두어 숙성시킨다. 숙성된 흑토란 1~2개를 건져내어 매일 2차례 아침저녁 식전에 후추 1~2개와 함께 원래의 술을 데워 먹는다.

⊙대변하혈(大便下血)
토란 즙 60㎖에 술 60㎖를 섞어 1~2회 복용하면 효과를 볼 수 있다.

⊙여자의 하혈(下血)
자기 나이 수대로(30세이면 토란 30개) 토란을 작은 조각으로 썰어 누렇게 구워서 가루를 만든다. 이 가루를 1회 숟가락씩 매일 3회 식전에 따끈한 술이나 술과 물을 반반씩 섞은 것으로 복용한다.

⊙이뇨(利尿), 소염(消炎), 소변불리(小便不利), 음부(陰部) 요도(尿道)의 자통(刺痛)
토란 10여 개를 작은 조각으로 썰어서 물 1.8~2.1ℓ에 설탕을 약간 넣고 달여 1/2이 되면 이것을 매일 수시로 350㎖씩 마시면 효과를 볼 수 있다.

⊙임파선종(淋巴腺腫), 다담(多痰)하며 답답할 때
큰 토란 4개를 작은 조각으로 썰고 해파리 37.5g과 무 씨 약 12g을 함께 물 1.4ℓ로 달여 1/2이 되면 하루 3번에 나누어 이것을 매일 3회 식후에 따끈하게 복용한다.
• 이 처방은 고혈압(高血壓)에도 효과를 볼 수 있고 장복(長服)하면 가슴이 시원해진다.

⊙선창(癬瘡)
먼저 생강 조각으로 환부를 문지른 다음, 토란 끝을 작은 조각으로 썰어 이 조각으로 환부를 자주 문지른다.

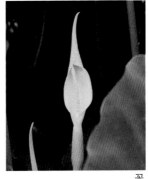
꽃

⊙소변불통(小便不通)
부소맥(浮小麥;물 위에 뜨는 밀) 37.5g과 토란 3~4개 썬 것을 함께 삶아 그 물을 차 마시듯 양껏 복용한다.

⊙소아마진(小兒痲疹)
토란과 당근을 모두 작은 조각으로 썰어 함께 넣고 삶은 물을 수시로 복용한다.
• 이 처방은 해열(解熱), 제독(除毒), 이뇨(利尿)에도 도움을 준다.

⊙심한 감기(感氣)로 인한 발열(發熱)·두통(頭痛)·입이 쓸 때, 입술이 마를 때·혀가 빨갛게 변할 때
토란 10개, 통초(通草) 7.5g, 차전자(車前子) 약 20g을 1첩으로 하여 달여서 복용한다. 이것을 2첩 만들어서 재탕까지 하루에 3회 복용한다.

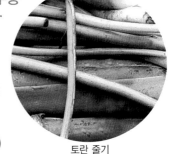
토란 줄기

⊙갑상선종대(甲狀腺腫大) 및 나력(瘰癧)
작은 토란 10개를 적당한 크기로 썰어서 삶은 물을 차 마시듯 장기간 복용하면 효과를 볼 수 있다.

효능 땅 속의 덩이줄기를 토란(土卵)이라고 하는데, 성질이 평온하고 맛은 맵고 약간의 독이 있다.
토란은 장(腸)을 윤활하게 하고 위(胃)를 활발하게 하며 피부를 살찌게 하고 산부(産婦)가 먹으면 어혈(瘀血)을 터뜨리고 피와 원기(元氣)를 보(補)한다. 모든 물고기와 함께 삶아 먹으면 심기(心氣)를 순조롭게 한다.

사용주의 토란을 한꺼번에 많이 먹으면 설사(泄瀉)가 나므로 조심해야 한다.

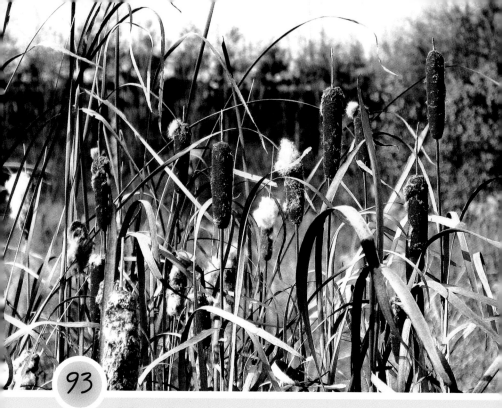

93

부들

- 학　명 : *Typha orientalis* C. Presl
- 별　명 : 감포(甘蒲), 큰부들, 향포
- 생약명 : 포황(浦黃)–수꽃의 꽃가루〔화분(花粉)〕

　부들과 부들속. 여러해살이풀. 연못 가장자리와 습지에서 키 1~1.5m 자란다. 잎은 분백색이고 긴 선형이며 밑부분이 줄기를 완전히 감싼다. 꽃은 6~7월에 노란색으로 피고 꽃잎이 없으며 꽃줄기 끝에 원기둥 모양 육수화서로 달리는데 수꽃은 윗부분에 달린다. 열매는 긴 타원형이며 10월에 적갈색으로 익는다.

⊙ 관절통(關節痛)
부들 꽃가루 300g, 삶아서 말린 부자 3.75g을 함께 가루로 만들어 1회 3.75g씩 차가운 물로 복용하면 효과를 볼 수 있다.

⊙ 출산(出産)
부들 꽃가루 7g을 따뜻한 물에 타서 차 마시듯 복용하면 빠른 출산에 도움을 준다.

⊙ 난산(難産)
부들 꽃가루, 불에 태운 지렁이, 진피 각각 3.75g씩을 볶아서 가루로 만들어 물에 타서 복용하면 효과를 볼 수 있다.

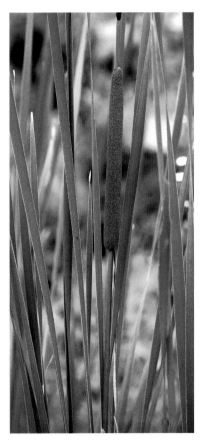

⊙ 산후악혈(産後惡血)
부들 꽃가루 70g을 물 약 0.7ℓ로 달여 1/2이 되게 졸인 후 1번에 모두 마시면 효과를 볼 수 있다.

⊙ 산후복통(産後腹痛)
(1) 부들 꽃가루를 1회 10g씩 미음에 타서 복용한다.

(2) 부들 꽃가루 6g, 당귀 15g, 함박꽃 15g, 궁궁이 12g, 모란 뿌리껍질 6g, 현호색 6g, 구릿대 6g, 계심 6g, 오령지 6g, 몰약 6g으로 만든 기침산(起枕散)을 복용한다. 달여서 하루 3번에 나누어 복용한다.

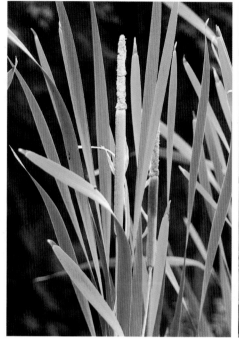
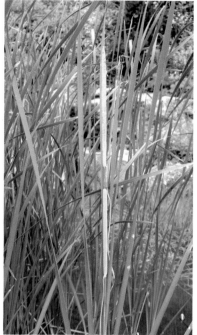

좀부들   애기부들

⊙ 경폐복통(腹痛), 타박어혈(瘀血), 창옹종독(瘡癰腫毒), 토혈(吐血), 비출혈(鼻出血), 자궁출혈, 혈변, 혈뇨(血尿), 대하(帶下), 중설(重舌), 구창(口瘡), 음하습양(陰下濕痒)

부들의 생꽃가루나 포황탄을 1회 2~4g씩 달이거나 곱게 가루내어 복용한다.

⊙ 소아탈항(小兒脫肛)

부들 꽃가루 3.75g을 돼지 기름 7g에 넣고 달여 고약을 만들어 환부에 붙인다.

⊙ 자궁출혈(子宮出血), 천식(喘息)

부들 꽃가루를 1일 14g 정도 달여서 복용한다.

• 이 처방은 지혈(止血), 이뇨(利尿), 보혈(補血), 발한(發汗)의 효능이 있고 또한 방광(膀胱)의 열(熱)을 없앨 수 있다.

◉타박상(打撲傷), 화상(火傷)
부들 꽃을 그늘에 말린 다음 곱게 가
루내어 환부에 바르면 염증이 가라앉
는 효과를 볼 수 있다.

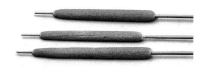

◉손·발바닥이 트거나 갈라졌을 때
부들 꽃가루와 생강 가루를 섞어 환
부에 뿌리면 곧 효과를 볼 수 있다.

채취한 수꽃

◉종기(腫氣)
부들의 꽃가루를 생으로 환부에 바르
면 효과를 볼 수 있다.
• 혈(血)을 보(補)하는 데, 지혈(止血)
  할 때는 볶아서 쓴다.

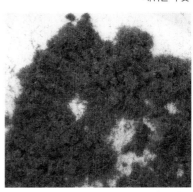

◉음낭습진(濕疹), 악성 종기(惡性
  腫氣)
부들 꽃가루를 가루내어 환부에 뿌리거
나 기름에 개어서 환부에 바른다.

수꽃의 꽃가루

◉천식(喘息)
부들 잎을 채취하여 햇빛에 말린 후 가루를 내어 미음에 1회 7g 정도씩 타
서 복용한다.

◉당뇨병(糖尿病)
부들 잎을 달인 물을 복용한다.

효능 부들의 붉은색 꽃가루를 포황(浦黃)이라고 하는데, 맛은 달고 성질은 평온
하다.
양혈(養血), 지혈(止血), 활혈(活血), 거어(祛瘀), 소종(消腫)의 효능이 있어,
산후어혈복통(産後瘀血腹痛), 무월경(無月經), 소변불리(小便不利), 대하(帶
下), 혈변(血便), 혈뇨(血尿) 등의 치료에 쓰인다.

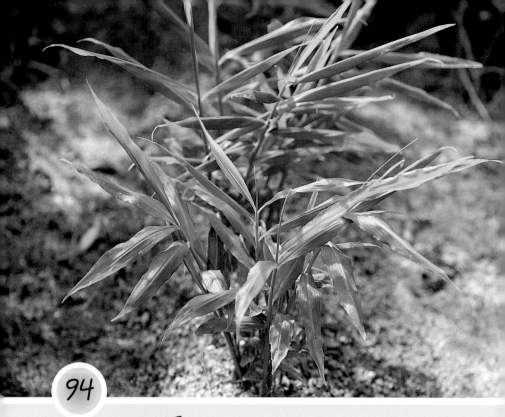

94

생강

- 학 명 : *Zingiber officinale* Roscoe
- 별 명 : 새양
- 생약명 : 생강(生薑)·선생강(鮮生薑)−캐낸 생뿌리줄기
  건강(乾薑)−뿌리줄기를 말린 것, 포강(炮薑)−생강을 불에 구운 것

생강과 생강속. 여러해살이풀. 농가에서 재배하고 키 30～
50cm 자란다. 뿌리줄기는 노란색 덩어리 모양이고 매운 맛과
향긋한 냄새가 있다. 잎은 어긋나고 긴 피침형이며, 양끝이 좁
고 밑 부분이 잎집이 된다. 꽃은 8～9월에 황록색으로 피는데
한국에서는 잘 피지 않는다. 열매는 삭과이고 10월에 익는다.
뿌리줄기를 향미료로 식용하고 전초를 약재로 쓴다.

⊙ 감기해수증(感氣咳嗽症)
생강 즙 180㎖에 꿀 1찻숟가락을 넣어 데운 뒤 매일 3~5회씩 복용한다.

⊙ 구토증(嘔吐症)
생강 75g, 식초 360㎖를 사기 그릇에 넣어 끓인 다음 수시로 복용한다.

⊙ 충치(蟲齒)나 풍치(風齒)로 아플 때
생강 37.5g을 구워서 말린 다음 고반(枯礬) 7.5g을
섞어 가루내어 환부에 바른다.

⊙ 독충(毒蟲)이나 개한테 물렸을 때
생강을 곱게 갈아 찻잔에 1숟가락 넣고 끓는
물을 부어 1~2분 동안 우려낸 다음 꿀을 조금 넣

뿌리줄기

은 생강차(生薑茶)를 복용하고 아울러 생강을 잘게 썰어 환부에 붙인다.
생강차는 매일 3잔씩 마시고 생강 조각은 자주 바꾸어 준다.

⊙ 식중독(食中毒)
생강 즙 1컵에 소금을 약간 타서 자주 복용한다.

⊙ 넘어져서 허리를 다치거나 손발을 다쳤을 때
생강을 곱게 갈아 찻잔에 1숟가락 넣고 끓는 물을 부어 1~2분 동안 우려
낸 다음 꿀을 조금 넣은 생강차를 수시로 복용하고 아울러 생강과 파흰밑
같은 분량을 찧어서 환부에 붙인다.

⊙ 벌레가 귓구멍으로 들어갔을 때
생강 즙을 귓구멍에 약간 흘려넣으면 벌레가 곧 나온다.

⊙ 겨드랑이의 냄새
생강 즙으로 겨드랑이를 자주 문지르면 냄새가 없어진다.

⊙ 적·백(赤白) 알러지
생강을 썰어서 이 조각으로 환부를 자주 문지르면 효과를 볼 수 있다.

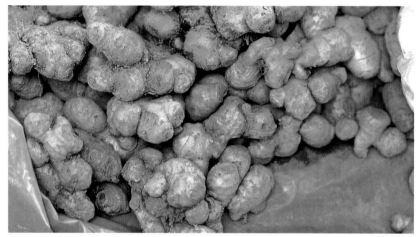
뿌리줄기

⊙ 귀와 손발의 동창(凍瘡)
생강 즙을 달여 물고약처럼 될 때까지 졸인다. 이것을 환부에 바르면 효과를 볼 수 있다.

⊙ 배창(背瘡;등에 나는 창. 등창)
생강을 크게 썰어 불 위에 얹어 익으면 도려내고, 또 익으면 다시 도려내어 익은 생강을 모은다. 이렇게 모은 생강을 잘게 썰어 돼지 쓸개즙을 섞어 환부에 자주 바르면 곧 효과를 볼 수 있다.

⊙ 치루증(痔漏症)
생강을 크게 썰어 백반 가루를 발라 불 위에 구워 말린 다음 가루로 빻아 환부에 바른다. 이때 참기름과 섞어서 바르면 효과가 더 좋아진다고 한다.

⊙ 산후(産後) 혈체(血滯)와 하복통, 복부냉한통증(腹部冷寒痛症)
생강을 곱게 갈아 찻잔에 1숟가락 넣고 끓는 물을 부어 1~2분 동안 우려낸 다음 꿀을 조금 넣은 생강차를 소주에 타서 복용한다.

⊙ 방사(房事) 후의 복통(腹痛)
생강을 곱게 갈아 찻잔에 1숟가락 넣고 끓는 물을 부어 1~2분 동안 우려낸 다음 꿀을 조금 넣은 생강차(生薑茶)를 소주에 많이 타서 뜨겁게 해서 마신다.

⊙감기(感氣)가 심해 전신(全身)이 쑤실 때

생강을 곱게 갈아 찻잔에 1숟가락 넣고 끓는 물을 부어 1~2분 동안 우려 낸 후 꿀을 조금 넣은 생강차를 많이 마시고 땀을 내면 풀어진다.

⊙비에 젖거나 물에 빠져 몸이 차가울 때

생강을 곱게 갈아 찻잔에 1숟가락 넣고 끓는 물을 부어 1~2분 동안 우려 낸 다음 꿀을 조금 넣은 생강차에 소주를 타서 뜨겁게 하여 많이 마시면 감기(感氣) 및 몸살이 예방된다.

⊙일사병으로 넘어지거나 사지(四肢)가 냉한(冷寒)할 때

속히 생강을 곱게 갈아 찻잔에 1숟가락 넣고 끓는 물을 부어 1~2분 동안 우려낸 다음 꿀을 조금 넣은 생강차에 소주를 약간 타서 마신다.

⊙수종병(水腫病), 소변(小便) 보기가 불편할 때

생강 껍질을 삶은 물에 설탕을 넣어 차 마시듯 복용한다. 장복(長服)하면 효력이 좋다.

⊙육류(肉類)나 어패류(魚貝類) 등을 먹고 체했을 때

생강 잎을 삶아 설탕을 넣고 차 마시듯 자주 복용한다.

⊙타박상(打撲傷)의 통증(痛症)이 심할 때

말린 생강 잎 1.8ℓ와 말린 당귀(當歸) 112.5g을 가루로 빻아 1회에 약 12g 씩 매일 3회 식간에 복용한다.

⊙비위한랭(脾胃寒冷), 식욕부진(食慾不振), 변비무력증(便秘無力症), 소화불량(消化不良)

마른 생강을 1회 삶은 다음 불에 말려 가루를 만든다. 이 가루 600g에 밥 한 그릇을 같이 찧은 뒤 녹두만한 크기의 환약을 만들고, 이 환약을 1회 30~50개씩 매일 아침저녁 식간에 끓인 물로 복용한다.
• 장복(長服)하면 위장(胃腸)이 건강해진다.

⊙어패류(魚貝類)나 게 등, 음식물의 중독(中毒) 예방

게는 생강을 찧어 간장과 식초를 섞어서 같이 먹으면 절대로 중독되지 않는다.

⊙국부(局部)의 피부 가려움증
생강을 잘게 썰고 소주를 발라 환부에
붙인다.

⊙빈혈(貧血), 현기증, 위장냉통(胃
　腸冷痛), 식욕부진, 해수(咳嗽) 가
　래가 있을 때
마른 생강을 태워 가루로 만들어 약 8g
에 당감초(唐甘草) 가루 약 5g을 섞은
것을 1회분으로 하여 끓인 물로 복용한
다. 매일 3회 식후 30분마다 복용한다.
장복(長服)하면 효력이 크다.

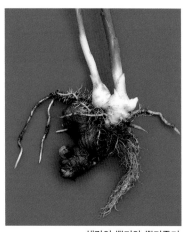
생강의 뿌리와 뿌리줄기

⊙한리(寒痢), 적 · 백리(赤白痢)로
　복통(腹痛)이 심할 때
마른 생강을 태워 가루를 만들어 따끈한 술과 함께 복용한다. 술을 못 하
는 사람은 밥물로 대용한다. 매일 식전에 복용하고 밤중에 다시 한 번 더
복용한다. 여러 차례 거듭하면 곧 효과를 볼 수 있다.

⊙한설복통(寒泄腹痛)
마른 생강 약 20g을 태워 가루를 만들어서 된 죽에 섞어 복용한다. 3~5차
례 복용하면 효과를 볼 수 있다.

⊙토혈(吐血), 위출혈(胃出血), 폐출혈(肺出血) 또는 대변하혈(大便
　下血), 자궁하혈(子宮下血), 이질하혈(痢疾下血)
마른 생강 약 20g을 태워 가루를 만든다. 그리고 3세 이하의 남자 아이의
소변(小便)에 타서 복용하면 2~3회로 효과를 볼 수 있다. 소변이 없을 때
에는 밥물로 대용해도 좋다.

⊙비출혈(鼻出血)
마른 생강의 껍질을 벗겨 끝을 콧구멍에 맞게 깎아 불에 태운 다음 약간
식혀 코에 넣으면 된다.

⊙코가 붓거나 막혀서 숨이 통하지 않을 때
말린 생강을 가루내어 꿀에 섞어 콧구멍에 바르면 곧 효과를 본다.

⊙ 적안통(赤眼痛)

말린 생강을 가루내어서 풀물로 개어 두 발바닥 가운데 붙이고 하룻밤을 지내면 효과를 볼 수 있다.

⊙ 눈이 갑자기 어두워 물체가 안 보일 때

생강을 조각으로 썰어 혀로 핥고 있으면 곧 효과를 볼 수 있다.

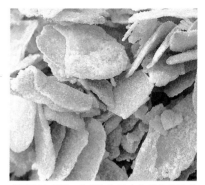

생강으로 만든 과자(얇게 썰어서 설탕에 졸여 건조시킨 것을 편강(片薑)이라고 하는데, 겨울철 감기를 예방시켜 주는 간식거리로 좋다.)

⊙ 종독(腫毒)

말린 생강을 가루내어서 식초를 섞어 풀처럼 갠 다음 창두(瘡頭) 가장자리에 바른다. 자주 바르면 곧 효과를 볼 수 있다.

⊙ 수토병(水土病) 예방

생강을 곱게 갈아 찻잔에 1순가락 넣고 끓는 물을 부어 1~2분 동안 우려낸 다음 꿀을 조금 넣은 생강차 1컵에 무 즙과 약간의 설탕을 풀어 식전에 마시면 수토병(水土病)에 침해(侵害)되지 않고 잔병에 걸리지 않는다. 매일 한 잔씩 마시면 더욱더 좋다.

⊙ 수종병(水腫病), 천식(喘息)

생강 즙 1순가락과 원지(遠志) 약 15g을 노랗게 볶아 물 350㎖를 붓고 1/2 분량이 될 때까지 달여서 취침 전에 복용한다. 계속 복용해도 좋다. 중환자는 아침에 한 번씩 더 복용한다.

⊙ 어린이의 급·만성 경기간질(急慢性驚氣癎疾)

생강 큰 덩어리를 썰어 생강 조각을 명반(明礬) 약 12g에 샌드위치식으로 재어 헝겊으로 잘 묶은 뒤 다시 진흙으로 싸서 숯불에 얹어 굽는다. 다음에 이것을 식혀서 흙을 떼내고 생강과 반(礬)을 사용한다. 이것을 소강고반(燒薑姑礬)이라 한다. 매번 1~2분간 끓인 물로 복용하되 매일 3회 식간에 복용한다.

• 이 처방은 담(痰)과 열병(熱病)을 제거하는 데도 쓸 수 있다.

◉ 결핵성 폐병토혈(結核性肺病吐血)

마른 생강 약 12g을 검게 태운 후 당감초(唐甘草)와 꿀을 넣고 볶아 약 15g을 만든다. 다시 생죽엽(生竹葉) 약 20g을 넣어 물 0.35ℓ에 달여 매일 3회 식후에 1번씩 복용한다.

◉ 산후하복통(産後下腹痛)

마른 생강 약 12g을 검게 태워 가루를 만들어 이것을 1회 7.5g씩 매일 3회 따끈하게 데운 술에 풀어서 복용하면 효과를 볼 수 있다.

◉ 위한통(胃寒痛)

생강 약 15g과 돼지 밥통 1개를 잘게 썬 다음 함께 삶아서 복용한다.

◉ 월경복통(月經腹痛), 사지냉한(四肢冷寒), 얼굴과 입술이 새하얘질 때

생강을 곱게 갈아 찻잔에 1순가락 넣고 끓는 물을 부어 1~2분 동안 우려낸 다음 꿀을 조금 넣은 생강차를 매일 3회 식전에 1컵씩 마시면 좋은 효과를 볼 수 있다.

◉ 인후결핵증(咽喉結核症)과 인후종증(咽喉腫症)

생강 1.2kg을 찧어서 즙을 내어 꿀 900㎖를 넣고 섞어서 1회 1찻순가락씩 매일 5차례 장복(長服)한다.

◉ 위장냉통(胃腸冷痛), 명치가 아프고 위경련이 날 때

마른 생강 약 20g, 고량강(高良薑) 20g을 구워 가루로 만들어 소주나 청주 등 따끈한 술로 복용한다. 끓인 물로 복용해도 좋다.

◉ 딸꾹질을 할 때

고량강(高良薑) 약 15g을 삶아서 설탕을 조금 넣고 자주 복용한다.

효능 생강의 맛은 맵고 성질은 따뜻하며 독이 없다.
생강은 기력을 돕고 피를 활발하게 하며, 냉증(冷症)과 풍증(風症)을 제거하며 해독소염(解毒消炎) 작용을 한다. 또, 치통(齒痛)의 악취를 제거하고 습양(濕痒)을 가라앉힌다.

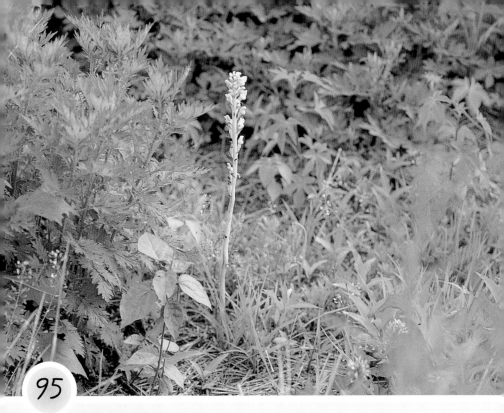

95

천마

- 학　명 : *Gastrodia elata* Blume
- 별　명 : 수자해좃, 적전, 정풍초
- 생약명 : 적전근(赤箭根) · 천마(天麻)–뿌리줄기를 말린 것

　난초과 천마속. 여러해살이풀. 한국특산식물. 깊은 산 숲 속에서 다른 식물의 뿌리에 활물기생하며 키 60~100cm 자란다. 잎이 없고 인편엽은 성기게 나며 초상엽은 막질이고 밑부분이 원줄기를 둘러싼다. 꽃은 6~7월에 황갈색으로 피고 줄기 끝에 작은 꽃들이 모여 총상화서를 이룬다. 열매는 타원형 삭과이고 8~9월에 익으며 겉에 꽃잎이 남아 있다. 전초를 약용한다.

처방 處方

⊙ 현기증(眩氣症), 두통(頭痛), 신경쇠약(神經衰弱), 진경(鎭痙), 감기고열(感氣高熱), 사지(四肢)가 저릴 때

천마를 1일 3~5g씩 달여서 복용하면 효과가 있으며 좋은 강장제(强壯劑)가 된다. 이 처방에 천궁을 추가하면 더 효과가 있다고 한다.

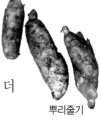

뿌리줄기

⊙ 두통(頭痛)

천마, 천궁 같은 양으로 알약을 만들어 1회 1~2g씩 하루 3번 복용하면 어지럼증과 머리 아픈 증세가 없어지는 효과를 볼 수 있다.

⊙ 급경풍(急驚風), 만경풍(慢驚風)

천마 9, 반하(법제한 것) 26, 백출 11, 솔뿌리혹 11, 감초 11로 만든 천만산을 복용한다. 4~8살 어린이는 1회 2~4g씩 하루 3회 복용한다.

⊙ 사지마비(四肢麻痺)

천마, 두충, 쇠무릎, 강활, 당귀 각각 10g을 섞어서 달여 하루 3번에 나누어 복용한다.

꽃

⊙ 기혈(氣血)이 부족하여 일어나는 안면경련(顔面痙攣)

천마 6g, 인삼 6g, 황기 10g, 당귀 4g, 진피 4g, 감초 4g으로 달인 가미익기탕(加味益氣湯)을 1일 3회 식후 1시간 후에 복용하며 30일 정도 계속 복용한다.

효능 마비병(麻痺病)의 치료에 특효를 보이는 땅 속의 덩이줄기를 천마(天麻)라고 부르는데, 맛은 달고 성질은 평온하다.

강장(强壯), 진정(鎭定), 정경(整經), 통경(通經)의 효능이 있어, 두통(頭痛), 현기증(眩氣症), 사지마비(四肢麻痺), 반신불수(半身不隨), 언어장애(言語障碍), 류마티스성 관절염(關節炎), 고혈압(高血壓), 소아간질병(小兒癎疾病), 유행성 뇌수막염(流行性腦髓膜炎), 신경쇠약(神經衰弱)의 치료에 쓴다.

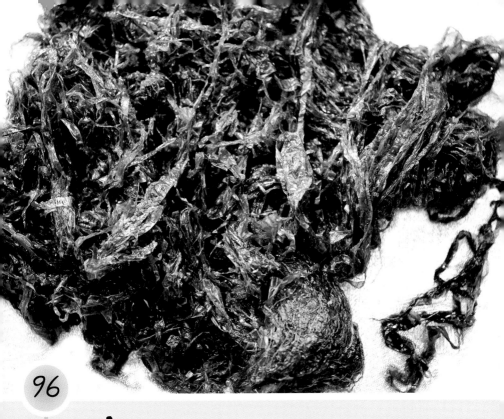

96 파래

- 학　명 : *Enteromorpha*
- 별　명 : 청태
- 생약명 : 청태(靑苔)–뿌리를 제외한 전초

　갈파래과 파래속. 해조류. 담수의 영향이 있는 곳의 바위, 말뚝이나 배 밑바닥에 붙어 길이 약 18cm 정도 자란다. 가을에서 봄 사이에 무성하게 나는데 몸은 둥근 대롱 모양이고 푸른 광택이 있으며 외줄로 된 것, 곁가지가 많이 난 것, 다소 납작한 것 등 다양하며 가장자리는 물결 모양을 이루고 있다. 성숙한 개체는 가지의 끝이나 가장자리가 황색으로 변하여 포자를 낸다.

⊙ 갑상선종대(甲狀腺腫大)와 나력(瘰癧)

(1) 마른 파래 600g을 명주 주머니에 담아 소주 3.6ℓ에 담근다. 봄과 여름에는 2~3일, 가을과 겨울에는 4~5일간 담가 두면 파래술이 된다. 이 파래술을 1~2잔씩과 파래 가루 3.75~7.5g씩을 매일 3회 식간에 물로 복용한다.

(2) 파래, 다시마, 미역 같은 양을 먼저 쌀뜨물에 하룻밤 담가 두었다가 건져 맑은 물로 씻고 이것을 말려 가루를 만들고 연밀(煉蜜)로 개어 환약을 만든다. 이것을 삼해환(三海丸)이라고 한다. 이 환약을 1회 50~70개씩 매일 3회 식후에 밥물 또는 따뜻한 물로 장복(長服)하면 효과를 볼 수 있다.
• 이 처방은 또한 소변을 잘 나오게 하며 몸이 여위는 것을 감소시킨다.

(3) 갑상선종(甲狀腺腫)이 시작할 때 마른 파래 37.5g과 일황련(日黃連) 75g을 가루로 만들어 밥물로 녹두 크기만한 환약을 빚는다. 이 환약을 1회 30~40개씩 매일 3회 식후에 따뜻한 물로 장복(長服)하면 효과를 볼 수 있다.

⊙ 갑상선비대증(甲狀腺肥大症)

(1) 파래, 미역, 용담초, 모려분(牡蠣粉), 통초(通草) 각각 7.5g을 섞어 가루를 만들어 이를 매일 3회 식후에 1숟가락씩 따끈하게 복용한다. 장복(長服)하면 효과를 볼 수 있다. 여기에 약간의 술을 타도 좋다.

(2) 파래, 미역, 석화(石花) 각각 3.75g을 섞어 달여서 복용한다.

⊙ 나력(瘰癧)

마른 파래 600g, 메밀 37.5~75g을 섞어서 볶아 가루를 만든 것과 백강잠 600g을 노랗게 볶아 가루를 만든 것을 오매(烏梅) 10개를 삶은 물로 서서히 개어서 녹두 크기만한 환약을 빚는다. 이 환약을 1회 60개씩 매일 3회 식후(食後)마다 밥물로 복용한다. 장복(長服)하면 효과를 볼 수 있다.

⊙ 가슴의 적취(積聚) 또는 적식(積食)으로 소화가 안 될 때

파래 300g을 삶아 이 물을 차 마시듯 여러 번 마시면 곧 쌓인 것이 풀리고 소화가 잘 된다.

⊙모든 중독(中毒), 타박상(打撲傷), 고혈압
파래를 잘 찧어서 환부에 바른다. 하루에 2차례
갈아 주고 아울러 파래로 국을 끓여 먹으면 효
과를 볼 수 있다.

⊙임파선염종통(淋巴腺炎腫痛)
파래, 미역, 일황련(日黃連) 각각 7.5g을 물 350
㎖에 넣고 1/2이 되도록 달인다. 이 달인 물을 하
루 3번에 나누어 매일 3회 식간에 복용한다. 증세가
가벼운 환자는 2~3일이면 효과를 볼 수 있다.

⊙양파나 마늘을 먹고 입 안에 냄새가 날 때
파래 1조각을 먹으면 곧 냄새가 없어진다.

효능 파래는 성질이 차며 맛은 쓰고 떫으며 독이 없다.
주로 갑상선종(甲狀腺腫)을 치료하고 목 아래의 나력(瘰癧)을 고치며 가
슴의 적취(積聚)를 풀고 복중(腹中)에 뭉친 것을 터뜨리고 대소변(大小便)
을 순조롭게 하며 일체의 수종증(水腫症)을 치료한다. 그리고 소식(消食)·
거담(去痰)뿐만 아니라 독창(瘡)·악창(惡瘡)도 치료한다.
사용주의 파래와 감초(甘草)는 상극(相剋)이므로 함께 쓰면 안 된다.

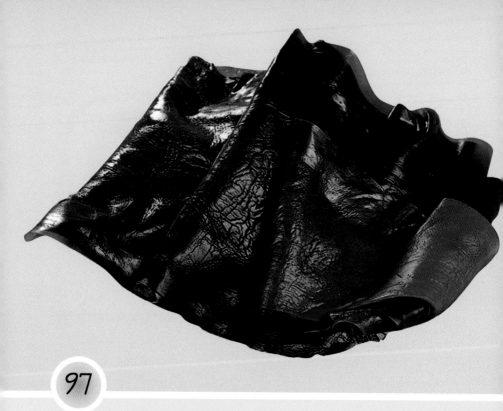

97

다시마

- 학　명 : *Laminaria japonica*
- 별　명 : 곤포
- 생약명 : 곤포(昆布)–뿌리를 제외한 전초

　다시마과 다시마속. 갈조류. 바닷속의 바위에 붙어 길이 1.5 ~3.5m 자란다. 2~4년생인 엽체는 겉보기에는 줄기·잎·뿌리의 구분이 뚜렷하다. 줄기는 짧은 원기둥 모양이고 곧게 서며 여러 갈래로 가지를 낸다. 잎은 띠 모양으로 길고 황갈색 또는 흑갈색이며 가운데 부분보다 약간 아래쪽이 가장 넓다. 잎의 가운데 부분은 약간 두껍다.

⊙가슴의 적취(積聚) 또는 적식(積食)으로 소화가 안 될 때
다시마 300g을 삶은 물을 차 마시듯이 여러 번 자주 마시면 곧 효과를 볼
수 있다.

⊙모든 중독(中毒), 타박상(打撲傷), 고혈압(高血壓)
다시마를 잘 찧어서 환부에 바른다. 하루에 2차례 갈아 준다. 아울러 다시
마를 넣고 국을 끓여 먹으면 효과를 볼 수 있다.

⊙양파나 마늘을 먹고 입 안에 냄새가 날 때
다시마 1조각을 먹으면 곧 냄새가 없어진다.

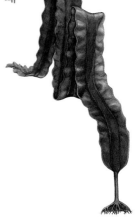

효능 다시마는 성질이 차고 미끄러우며 맛이 떫고 독이 없다.
갑상선종(甲狀腺腫)과 나력(瘰癧)을 치료하고 가슴의 적취(積聚)를 풀어
주며, 복중(腹中)에 뭉친 것을 터뜨리고 대소변(大小便)을 순조롭게 하며
일체의 수종증을 치료하는 효능이 있다. 그리고 소식(消食) · 거담(去痰)뿐
만 아니라 일체의 독창(禿瘡) · 악창(惡瘡)도 치료한다.

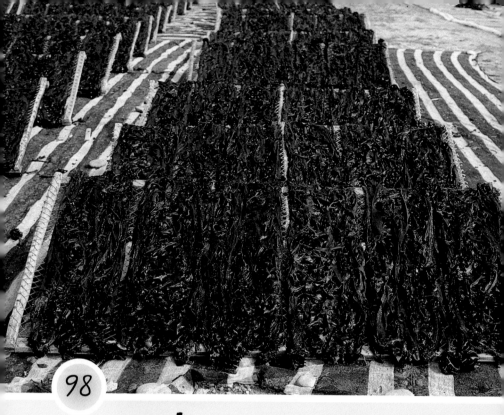

98

미역

- 학　명 : *Undaria pinnatifida*
- 별　명 : 감곽, 자채, 해대
- 생약명 : 해채(海菜)-뿌리를 제외한 전초

　미역과 미역속. 갈조류. 연안의 바닷속 바위에 붙어 몸길이 1~2m, 폭 50cm 정도 자란다. 잎은 넓고 평평하며 날개 모양으로 벌어져 있으며 아랫부분은 기둥 모양의 자루로 되어 있다. 빛깔은 흑갈색 또는 황갈색이고 봄에서 여름에 걸쳐 홀씨로 번식한다.

⊙초기 나력(瘰癧)

미역 150g을 잘게 찢고 돼지의 폐(肺) 1개를 작게 썰어 물 2.1ℓ로 삶아 1/2이 되면 3등분 또는 6등분하여 이것을 매일 3회 식후에 따끈하게 1등분씩 국물과 폐를 모두 먹는다. 장복(長服)하면 효과를 볼 수 있다.

⊙산후조리(産後調理)

미역국을 끓여 먹는다. 열독(熱毒)을 제거해 주며 또한 어혈(瘀血)을 없애 주기 때문에 자주 먹으면 매우 좋다. 김이나 다시마도 같은 효과이다.

⊙나력(瘰癧) 및 갑상선비대(甲狀腺肥大)

미역 37.5g, 하고초(夏枯草) 약 20g을 함께 삶은 물을 차 마시듯 수시로 복용한다.

⊙모든 중독(中毒)

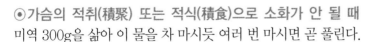

생미역을 잘 찢어서 환부에 바른다. 하루에 2차례 갈아 주고, 아울러 미역으로 국을 끓여 먹으면 효과를 볼 수 있다. 또한 이것은 모든 타박상(打撲傷)을 치료하며 이와 같은 해초탕(海草湯)은 고혈압(高血壓)에도 효과를 볼 수 있다.

⊙가슴의 적취(積聚) 또는 적식(積食)으로 소화가 안 될 때

미역 300g을 삶아 이 물을 차 마시듯 여러 번 마시면 곧 풀린다.

⊙양파나 마늘을 먹고 입에서 냄새가 날 때

생미역 1조각을 먹으면 곧 냄새가 가신다.

효능 미역의 성질은 차고 맛은 떫으며 독이 없다.
갑상선종(甲狀腺腫)과 나력(瘰癧)을 치료하고 가슴의 적취(積聚)를 풀어 주며, 복중(腹中)에 뭉친 것을 터뜨리고 대소변(大小便)을 순조롭게 하며 일체의 수종증을 치료하는 효능이 있다. 그리고 소식(消食)·거담(去痰)뿐만 아니라 일체의 독창(禿瘡)·악창(惡瘡)도 치료한다.

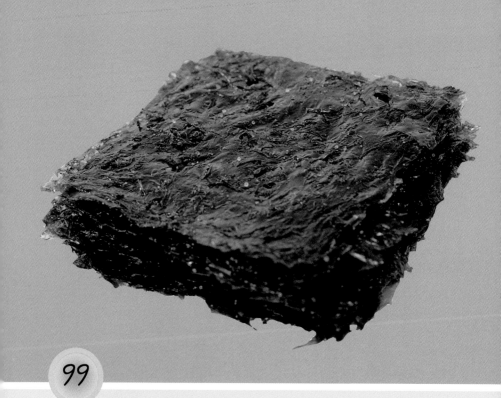

99

김

- 학　명 : *Porphyra tenera*
- 별　명 : 감태, 자채, 청태, 해의, 해태
- 생약명 : 해태(海苔)−뿌리를 제외한 전초

　보라털과 김속. 홍조류. 흑자색 또는 적자색 바닷말의 하나로서 얕은 바다 바위에 이끼처럼 붙어 많이 나는데 길이 30cm, 폭 6cm 정도의 넓은 띠 모양이고 가장자리에는 주름이 져 있다. 10월경에 나타나기 시작하여 겨울철에서 봄철에 걸쳐 번식하고 그 후에는 차차 줄어들어 여름철에는 보이지 않는다. 암수한몸으로서 홀씨로 번식한다. 전체를 식용한다.

처방
處方

⊙ 폐농양(肺膿瘍), 해수(咳嗽), 토혈농(吐血膿)

김 10장에 물 350㎖을 붓고 달여 1/2이 되면 이것을 매일 3회 식후에 복용한다. 보조 치료의 효과를 볼 수 있다.

⊙ 동맥경화(動脈硬化) 및 고혈압(高血壓)

김 1장을 은근히 불에 구워 잘게 부순 후 끓인 물로 복용한다. 매일 3~6장을 먹으면, 혈관을 청소하고 혈압(血壓)을 완화하는 작용을 하므로 동맥경화나 고혈압이 있는 사람에게 효력이 나타난다.
• 장기간 복용하면 갑상선(甲狀腺)이 부은 데에도 효과가 있다.

⊙ 폐옹(肺癰), 폐병, 구건해수(口乾咳嗽), 다담농혈(多痰膿血), 입 안의
　냄새, 전후흉근통압증(前後胸筋痛壓症), 자한(自汗), 도한(盜汗)

김 20장을 삶은 물을 3회로 나눠서 마신다. 소금 같은 것을 첨가해서는 안 된다. 급할 때에는 매일 40장을 복용해도 좋다. 과도하게 복용하여 복통(腹痛)이 날 때에는 끓인 물에 식초를 약간 타서 마시면 곧 멎는다.

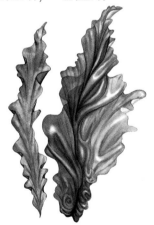

효능　김의 성질은 서늘하고 맛은 달며 독이 없다.
김은 혈기(血氣)를 부드럽게 하고 기분을 돕는다. 또 잡열(雜熱)을 없애 주고 혈압(血壓)을 억제하며 혈관을 청결하게 한다. 그리고 인후(咽喉)를 돕고 위(胃)를 보강하며 갑상선비대(甲狀腺肥大)나 불면증(不眠症) 치료에 효과가 있다.

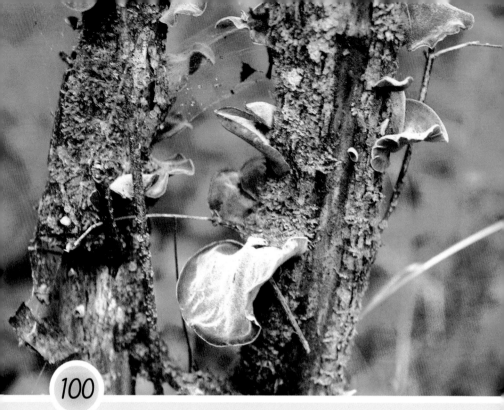

목이버섯

- 학　　명 : *Auricularia auricula-judae* (Bull. ex St. Am.) Berk
- 생약명 : **목이(木耳)**–자실체

　목이과. 봄~가을에 활엽수의 말라 죽은 가지에 무리지어 난다. 자실체는 종 모양 또는 귀 모양이고 지름 3~12cm이며, 아교질이고 맥상의 주름이 있으며, 표면은 적갈색이고 빽빽한 털이 있다. 하면의 자실층 색은 표면보다 연하다. 담자기는 원통형이고 가로막에 의하여 4실로 갈라지며, 각실에서 가늘고 긴 자루가 나와 그 끝에 포자가 붙는다. 포자는 콩팥형이다.

처방
處方

⊙눈에서 차가운 눈물이 흐를 때

검은 목이버섯 37.5g을 태운 것과 목적(木賊;속새 줄기) 37.5g을 함께 가루로 만든다. 이 가루를 1회 3.75~7.5g씩 매일 3회 식후에 밥물로 복용한다. 장기간 복용하면 효과를 볼 수 있다.

⊙발에 창(瘡)이 난 것이 좀처럼 낫지 않을 때

뽕나무 목이버섯, 닥나무 목이버섯, 소똥의 교미(茭米) 각각 약 20g과 두발(頭髮) 태운 잿가루 약 12g(남성은 여성의 두발을, 여성은 남성의 두발을 쓸 것)을 함께 섞어 가루를 만들어 참기름에 개어서 환부에 바른다. 하루에 2~3회 바꾸면서 5~7차례 계속하면 곧 효과를 볼 수 있다.

• 이 처방은 기타 악창(惡瘡)도 치료할 수 있다.

⊙적백이질(赤白痢疾)

검은 목이버섯 37.5g, 녹각(鹿角) 9.5g을 가늘게 썰어서 함께 태워 가루를 만든다. 이것을 1회 3.75~12g씩 매일 3회 식전 또는 식간에 각각 따끈한 술 또는 술과 물을 반반씩 섞은 것으로 여러 날 복용하면 효과를 볼 수 있다.

⊙혈리(血痢) 또 하혈(下血)

검은 목이버섯 약 20g을 태워 가루를 만들어 1회 3.75~7.5g씩 매일 3회 식전에 따끈한 술 또는 술과 물을 반반씩 섞은 것, 아니면 약간의 소금과 식초를 넣은 따뜻한 물로 복용한다.

⊙모든 치통(齒痛)

검은 목이버섯 37.5g과 형개(荊芥) 약 20g에 물 1ℓ를 넣고 2/3가 될 때까지 달인 다음 이것으로 자주 양치질을 하면 효과를 본다.

⊙비출혈(鼻出血)

뽕나무 목이버섯 약 20g을 검게 태워 가루를 만들고, 또 속껍질 있는 행인(杏仁) 약 20g도 가루를 만든다. 이 두 가지 가루를 함께 섞어 참기름에 갠다. 이것을 탈지면구(脫脂綿球)에 찍어 콧구멍에 넣어서 하루에 2차례

바꾸어 주면 수일 내에 효과를
볼 수 있다.

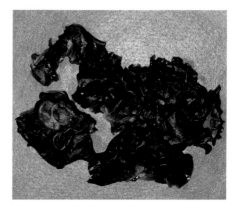

⊙모든 치루(痔漏)의 하혈

뽕나무 목이버섯(또는 회화나무
목이버섯) 75g을 물 1.4ℓ로 아
주 흐물흐물하게 삶아 2등분한
뒤 아침저녁마다 식전에 1등분
씩 복용하고, 동시에 뽕나무 목
이버섯 75g을 팥 150g과 함께
잘 찧어 두 개의 헝겊 주머니에
같이 나누어 담아 아주 뜨겁게 쪄서 차례로 항문에 대고 앉는다. 너무 뜨
거우면 수건으로 싸서 앉으면 된다. 식으면 다시 바꾼다. 이와 같이 내
복·외용을 동시에 실시하면 2~3일 만에 곧 효과를 볼 수 있다.

⊙탈항하혈(脫肛下血)

뽕나무 목이버섯(또는 회화나무 목이버섯), 경포부자(京炮附子) 각각
37.5g을 가루를 만들어 생밀(生蜜;생꿀)로 개어서 녹두 크기의 환약을 빚
는다. 이 환약을 매일 아침저녁 2차례 식간에 밥물로 1회 20개씩 장복(長
服)하면 효과를 볼 수 있다.

⊙경수(經水)가 멎지 않을 때, 월경불순(月經不順), 얼굴이 노랗고
여윌 때, 움직이면 하혈(下血)할 때

뽕나무 목이버섯(회화나무 목이버섯)을 노랗게 볶아 가루를 만들어 1회
3.75~7.5g씩 매일 3회 식전에 따끈한 술 또는 술과 물을 반반씩 섞은 것,
그렇지 않으면 밥물로 장복(長服)한다.
• 이 처방은 적·백대하(赤白帶下)도 효과를 볼 수 있다.

⊙유뇨(遺尿)

(1) 뽕나무 목이버섯 75g을 물 0.35ℓ와 술 0.35ℓ에 넣고 1/2이 되기까지
달인 다음 하루 3번에 나누어 매일 3회 식간에 복용한다. 1~2일이면 곧
효과를 볼 수 있다.

(2) 뽕나무 목이버섯 마른 것을 가루로 빻아서 1회 3.75g씩 매일 3회 식간
에 따끈한 술이나 술과 물을 반반씩 섞은 것으로 장복(長服)하면 효과를
볼 수 있다.

⊙위통(胃痛) 또는 위경련(胃痙攣)

뽕나무 목이버섯(또는 회화나무 목이버섯)을 태워 가루를 만들어 1회 7.5g씩 뜨거운 술로 복용하면 수일 내에 효과를 볼 수 있다.

⊙보신강정(補身强精), 조루(早漏), 대하(帶下)

흰 목이버섯 600g과 황당(黃糖;흑설탕을 정제한 것) 300g에 물 3.5ℓ를 넣고 1/2이 되도록 달여서 아주 흐물흐물하게 되면 용기에 담아 둔다. 이 것을 매일 3회 식후에 1숟가락을 컵에 끓인 물로 풀어 복용한다. 설탕을 넣어도 좋다. 장복(長服)하면 매우 몸에 좋다.

⊙인후통(咽喉痛)

흰 목이버섯 75g에 설탕과 물을 넣고 아주 흐물흐물하게 고아서 풀처럼 되면 매일 5~7회 작은 숟가락으로 하나씩 입에 넣어 녹여서 서서히 넘기 면 효과를 볼 수 있다.

⊙위장(胃腸)에 벌레가 있을 때

회화나무 목이버섯을 태워 가루를 만들어 1회 3.75~7.5g씩 따뜻한 물로 복용하되 뜨거운 물을 한두 번 더 마신다. 식간에 이렇게 복용하여 1~2일 이면 효과를 볼 수 있다.

• 버드나무 목이버섯을 고기나 야채와 볶아 먹으면 식체(食滯)를 제거하고 적체(積滯)를 없애며, 위(胃)를 보하고 장을 이롭게 하며 방부(防腐)와 구 충(驅蟲)을 한다. 그리고 장내에 축적된 동물의 모발(毛髮)을 청소하는 효능도 있다.

⊙반위토식(反胃吐食) 또는 토담(吐痰)

버드나무 목이버섯 7개를 달여 한 번에 다 먹는다. 이것을 매일 3회 식후 에 한 번씩 1~2일 복용하면 효과를 볼 수 있다.

⊙산부(産婦)의 아랫배의 어혈(瘀血)이 덩어리가 되어 배가 아프고 창만(脹滿)할 때

목이버섯 37.5g을 소주 250㎖로 아주 흐물흐물하게 달여 1/2이 되면 매 일 3회 식전에 마신다.

⊙간(肝)과 눈을 맑게 할 때, 속에 열이 나서 입이 쓰고, 입과 코가 마르고 눈이 충혈될 때

목이버섯 75g과 얼음사탕(빙당;氷糖) 75g을 물 1ℓ로 달여 1/2이 되면 3등분하여 매일 3회 식후에 1등분씩 복용한다. 장기간 복용하면 간(肝)과 눈이 맑아지므로 병이 없더라도 장복(長服)하면 좋다.

⊙간(肝)을 보(補)하고 눈을 맑게 하며 허리와 다리를 편하게 하려는 노인에게

목이버섯 75g, 얼음사탕(빙당;氷糖) 75g, 검은콩 90g을 물 1.4ℓ로 아주 흐물흐물하게 달여 1/2이 되면 이것을 매일 3~5차례 수시로 마신다. 장기간 복용하면 몸이 가벼워지고 건강해지며 풍질(風疾)에 걸리지 않는다. 약간의 술을 타면 더욱 좋다.

⊙월경과소(月經過少)

검은 목이버섯 37.5g, 호두살 37.5g, 홍당(紅糖) 약간을 물에 달여 복용한다. 이것을 매일 아침저녁 식전에 한 번씩 계속 10일 정도 복용한다. 다음 달 월경(月經) 시에 차도가 없으면 한 번 더 복용한다.

⊙편도선염(扁桃腺炎) 또는 목이 부었을 때

목이버섯을 불에 구워 잿가루를 만든다. 이 잿가루를 빨대로 조금씩 목구멍에 불어넣는다. 그러고 나서 천천히 넘기면 된다.

⊙해수다담(咳嗽多痰) 및 효천(哮喘)

흰 목이버섯 마른 것 37.5g, 씨를 뺀 대추 7개, 황당(黃糖) 약간을 물 1.8ℓ로 아주 흐물흐물하게 고아서 1/2이 되면 5등분하여 이것을 매일 3회 식후에 따끈하게 1등분씩 복용한다.

효능 목이버섯의 성질은 평온하고 맛은 달며 독이 없다. 간혹 나무의 성질에 따라 독성을 띤 것도 있다.

목이버섯은 여인의 하혈(下血)과 적·백대하(赤白帶下)를 치료하고 월경(月經)을 순조롭게 해 주며 위장(胃腸)을 돕고 적체(積滯)를 제거하며 조루(早漏)를 멎게 하고 기력을 보하며 이질(痢疾)과 치루(痔漏)를 치료하고 응혈(凝血) 덩어리를 터뜨리고 모든 하혈(下血)을 멎게 한다. 식용·약용으로 모두 광범하게 쓰여진다.

●부 록

약재 해설
한방 용어 해설
찾아보기

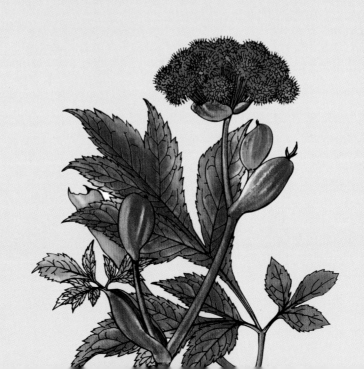

약재 해설

ㄱ

• **가리륵(訶梨勒)**
가리륵의 열매. 성질이 온하고 맛은 달다. 치자와 비슷하다. 설사(泄瀉), 기침, 곽란(癨亂)의 치료에 쓴다. 별명:가자(訶子).

• **갈근(葛根)**
칡뿌리. 맛이 달며 갈증(渴症), 두통(頭痛), 요통(腰痛), 항강증(項强症) 및 상한(傷寒) 등에 발한(發汗), 해열제(解熱劑)로 쓴다. 별명:건갈(乾葛).

• **감국(甘菊)**
감국의 꽃을 말린 것. 맛은 조금 달며 성질이 차다. 지루(止淚), 청열(淸熱)의 효능이 있으며 폐렴, 기관지염, 두통, 고혈압의 치료에 쓴다. 별명:일정(日精), 절화(節華).

• **감초(甘草)**
감초의 뿌리. 성질이 온화하고 맛은 달다. 비위(脾胃)를 돕고 다른 약의 작용을 부드럽게 하므로 모든 처방(處方)에 널리 쓰인다. 별명:당감초(唐甘草), 국로(國老).

• **강제반하(薑製半夏)**
반하를 끓는 물에 담가 독성을 뺀 후 잘게 썰어 다시 분비물을 뺀 다음 약간 아린 맛이 남았을 때 생강즙과 백반수를 섞은 물에 담가서 하룻밤을 재웠다가 꺼내어 햇볕에 말린 것.

• **강활(羌活)**
강활의 뿌리. 맛은 맵고 쓰며 성질은 따뜻하다. 두통(頭痛), 관절염(關節淡), 구안와사, 중풍의 치료에 쓴다.

• **건포도(乾葡萄)**
포도를 말린 것. 탄수화물과 식이섬유소질이 풍부하여 노화방지, 변비 예방에 효능이 있으며 비타민이 많아 피로회복과 빈혈(貧血) 예방에 좋다.

• **결명자(決明子)**
결명자의 씨. 성질이 평온하고 맛은 달고 쓰다. 간열(肝熱), 안질(眼疾), 비출혈(鼻出血)의 치료에 쓴다. 별명:환동자(還瞳子).

• **계내금(鷄內金)**
닭의 모이주머니(멀떠구니) 안에 있는 얇은 막(膜). 산(酸)이 부족한 소화불량증(消化不良症), 대하(帶下), 설사(泄瀉), 오줌소태, 유정(遺精), 혈뇨(血尿), 편도선염(扁桃腺炎), 구내염(口內炎), 하감(下疳), 어린아이의 학질(虐疾) 등의 치료에 쓴다.

● 계심(桂心)
육계나무의 줄기껍질. 맛은 달고 매우며 성질이 따뜻하다. 어혈(瘀血), 하복냉통(下腹冷痛), 요통(腰痛), 슬통(膝痛)의 치료에 쓴다.

● 계자(鷄子)
맛은 달고 성질이 평하다. 열이 나면서 가슴이 답답할 때, 건해(乾咳), 목이 쉬었을 때, 적목(赤目), 목이 아플 때, 태동불안(胎動不安), 설사(泄瀉), 화상 등의 치료에 쓴다. 별명：계란(鷄卵), 달걀.

● 계지(桂枝)
육계나무의 가지를 말린 것. 맛은 맵고 달며 성질이 따뜻하다. 초기 감기, 어깨와 등의 통증, 관절의 동통(疼痛), 양기부족의 치료에 쓴다. 별명：류계(柳桂), 모계(牡桂), 자계(紫桂).

● 고량강(高良薑)
고량강의 뿌리줄기. 맛은 맵고 구역질, 설사(泄瀉), 식체(食滯), 완복냉통(脘腹冷痛), 허한구토(虛寒嘔吐)의 치료에 쓴다. 별명：홍두구(紅頭蔲).

● 고량주(高粱酒)
수수를 원료로 한 발효 증류주. 알코올 성분은 65%로 중국 동북 지방(만주)의 특산물이다.

● 고반(枯礬)
명반(明礬)을 건조(乾燥)하여 불로 태운 것. 백반(白礬)을 철판 위에 태워 회백색 가루로 만든 것. 별명：비반(飛礬), 소명반(燒明礬).

● 고백반(枯白礬) ⇨ 고반(枯礬)

● 고호로(苦壺盧)
박의 열매. 맛은 쓰고 성질은 차다. 소변불리, 전신부종(全身浮腫), 황달, 악창(惡瘡), 옴 등의 치료에 쓴다.

● 곱돌
규산염류(硅酸鹽類)의 광물. 차가운 성질을 가지고 있으며 방광염, 요도염, 습진 등의 치료에 쓴다. 별명：활석(滑石), 액석(液石), 탈석(脫石).

● 과두(蝌蚪)
개구리의 올챙이. 열(熱)을 내리게 하고 해독하는 효능이 있다.

● 과루근(瓜蔞根)
하늘타리의 겉껍질을 벗긴 뿌리. 맛은 맵고 쓰고 시며 성질은 차다. 폐와 위의 열을 내리며 진액을 만들어 갈증을 해소하는 효능이 있으며 소갈증, 종기, 농의 치료에 쓴다. 별명：서설(瑞雪), 천화분(天花粉).

● 곽향(藿香)
배초향의 지상부. 맛은 담담하고 성질이 약간 시원하다. 서습증(暑濕證), 여름철 감기, 식욕부진, 소화장애, 메스꺼움, 구토(嘔吐), 설사(泄瀉) 등의 치료에 쓴다. 별명：배초향(排草香), 토곽향(土藿香).

● 괴화(槐花)
회화나무의 꽃을 말린 것. 맛은 쓰고 성질이 평하다. 장출혈, 치루(痔漏), 자궁출혈, 토혈, 코피, 적리(赤痢) 등

모세혈관 장애로 인한 여러 가지 출혈의 치료에 쓴다. 별명:괴아(槐鵝).

•교미(茭米)

줄풀의 속줄기. 성질이 서늘하고 맛이 달다. 위장을 보하는 효능이 있으며 신장병과 심장병의 치료에 쓴다. 별명:낭자초(莨子草).

•구맥(瞿麥)

패랭이꽃과 술패랭이꽃의 전초를 말린 것. 맛은 맵고 쓰며 성질은 차다. 습열사(濕熱邪)로 인한 임증(淋證), 소변을 누지 못할 때, 부종, 부스럼, 무월경, 결막염 등의 치료에 쓴다. 별명:석죽화(石竹花).

•구인(蚯蚓)

지렁이를 말린 것. 맛은 짜고 성질은 차다. 경풍(驚風), 전간(癲癇), 황달, 후두염, 배뇨장애, 관절통, 반신불수, 기관지천식, 고혈압, 회충증 등의 치료에 쓴다. 별명:지룡(地龍), 토룡(土龍).

•국화(菊花)⇨감국(甘菊)

•굴조가비⇨모려분(牡蠣粉)

•궁궁이⇨천궁(川芎)

•금앵자(金櫻子)

금앵자의 열매. 성질이 평온하고 맛은 시며 독이 없다. 유정(遺精), 몽정(夢精), 몽설(夢泄), 유뇨(遺尿), 설사(泄瀉) 등의 치료에 쓴다.

ㄴ

•낭독(狼毒)

오독도기의 뿌리. 적취(積聚)나 외과 치료에 쓰이며 옴 치료에도 쓰이는 극렬한 약이다.

•녹각(鹿角)

사슴의 각질화(角質化)된 뿔. 맛은 짜고 성질이 따뜻하다. 혈액순환을 촉진시키고 어혈(瘀血)을 없애 주며, 신장 기능과 간 기능을 도와 준다. 또 칼슘을 다량 함유하고 있어 뼈를 튼튼하게 해 준다.

•누고(螻蛄)

땅강아지를 말린 것. 맛은 짜고 성질은 차다. 이뇨(利尿), 통변(通便)의 효능이 있으며 부종, 소변불리, 석림(石淋), 연주창, 악성 종기 등의 치료에 쓴다. 별명:곡(蟪), 천루(天螻).

ㄷ

•다화자등(多花紫藤)

등나무의 뿌리와 씨. 이뇨(利尿)의 효능이 있으며 구내염, 변혈(便血), 소변불통, 악성 종양, 자궁근종(子宮根腫) 등의 치료에 쓴다.

•담염수(淡鹽水)

짠맛이 덜한 소금물.

•담죽엽(淡竹葉)

조리대의 전초를 말린 것. 맛은 달고 싱거우며 성질은 차다. 열병으로 입이 마를 때, 소변이 붉으면서 잘 나오지 않을 때, 임탁(淋濁), 입 안이 헐고 혀가 오그라들 때, 치은염 등의 치료에 쓴다.

• 대극(大戟)
대극의 뿌리. 맛은 달고 독성이 강하다. 대소변(大小便)을 통하게 하며 외과 질환(外科疾患), 부증(浮症), 적취(積聚) 등의 치료에 쓴다.

• 대두황권(大豆黃卷)
갯완두의 열매를 발아시킨 것. 맛은 달고 성질은 평하다. 서열증, 비증(痺證), 사지마비, 감기발열, 수종(水腫), 소변불리, 근육경련, 근골산통, 설사(泄瀉)의 치료에 쓴다.

• 대부자(大附子)
크기가 큰 부자의 덩이뿌리.

• 대숙지황(大熟地黃)
크기가 큰 찐 지황.

• 대황(大黃)
장군풀의 뿌리. 성질이 차고 맛이 달며 통리(通利)하는 힘이 많아 대소변불통(大小便不通), 조열(潮熱), 헛소리, 잠꼬대, 적취(積聚), 징가(癥痂), 어혈(瘀血)의 치료에 쓴다.

• 동과자(冬瓜子)
동아의 여문 씨를 말린 것. 맛은 달고 성질이 차다. 폐열(肺熱)기침, 폐농양, 급성 충수염, 소변불리, 백탁(白濁), 각기(脚氣), 부종(浮腫) 등의 치료에 쓴다. 별명:동과인(冬瓜仁), 백과자(白瓜子).

• 동석(冬石)
강추위에 얼어붙은 돌.

• 두충(杜沖)
두충의 껍질을 말린 것. 성질은 온(溫)하고 맛이 달다. 정기(精氣)를 돕고 뼈를 튼튼하게 하며 허리, 무릎 아플 때와 음습증(陰濕症)의 치료에 쓴다. 별명:당두충(唐杜沖), 원두충(元杜沖).

• 등심초(燈心草)
골풀의 말린 줄기. 맛은 달고 성질이 약간 차다. 임증(淋症), 소변불리(小便不利), 부종(浮腫), 후두염(喉頭炎), 황달(黃疸) 등의 치료에 쓴다.

▢

• 마엽(麻葉)
삼의 잎. 지통(止痛), 마취(痲醉), 이뇨(利尿)의 효능이 있다. 말라리아, 천식, 회충증의 치료에 쓴다.

• 마유(麻油)
삼 씨로 짠 기름. 달콤하고 향긋한 향미를 지니고 있으며 주로 도료용으로 사용하지만 일부 나라에서는 식용·약용으로도 사용한다. 별명:대마유(大麻油), 마실유(麻實油).

• 마황(麻黃)
마황의 줄기. 성질이 온(溫)하고 땀을 내게 하는 힘이 강하며 기침, 두통(頭痛), 오한(惡寒) 등의 치료에 쓴다.

• 맥문동(麥門冬)
맥문동의 덩이뿌리. 맛은 달고 쓰며, 성질은 약간 차다. 마른기침, 각혈, 가래, 해수, 소갈, 변비, 불면증의 치료에 쓴다. 별명:계전초(階前草), 여동(麗冬).

• 맥아(麥芽)

겉보리의 싹을 말려 볶은 것. 맛은 약간 달고, 성질은 따뜻하다. 비위허약으로 인한 소화 장애, 밀가루음식에 대한 소화불량, 유즙분비 부족의 치료에 쓴다. 별명 : 곡맥(穀麥), 대맥아(大麥芽).

• 면실유(棉實油)

목화의 씨에서 채취한 기름. 완화제용으로 쓴다. 비누, 윤활제, 화장품 등의 조제용 또는 요리용 기름으로도 사용한다.

• 명반(明礬)

황산알루미늄 수용액에 황산칼륨 수용액을 더했을 때 석출(析出)하는 정팔면체의 무색 결정(結晶). 물에 잘 녹으며 떫은맛이 나고 수렴성(收斂性)이 있다. 가죽을 다루거나 식품 가공, 의약품(醫藥品) 등에 이용된다.

• 모근(茅根)

띠의 뿌리와 뿌리줄기. 맛은 조금 달고 성질은 차다. 혈열토혈, 코피, 소변출혈, 각혈, 생리불순, 황달, 위열, 폐열해수, 천식의 치료에 쓴다. 별명 : 백모근(白茅根), 사모(絲茅), 여근(茹根).

• 모려분(牡蠣粉)

참굴의 껍데기를 가루낸 것. 맛은 짜고 성질은 조금 차다. 폐결핵으로 인한 도한(盜汗), 위·십이지장궤양, 고혈압, 림프선결핵 등의 치료에 쓴다. 별명 : 굴가루.

• 모황련(毛黃蓮)

일황련(日黃連)과 천황련의 수염뿌리. 맛은 쓰고 성질은 차다. 불면증,

습열설사(濕熱泄瀉), 이질(痢疾), 위열구토(胃熱嘔吐), 옹종(癰腫), 구내염, 혈열(血熱)로 피를 토할 때, 코피 등의 치료에 쓴다.

• 목단피(牧丹皮)

모란의 뿌리껍질. 맛은 조금 쓰고 매우며 성질은 약간 차다. 생리불순, 생리통, 어혈, 토혈, 코피, 타박상, 종기, 맹장염 초기 등의 치료에 쓴다. 별명 : 단피(丹皮), 고왕(苦王).

• 목적(木賊)

속새의 줄기를 말린 것. 맛은 약간 쓰고 성질은 평하다. 안질(眼疾), 산증(疝症), 탈항(脫肛), 치질(痔疾), 변혈(便血), 하혈(下血), 황달 등의 약재로 쓴다. 별명 : 목적초(木賊草).

• 목통(木通)

으름덩굴의 줄기와 뿌리를 말린 것. 맛은 쓰고 성질은 차다. 신우신염, 방광염, 요도염으로 복수가 찰 때, 구내발진, 가슴앓이, 적뇨, 마비동통 등의 치료에 쓴다. 별명 : 만년등(萬年藤), 통초(通草).

• 목향(木香)

목향의 뿌리. 특이한 냄새가 있는데 맛은 맵고 쓰며 성질은 따뜻하다. 복부가 차서 생기는 복통, 헛배 부른 증상, 구토(嘔吐), 설사(泄瀉), 소화기의 만성 염증, 위통, 이질(痢疾), 고환염의 치료에 쓴다. 별명 : 오향(五香), 밀향(蜜香).

• 몰약(沒藥)

몰약나무의 즙액으로 만든 약재. 특이한 향기와 쓴맛이 있으며 방광, 자궁 등의 분비 과다를 멎게 하고 구강

(口腔) 소독 및 통경제(通經劑), 건위제(健胃劑), 함수제(含漱劑), 방향(芳香) 및 방부제(防腐劑) 등에 쓰인다.

ㅂ

• 박하(薄荷)
박하의 지상부. 특이한 냄새가 있고 맛은 맵고 성질이 차다. 감기 발열, 두통, 충혈, 인후염, 편도선염, 간장 질환, 복통, 설사(泄瀉), 구토(嘔吐) 등의 치료에 쓴다. 별명 : 번하채(蕃荷菜), 승양채(升陽菜).

• 박하유(薄荷油)
박하의 신선한 줄기와 잎을 증류하여 얻은 방향유(芳香油). 풍사(風師)를 없애고 열을 내리는 데 효능이 있다.

• 반하(半夏)
반하의 코르크층을 제거한 덩이줄기. 맛은 맵고 성질이 따뜻하며 독이 있다. 가래, 해수, 천식, 담으로 인한 두통, 어지럼증, 가슴답답증, 구토(嘔吐), 인후통, 등창, 유방염, 임신 구토 등의 치료에 쓴다. 별명 : 지문(地文), 수옥(水玉), 끼무릇.

• 방기(防己)
분방기와 댕댕이덩굴의 뿌리를 말린 것. 맛은 맵고 쓰며 성질이 차다. 부종, 소변불리, 각기(脚氣), 안면신경마비, 수족마비, 관절염, 신경통, 부스럼, 옴 등의 치료에 쓴다.

• 방풍(防風)
방풍의 뿌리와 뿌리줄기를 말린 것. 특이한 냄새가 있고 맛은 맵고 달며 성질이 따뜻하다. 사지관절동통, 파상풍, 근육경련, 중풍 반신불수, 마비동통, 피부소양, 버짐 등의 치료에 쓴다. 별명 : 회초(茴草), 백비(百蜚), 간근(蕳根).

• 백강잠(白殭蠶)
저절로 죽어서 빛깔이 희게 된 누에. 성질이 미온하고 맛은 짜고 맵다. 풍증(風症)을 다스리는 약으로 경간(驚癎), 중풍(中風), 담증(痰症), 후증(喉症) 등에 쓰인다. 별명 : 백건잠(白乾蠶).

• 백두구(白荳蔻)
흰 육두구의 뿌리. 성질이 따뜻하다. 소화(消化)를 돕는 약이며 위한(胃寒), 구토(嘔吐)의 치료에 쓴다.

• 백모근(白茅根)
띠의 뿌리. 성질이 차며 지혈제로 쓰인다.

• 백미(白微)
백미꽃의 뿌리. 맛은 쓰고 짜며 성질은 차다. 발열, 폐열해수, 이뇨, 종기, 악창, 인후염, 뱀에 물린 상처 등의 치료에 쓴다. 별명 : 백용수(白龍鬚), 아마존, 파자근(巴子根).

• 백밀(白蜜)
흰색으로 결정을 이룬 꿀벌과 한봉의 꿀. 기를 더해 주고 중초(中焦)를 보해 주며, 폐를 자양(滋養)하고 장을 부드럽게 하며, 통증을 멎게 하고 해독·살충하는 효능이 있다. 별명 : 백청, 백사청.

• 백반(白礬)
황산염광물 명반석군 명반석(明礬石)을 가공하여 얻은 결정. 맛이 약간 달

며 몹시 떫다. 인후가 막힌 것을 치료
하는 데 쓴다.

● 백복령(白茯苓)

흰색 복령(茯苓). 성질이 온하고 맛이
달다. 이뇨(利尿)의 효능이 있으며 담
증(痰症), 부증(浮症), 습증(濕症), 설
사(泄瀉) 등의 치료에 쓴다.

● 백복신(白茯神)

소나무의 뿌리를 싸고 뭉쳐서 생긴
복령(茯苓). 오줌을 잘 통하게 한다.
별명:복신(茯神), 신목(神木).

● 백부근(百部根)

파부초의 뿌리. 성질이 미온하며 맛
은 달고 쓰다. 뼛마디가 쑤시고 기침
이 날 때, 또는 노채(勞瘵)의 치료에
쓰며 살충제로도 이용한다.

● 백자인(柏子仁)

측백나무 열매의 씨. 성질이 약간 차
며 맛은 쓰고 시다. 경계(驚悸), 정충
(怔忡), 허한(虛汗), 어린이의 경간
(驚癇) 등의 치료에 쓴다. 별명:측백
인(側柏仁), 측백자(側柏子).

● 백작약(白芍藥)

함박꽃의 뿌리를 말린 것. 맛은 쓰고
시며 성질은 약간 차다. 혈허복통(血
虛腹痛), 위장 경련 복통, 수족마비,
신경통, 생리통, 흉통(胸痛), 월경과
다, 부정 자궁출혈, 도한(盜汗), 이질
(痢疾), 대하의 치료에 쓴다.

● 백지(白芷)

구릿대의 뿌리를 말린 것. 맛은 맵고
성질이 따뜻하다. 감기 두통, 위장 장
애, 어지럼증, 치통(齒痛), 안면신경
통, 창양(瘡瘍), 종독(腫毒), 피부궤양

등의 치료에 쓴다. 별명:백채(白菜),
부리(苻蘺), 택분(澤芬).

● 백하수오(白何首烏)

은조롱과 박주가리의 뿌리. 맛은 달
고 쓰며 성질은 약간 따뜻하다. 강장
제(强壯劑)로 쓰며 불면증, 머리털이
일찍 희어질 때, 변비, 학질, 대하증,
연주창, 살이 헐 때, 치질 등의 치료
에 쓴다. 별명:백수오(白首烏).

● 백합(百合)

백합의 뿌리. 성질이 평온하고 맛이
달다. 보음(補陰)의 효능으로 허로(虛
老), 해수(咳嗽) 등의 치료에 쓴다.

● 번루(繁縷)

별꽃의 전초를 말린 것. 맛은 시고 성
질은 평하다. 급성 충수염, 산후어혈
복통, 서열구토, 악성 종기, 옹종(癰
腫), 임증(淋證), 위장염, 맹장염, 타
박상 등에 쓴다. 별명:자초(滋草).

● 변축(萹蓄)

마디풀. 성질이 평온하고 맛이 쓰다.
이뇨약으로 황달(黃疸)의 치료에 쓰
이며 지사제(止瀉劑), 구충약(驅蟲藥)
으로도 쓰인다.

● 별(鱉)

자라의 고기. 음(陰)을 기르고 혈(血)
을 차게 하며, 기운 부족을 보하고 중
초(中焦)를 조절하는 효능이 있으며
이질(痢疾) 후 탈항의 치료에 쓴다.

● 별갑(鱉甲)

자라의 등딱지를 말린 것. 맛은 짜고
성질은 평하다. 소아경간(小兒驚癇),
무월경, 징가(癥痂), 현벽(懸癖), 몸
이 여윌 때, 간경화, 비장종대(脾臟腫

大) 등의 치료에 쓴다. 별명:단어각
(團魚殼), 상갑(上甲).

● **복령(茯苓)**
소나무 뿌리에 기생하는 복령의 균
핵. 맛은 달고 밋밋하며 성질은 평하
다. 소변불리, 부종, 담음해수, 구토
(嘔吐), 설사(泄瀉), 건망증, 유정, 심
장부종 등의 치료에 쓴다.

● **부소맥(浮小麥)**
물 위에 뜨는 밀의 덜 익은 씨. 덜 익
은 밀을 발아시킨 것. 성질은 차고
맛은 달다. 자한(自汗), 식은땀, 골증
열(骨蒸熱)의 치료에 쓴다.

● **부자(附子)**
바꽃의 덩이뿌리를 말린 것. 맛은 맵
고 쓰며 성질이 뜨겁다. 양기(陽氣)
를 돕는 효능이 있으며 신경통(神經
痛)과 류머티즘의 진통약으로 쓴다.
별명:오두(烏頭).

● **부평초(浮萍草)**
개구리밥의 전초를 말린 것. 강장(强
壯), 발한(發汗), 이뇨(利尿), 해독(解
毒)의 효능이 있다. 발열(發熱), 소변
불리(小便不利), 수종(水腫), 단독(丹
毒)의 치료에 쓴다. 별명:수평(水萍),
평초(萍草).

● **빙당(氷糖)**
순도가 높은 수크로오스액을 졸여서
만든 결정이 큰 설탕. 얼음덩어리처
럼 생겨 빙당이라고도 한다. 중기(中
氣)를 보익하고 위(胃)를 조화시키며
폐(肺)를 윤택하게 하는 효능이 있
다. 별명:얼음설탕, 백빙당(白氷糖).

人

● **사군자(使君子)**
사군자나무의 열매. 맛은 달고 성질
이 온화하다. 소아간질(小兒癎疾)의
치료약으로 쓰이며 니코틴 중독(中
毒)의 중화제(中和劑), 살충제(殺蟲
劑) 등으로도 쓴다. 별명:천군자(川
君子).

● **사인(砂仁)**
축사와 양춘사의 씨를 말린 것. 맛은
맵고 성질은 따뜻하다. 구토(嘔吐),
기체(氣滯), 설사(泄瀉), 식체(食滯),
이질(痢疾), 태동불안(胎動不安) 등
의 치료에 쓴다. 별명:축사밀(縮砂
蜜).

● **사탕(砂糖)**
사탕수수와 사탕무의 액즙(液汁)을
여과하여 만든 것. 단맛이 있다. 조
미료나 과자 등의 원료로 쓰며 찌꺼
기는 알코올 발효 원료나 사료로 쓴
다.

● **사피(蛇皮)**
뱀의 허물 벗은 껍질. 맛은 담담하거
나 약간 짜고 비린내가 난다. 소아전
광(小兒癲狂), 예막(翳膜), 악성 종
기, 치질 등의 치료에 쓴다. 별명:사
태(蛇蛻).

● **사향(麝香)**
사향노루 수컷의 사향주머니 속 분
비물을 말린 것. 맛은 맵고 성질은
따뜻하다. 중풍, 신경통, 무월경, 난
산, 징가(癥痂), 복통, 예막(翳膜),
타박상, 옹종(癰腫) 등의 치료에 쓴
다. 별명:사미취(四味臭).

●산사(山楂)

산사나무 열매. 성질은 조금 따뜻하며 맛은 시고 달다. 건위(健胃), 소화 촉진의 효능이 있다. 두진(痘疹), 산증(疝症) 등의 치료에 쓴다.

●산사꽃

산사나무의 꽃. 꽃잎을 채취하여 차를 끓여서 복용하면 고혈압을 치료하는 효능이 있다.

●산수유(山茱萸)

산수유나무의 열매를 말린 것. 성질이 온하고 맛은 시고 떫다. 정혈(精血)을 돕고 요통(腰痛), 해수(咳嗽), 유뇨(遺尿) 등의 치료에 쓴다. 별명: 석조(石棗).

●산조인(酸棗仁)

멧대추의 씨 속에 있는 알맹이. 성질이 따뜻하며 맛은 시고 달다. 원기(元氣)를 돕고 땀을 흘리지 않게 하며 잠을 잘 자게 한다.

●산치인(山梔仁)

치자나무의 씨를 말린 것. 맛은 쓰고 성질이 차다. 목적(目赤), 소갈(消渴), 열병허번불면(熱病虛煩不眠), 요혈(尿血), 육혈(衄血), 인통(咽痛), 임병(淋病), 토혈(吐血), 혈리(血痢), 황달(黃疸) 등의 치료에 쓴다.

●상륙근(商陸根)

자리공의 뿌리. 성질이 극렬(極烈)하다. 이뇨(利尿)의 효능이 있다. 부종(浮腫), 적취(積聚), 후증(喉症)의 치료에 쓴다. 이뇨제(利尿劑)로 쓰인다. 별명:장류근(章柳根), 장륙(章陸).

●상표초(桑螵蛸)

뽕나무에 붙은 사마귀의 알집. 맛은 짜고 달며 성질이 평하고 독이 없다. 요통, 산증(疝症), 음위(陰痿), 유정(遺精), 유뇨(遺尿) 등의 치료에 쓴다.

●생석회(生石灰)

산화칼슘(CaO). 수분을 잘 흡수하며, 물에 용해되면 염기성을 나타낸다. 탄산칼슘이 열분해할 때 발생하며, 공장 굴뚝에서 배출되는 이산화황의 제거에 사용된다.

●생지황(生地黃)

지황의 생뿌리. 성질이 온(溫)하며 보혈(補血) 강장제(强壯劑)로 쓰인다.

●석고(石膏)

황산칼슘($CaSO_4 \cdot 2H_2O$) 광물. 맛은 달고 맵다. 구갈인건(口渴咽乾), 발반(發斑), 번갈(煩渴), 습진, 양명두통(陽明頭痛), 열궐두통(熱厥頭痛), 옹저(癰疽), 외상출혈의 치료에 쓴다. 별명:한수석(寒水石), 세석(細石).

●석결명(石決明)

전복의 조개 껍질. 맛은 짜고 성질이 차다. 간기(肝氣)를 평안하게 하고 양기(陽氣)를 저장하며 열을 제거하고 시력을 좋게 하는 효능이 있다. 별명: 복어갑(鰒漁甲), 천리광(千里光).

●석곡(石斛)

석곡의 줄기와 잎. 성질이 평온하고 맛은 달다. 건위제(健胃劑), 강장제(强腸劑)로 쓰인다.

●석회(石灰)

석회석($CaCO_3$) 가루를 태워 탄산가스를 날려 보내고 얻어진 생석회

(CaO). 가려움증, 살이 헐 때, 악창 (惡瘡) 등의 치료에 외용약으로 쓴다. 별명:악회(堊灰), 석악(石堊).

• **선탱자** ⇨ **지실(枳實)**

• **소강고반(燒薑姑礬)**
생강과 명반을 진흙으로 싸서 불에 구워낸 것. 담을 제거하고 열을 내려 주는 효능이 있다.

• **소계(小薊)**
조뱅이의 전초를 말린 것. 맛은 달고 성질은 서늘하다. 산어, 청열, 해독 의 효능이 있으며 출혈, 어혈, 뱀에 물린 상처, 간염, 부스럼 등의 치료 에 쓴다. 별명:자계채(刺薊菜), 청자 계(靑刺薊).

• **소금(鹽)**
나트륨과 염소의 화합물로서 조미, 염장 등의 일상생활과 공업 방면에서 사용된다. 별명:식염(食鹽).

• **소목통(小木通)** ⇨ **위령선(威靈仙)**

• **소주(燒酒)**
알코올 도수가 낮은 술을 증류하여 20% 이상으로 높인 술. 별명:노주 (露酒), 백주(白酒), 화주(火酒).

• **송엽(松葉)**
소나무의 잎. 맛은 쓰고 성질은 따뜻 하다. 비증(痺證), 외상(外傷), 습진, 신경쇠약증, 옴, 머리털이 빠질 때, 비타민 C 부족증 등의 치료에 쓴다.

• **송절(松節)**
소나무의 줄기나 가지에 있는 송진이 침착된 마디. 맛은 쓰고 성질은 따뜻

하다. 관절통, 경련, 각기(脚氣), 타 박상, 류머티스성 관절염에도 쓴다.

• **송지(松脂)**
소나무의 줄기에서 나오는 진액을 말 린 것. 습사(濕邪)와 풍사(風邪)를 몰 아내고 근육(筋肉)을 풀어주며 경락 (經絡)을 통하게 하는 효능이 있다. 부스럼, 화상, 습진, 악성종기, 옴 등 에 외용약으로 쓴다. 별명:송방(松 肪), 송향(松香).

• **수근(水芹)**
미나리의 전초를 말린 것. 황달, 물 고기 중독, 부종, 임증(淋證), 요혈(尿 血), 대하증, 자궁출혈, 고혈압, 간염 의 치료에 쓴다. 별명:수영(水英).

• **수료(水蓼)**
여뀌의 전초를 말린 것. 맛은 맵고 성 질은 평하다. 설사, 세균성 적리, 부정 자궁출혈, 각기(脚氣), 옹종(癰腫), 옴, 타박상 등의 치료에 쓴다.

• **수은(水銀)**
원자번호 80번의 전이금속. 아말감 은 경우 치과 수술에 있어서 필링재 료로 사용되며 에틸수은은 백신 보존 제로서 사용되었다.

• **승마(升麻)**
승마의 뿌리줄기를 말린 것. 맛은 맵 고 달며 성질은 차다. 두통, 홍역, 인 후염, 잇몸병, 혓병, 피부병, 오랜 설 사(泄瀉), 탈항 등의 치료에 쓴다. 별 명:주승마(周升麻).

• **시호(柴胡)**
시호의 뿌리를 말린 것. 맛은 쓰며 성 질은 서늘하다. 발한, 가슴과 옆구리

통증, 유방통증, 생리불순, 생리통, 탈항, 자궁하수 등의 치료에 쓴다.

• 식초(食醋)
신맛을 가진 조미료로 발효시켜 양조한 것. 입맛을 자극하여 돋우며 피로 회복과 미용에도 효과가 있다.

• 신곡(神曲)
메밀 가루, 제비쑥, 도꼬마리, 살구씨, 붉은팥 등을 으깨어 짠 물을 섞어서 만든 누룩이다. 소화약(消化藥)으로 쓰인다. 별명:신국(神麴).

ㅇ

• 아교주(阿膠珠)
아교를 잘게 썰어 활석(滑石)과 함께 볶아서 작은 원형의 알 모양이 되면 활석분을 걸러낸 것. 강장제(强壯劑), 지혈제(止血劑)로 쓰인다.

• 아마존⇨백미(白微)

• 압신(鴨腎)
오리의 콩팥.

• 약전국
콩을 삶아 쪄서 소금과 생강 따위를 넣고 실온(室溫)에서 3일 동안 발효시켜 만든 약. 고독, 상한(傷寒), 두통, 학질 등의 치료에 쓴다.

• 연교(連翹)
개나리의 열매. 성질은 차갑다. 종기(腫氣)의 고름을 빼거나 지통(止痛), 살충(殺蟲), 이뇨(利尿)할 때 내복약으로 쓰인다.

• 연밀(煉蜜)
생꿀을 불에 익힌 것.

• 엿기름
보리의 싹을 내어 말린 것. 엿과 식혜 등을 만들 때 쓴다.

• 영지(靈芝)
영지의 자실체를 건조시킨 것. 맛은 약간 쓰고 평하다. 허로(虛勞), 심계(心悸), 불면증, 어지러움, 정신피로, 오래 된 기침 등의 치료에 쓴다.

• 오골계(烏骨鷄)
오골계의 고기. 맛은 달고 성질이 평하다. 음(陰)을 자양하고 열을 제거하는 효능이 있으며 부인병의 치료에 쓴다.

• 오령지(五靈脂)
날다람쥐의 똥을 말린 것. 맛은 짜고 성질은 따뜻하다. 무월경, 생리통, 복통, 어혈통, 부정 자궁출혈, 월경과다 등의 치료에 쓴다.

• 오수유(吳茱萸)
오수유나무의 열매. 성질은 뜨겁고 맛이 쓰다. 구풍(驅風), 수렴(收斂), 건위(健胃), 살충의 효능이 있다.

• 오약(烏藥)
천태오약(天台烏藥)이나 형주오약(衡洲烏藥)의 뿌리. 성질이 따뜻하고 독성이 없다. 심복통(心腹痛), 곽란(癨亂), 토사(吐瀉), 각기(脚氣), 삭뇨(數尿)의 치료에 쓴다.

• 오적어(烏賊魚)
오징어의 고기. 맛은 시고 성질이 평하다. 자음(滋陰), 양혈(養血), 익인

(益人), 강지(强志), 통기(通氣)의 효능이 있다. 뱃속의 먹통은 혈자심통(血刺心痛)의 치료에 쓴다.

•오적어골(烏賊魚骨)

오징어의 뼈를 말린 것. 맛은 짜고 성질이 조금 따뜻하다. 부인의 누혈(漏血), 소리가 들리지 않을 때, 눈의 열루(熱淚), 혈붕(血崩), 충심통(蟲心痛) 등의 치료에 쓴다.

•왕불류행(王不留行)

장구채의 전초를 말린 것. 맛은 쓰고 달며 성질은 평하다. 무월경, 유즙 분비 부족, 유종(乳腫), 악창(惡瘡), 비출혈, 외상출혈, 관절통, 임증(淋證) 등의 치료에 쓴다. 별명:금궁화(禁宮花), 전금화(剪金花).

•용골(龍骨)

전세기(前世紀)에 서식하던 공룡(恐龍)이나 코끼리류의 뼈가 땅에 매몰되어 화석화(化石化)된 것을 파낸 것.

•용담초(龍膽草)

용담의 뿌리와 줄기를 말린 것. 성질이 차고 맛이 쓰다. 건위제(健胃劑)로 쓰인다.

•용안육(龍眼肉)

용안나무의 씨. 성질이 평온하고 맛은 달다. 완화자양제(緩和滋養劑)로 쓰인다. 별명:여지노(荔枝奴), 원안(圓眼).

•우골수(牛骨髓)

소의 골수(骨髓). 신(腎)을 보하고 기(氣)를 북돋우며 폐(肺)를 촉촉하게 하는 효능이 있다.

•우담(牛膽)

소의 쓸개주머니를 말린 것. 맛은 쓰고 성질은 차다. 풍열사(風熱邪)로 생긴 눈병, 황달, 변비, 소갈, 소아경풍(小兒驚風), 부스럼, 치질 등에 쓴다.

•우슬(牛膝)

쇠무릎의 뿌리를 말린 것. 맛은 약간 쓰고 시며 성질은 평하다. 백리뇨(白痢尿), 이질, 어혈, 종기, 관절염 등의 치료에 쓴다.

•울금(鬱金)

울금의 뿌리줄기를 말린 것. 성질이 차고 맛은 쓰고 맵다. 지혈제(止血劑), 건위제(健胃劑)로 쓰인다. 가루는 노란 물감으로 쓰인다. 별명:심황(深黃).

•원두충(元杜沖)⇨두충(杜沖)

원지(遠志)

원지의 뿌리. 성질이 온화하고 맛은 쓰다. 강장제(强壯劑)로 쓰인다. 별명:영신초(靈神草).

•위령선(威靈仙)

위령선 또는 소목통의 뿌리. 성질이 따뜻하고 맛은 맵다. 담(痰), 풍(風), 습(濕) 등을 다스리는 데 쓴다.

•유지(柳枝)

버드나무, 수양버들의 가지를 말린 것. 해열, 진통, 이뇨의 효능이 있으며 류머티즘에 의한 진통, 신경통, 소변불통, 전염성 간염, 충치, 황달, 습진 등의 치료에 쓴다. 별명:유조(柳條).

• 유향(乳香)

유향나무의 분비액을 말려 만든 수지(樹脂). 옹저(癰疽), 창양(瘡瘍), 복통(腹痛) 등의 약제로 쓰인다.

• 유황(硫黃)

주기율표(週期律表) 제6족(第六族) 산소 속에 속해 있는 비금속 원소. 치질, 어혈(瘀血), 개선(疥癬), 습진, 옹저(癰疽) 등의 치료에 쓴다.

• 육계(肉桂)

육계나무의 껍질을 말린 것. 맛은 맵고 성질은 따뜻하다. 신양(腎陽)이 허하여 손발이 찰 때, 요슬산통, 비위(脾胃)가 차고 소화가 안 되며 설사(泄瀉)할 때, 산증(疝症), 무월경 복통 등의 치료에 쓴다.

• 은시호(銀柴胡)

대나물의 뿌리를 말린 것. 맛은 달고 성질은 약간 차다. 골증열(骨蒸熱), 소아 감질(疳疾)로 열이 날 때, 가래기침 등의 치료에 쓴다.

• 음양곽(淫羊藿)

삼지구엽초(三枝九葉草)의 뿌리. 성질이 온화하며 맛은 맵고 향기롭다. 팔다리를 놀리기가 거북할 때나 음위(陰痿), 냉풍(冷風), 노기(勞氣) 등의 치료에 쓴다. 별명:선령비(仙靈脾).

• 이어(鯉魚)

잉어. 맛이 달고 성질은 평하다. 소변이 잘 나오게 하고 부기를 가라앉히며 젖이 잘 나오게 하는 효능이 있다. 부종, 각기(脚氣), 황달, 소갈(消渴), 기침, 젖이 잘 나오지 않을 때 등의 치료에 쓴다.

• 익지인(益智仁)

익지(중국 복건성 등지에서 나는 풀)의 씨. 신맛이 있다. 소화촉진(消化促進)의 효능이 있으며 소변불금(小便不禁), 유정(遺精) 치료에 쓴다.

• 인삼(人蔘)

인삼의 뿌리. 맛은 달고 약간 쓰며 성질은 약간 따뜻하다. 원기를 보하는 효능이 있으며 신체허약, 권태, 피로, 식욕부진, 구토(嘔吐), 설사(泄瀉) 등의 치료에 쓴다. 별명:신초(神草), 옥정(玉精).

• 인유(人乳)

사람의 모친에서 분비되는 젖. 혈액을 풍부하게 하고 오장(五臟)을 보하는 효능이 있다.

• 인진(茵蔯)

사철쑥의 어린 줄기와 잎을 말린 것. 맛은 쓰고 성질은 차다. 습열황달(濕熱黃疸), 만성 간염, 간경변, 간암, 담낭염, 담낭결석, 습진, 옴, 버짐, 풍진 등의 치료에 쓴다. 별명:마선(馬先), 인진호(因陳蒿).

• 일황련(日黃連)

일본에서 나는 황련의 뿌리. 맛이 쓰고 성질은 약간 덥다. 눈병, 설사(泄瀉) 등의 치료에 쓴다.

ㅈ

• 자완(紫菀)

원추리의 뿌리. 성질이 따뜻하다. 기침이나 담(痰) 등의 치료에 쓴다. 별명:자원(紫苑).

• 작약(芍藥)
작약의 뿌리. 백작약(白芍藥)과 적작약(赤芍藥)으로 나누며 대개는 백작약을 작약이라고 한다.

• 저령(猪苓)
저령의 균핵. 맛은 단맛이 돌고 성질이 평하다. 이뇨 작용의 효능이 있으며 전신부종, 임질, 임신부종, 습성 설사, 비위가 찬 증상의 치료에 쓴다. 별명: 가저시(猳猪屎), 시령(豕苓).

• 저실자(楮實子)
닥나무의 여문 열매. 특이한 냄새가 있고 맛은 달며 성질이 차다. 두통, 현기증, 수종(水腫), 발기부전(勃起不全) 등의 치료에 쓴다.

• 적복령(赤茯苓)
붉은빛을 띤 복령의 균핵. 맛은 달고 밋밋하며 성질은 평하다. 기(氣)가 뭉친 것을 풀어 주는 효능이 있다. 설사(泄瀉), 소변불리(小便不利), 임탁(淋濁)의 치료에 쓴다.

• 적하수오(赤何首烏)
새박 뿌리. 주로 강장제(强壯劑)로 쓰이며 간헐열(間歇熱)과 불임(不姙)의 치료에도 쓰인다.

• 정력자(葶藶子)
황새냉이의 씨. 맛은 맵고 쓰며 성질은 차다. 해수, 천식, 가래, 폐결핵, 폐농양(肺膿瘍)의 치료에 쓴다. 별명: 영선(靈仙).

• 정향(丁香)
정향나무의 꽃봉오리. 성질이 덥고 독이 없다. 근심으로 생기는 가슴앓이, 음식을 게울 때, 반위(反胃) 등의 치료에 쓴다. 별명: 계설향(鷄舌香).

• 조각자(皂角刺)
주엽나무의 가시를 말린 것. 맛은 맵고 성질은 따뜻하다. 혈액 순환을 촉진하고 부기를 가라앉히는 효능이 있으며 고름을 빼내고 풍사(風邪)를 몰아내며 기생충을 구제하는 데 쓴다. 별명: 천정(天丁).

• 종려피(棕櫚皮)
종려나무의 잎자루 껍질을 말린 것. 맛은 쓰고 떫으며 성질은 평하다. 토혈, 비출혈, 변혈(便血), 혈림(血淋), 요혈, 부정 자궁출혈, 설사(泄瀉), 대하증, 외상 출혈, 옴 등의 치료에 쓴다.

• 주침(酒浸)
한약재를 술에 담가 효능이나 저장력을 키우는 것. 약재를 술에 담가 두어 술기운이 약재 속까지 스며들도록 한 후 꺼내서 약간 누기가 남을 정도로 말린다.

• 죽력(竹瀝)
대나무 기름인 죽력(竹瀝)은 피를 맑게 하고, 중풍, 뇌졸증, 고혈압, 혈관 질환에 효능이 있다. 차가운 성질의 대나무에서 뽑아낸 죽력은 해열 기능이 탁월해 화병(火病), 신경쇠약, 종양, 해열, 당뇨, 피로회복의 치료에 쓴다.

• 지모(知母)
지모의 뿌리줄기. 맛은 쓰고 달며 성질은 차다. 열을 내리는 효능이 있으며 해수, 건해, 뼛골이 쑤시고 조열이 나며 식은땀이 나는 증상의 치료에 쓴다. 별명:고심(苦心), 수삼(水參), 어뢰(女雷).

●지실(枳實)

탱자나무의 덜 익은 열매를 말린 것. 맛은 쓰고 시며 성질은 차다. 식체(食滯), 소화장애, 변비, 이질(痢疾), 자궁하수, 위하수, 탈항, 위확장증, 위염의 치료에 쓴다.

●지유(地楡)

오이풀의 뿌리. 맛은 달고 시며 성질은 약간 차다. 지혈(止血)의 효능이 있으며 부스럼, 이질(痢疾), 악성 종기, 화상 등의 치료에 쓴다.

●지황(地黃)

지황의 뿌리. 성질이 따뜻하다. 보혈제(補血劑), 강장제(强壯劑)로 쓰인다. 날것을 생지황(生地黃), 말린 것을 건지황(乾地黃), 찐 것을 숙지황(熟地黃)이라고 한다.

●진범

진범의 뿌리를 말린 것. 맛은 쓰고 성질이 평온하다. 진통 및 진경제로 사용하며 미친개에게 물렸을 때 치료약으로 쓴다. 별명:진교(秦膠).

●진사(辰砂)

중국 진주(辰州)에서 나는 주사(朱砂). 성질이 약간 차다. 전광(癲狂), 경간(驚癎) 등의 진경제(鎭痙劑)로 쓰인다.

●진침향(眞沈香) ⇨ 침향

ㅊ

●천궁(川芎)

천궁과 궁궁이의 뿌리. 맛은 시고 성질은 따뜻하다. 혈액 순환을 돕는 효능이 있어 정혈제(精血劑)로 쓰인다.

●천산갑(穿山甲)

귀천산갑의 비늘을 볶은 것. 맛은 짜고 성질은 약간 차다. 외상출혈(外傷出血), 월경불순(月經不順), 젖부족, 종기(腫氣) 등의 치료에 쓴다. 별명:능리갑(鯪鯉甲).

●천초(川椒)

산초나무 열매의 껍질. 맛은 맵고 성질이 뜨거우며 독성이 있다. 위한(胃寒), 심복통(心腹痛), 설사(泄瀉) 등의 치료에 쓴다. 별명:점초(點椒), 촉초(蜀椒), 파초(芭椒), 한초(漢椒).

●천초근(茜草根)

꼭두서니의 뿌리를 말린 것. 맛은 쓰고 성질이 차다. 토혈, 코피, 부정 자궁출혈, 무월경, 옹종(癰腫), 타박상, 비증(痺證), 황달 등의 치료에 쓴다. 별명:과산룡(過山龍), 모수(茅蒐), 지혈(地血).

●청대(靑黛)

쪽으로 만든 검푸른 물감. 맛은 짜고 성질이 차다. 열을 내리게 하는 효능이 있으며 소아의 경간(驚癎), 감질(疳疾)의 치료에 쓴다.

●청염(靑鹽)

바닷물을 말려 얻은 염화나트륨 결정체. 맛은 짜고 성질은 따뜻하다. 눈을 밝게 하고 소화를 돕는 효능이 있다. 별명:돌소금, 융염(戎鹽).

청죽여(靑竹茹)

솜대의 줄기의 겉껍질을 제거한 중간 층. 열을 내리고 담(痰)을 삭히며, 번열(煩熱)을 없애고 구역질을 없애는 효능이 있다.

측백엽(側柏葉)

측백나무의 어린 가지와 잎. 맛은 쓰고 밋밋하며 성질은 차다. 가래, 변혈(便血), 자궁출혈, 천식, 코피, 탈모, 토혈, 해수 등의 치료에 쓴다.

치자(梔子)

치자나무의 열매. 맛은 쓰고 성질은 차다. 이뇨(利尿), 해독의 효능이 있으며 황달, 임증(淋症), 소갈, 결막염 등의 치료에 쓴다.

침향(沈香)

침향나무의 진이 스며든 덩어리. 맛은 맵고 쓰며 성질은 따뜻하다. 헛배가 부르고 아플 때, 기관지 천식, 비위허한(脾胃虛寒)으로 토할 때 등의 치료에 쓴다.

ㅌ

택사(澤瀉)

질경이택사 또는 택사의 덩이줄기를 말린 것. 맛은 달고 짜며 성질은 차다. 각기(脚氣), 간염(肝炎), 당뇨병(糖尿病), 동맥경화, 방광염, 복수, 부종, 설사, 요도염, 임증(淋證), 황달 등의 치료에 쓴다. 별명:망우(芒芋), 곡사(鵠瀉).

토사자(兎絲子)

새삼의 씨. 성질이 평온하고 맛은 달고 맵다. 강장(强壯)의 효능이 있으며 몽설(夢泄), 유정(遺精), 소변불금(小便不禁) 등의 치료에 쓴다.

통초(通草)

으름덩굴의 줄기와 뿌리를 말린 것. 맛은 쓰고 성질이 차다. 이수도(利水道)하는 작용이 있으며 임질(淋疾)과 부증(浮症)의 치료에 쓴다. 별명:목통(木通).

ㅍ

파고지(破古紙)

파고지의 씨. 소금을 탄 술에 담근 후 볶아 쓰는데 성질은 따뜻하다. 고정(固精)의 효능이 있으며 요통(腰痛), 슬통(膝痛)의 치료에 쓴다. 별명:보골지(補骨脂).

패모(貝母)

패모의 비늘줄기. 성질이 약간 찬다. 기침과 담(痰)을 다스리는 약재로 쓰인다.

편두(扁豆)

까치콩의 여문 씨를 말린 것. 맛은 달고 성질이 약간 따뜻하다. 비허설사(脾虛泄瀉), 곽란(癨亂), 소갈(消渴), 식중독, 급성 위장염, 대하증 등의 치료에 쓴다. 별명:작두(鵲豆), 백편두(白扁豆).

피마자(萞麻子)

아주까리의 씨. 맛은 달고 매우며 성질은 평하며 독이 있다. 종기, 옴, 버짐, 악창, 경부림프절염, 변비, 소변불리, 장내적취, 중풍 구안와사, 반신불수, 화상 등의 치료에 쓴다.

ㅎ

● 함밀당(含蜜糖)

설탕 결정과 당밀을 함께 굳혀서 만든 것. 흑당(黑糖)과 홍당(紅糖)이 있다. 순도가 낮고 색소나 단백질·회분 등의 불순물이 포함되어 있다.

● 향부자(香附子)

향부자의 땅속줄기. 위장(胃腸)을 편하게 하고 월경불순(月經不順), 울증(鬱症), 적취(積聚)의 치료에 쓰인다.

● 향유(香薷)

꿀풀과에 속하는 한해살이풀. 곽란(癨亂), 배앓이, 더위, 상한(傷寒), 울증(鬱症) 등의 약재로 쓴다. 별명:노야기, 향여(香茹).

● 현삼(玄參)

현삼의 뿌리를 말린 것. 맛은 쓰고 짜며 성질은 약간 차다. 열병으로 갈증이 날 때, 발반, 인후염, 연주창, 부스럼, 단독(丹毒), 변비 등의 치료에 쓴다. 별명:녹장(鹿腸), 정마(正馬), 중대(重臺).

● 현호색(玄胡索)

현호색의 덩이뿌리를 말린 것. 맛은 맵고 쓰며 성질은 따뜻하다. 생리통, 복통(腹痛), 요슬산통(腰膝疝痛), 두통, 산후 어지럼증, 기관지염(氣管支炎), 위경련, 타박상, 어혈 등의 치료에 쓴다. 별명:연호(延胡), 원호색(元胡索).

● 형개(荊芥)

정가의 잎이나 줄기. 성질이 따뜻하다. 상한외감(傷寒外感)을 다스리고 땀을 나게 하거나 호흡을 고르게 하며 피를 깨끗이 하므로 산후조리(産後調理)에 쓴다. 별명: 가소(假蘇).

● 형개수(荊芥穗)

정가의 꽃이 달린 이삭. 성질이 따뜻하고 맛은 쓰다. 풍병(風病), 혈증(血症), 창병(瘡病)의 치료 및 산전산후(産前産後)의 약재로 쓰인다.

● 호염(胡鹽)

염전에서 생산된 그대로의 소금. 입자가 굵고 크며 색이 약간 검다. 장을 담그거나 채소와 생선의 절임용으로 쓴다. 호염에서 불순물을 제거한 것은 재염(꽃소금)이라고 한다.

● 호초(胡椒)

후추의 덜 익은 열매를 말린 것.특유한 냄새가 있으며 맛은 맵다. 중초(中焦)를 따뜻하게 하고 기(氣)가 위로 치밀어 오르는 것을 내리며, 담(痰)을 삭이고 열을 내리는 효능이 있다.

● 화초(花椒)

초피나무와 왕초피나무의 열매껍질을 말린 것. 맛은 맵고 성질은 따뜻하다. 복통설사, 소화장애, 급·만성 위염, 이질, 비증(痺證), 회충증, 치통 등의 치료에 쓴다. 별명:천초(川椒), 촉초(蜀椒).

● 황금(黃芩)

황금의 뿌리를 말린 것. 맛은 쓰고 성질은 차다. 위장염(胃腸炎), 황달(黃疸), 폐염(肺炎), 오줌소태, 배앓이, 골증(骨蒸), 하혈(下血), 동태(動胎), 기침, 후증(喉症) 등의 치료에 쓴다. 별명:고금(枯芩), 편금(片芩).

• 황기(黃芪)

황기의 뿌리. 성질이 평온하다. 원기(元氣)를 돕고 방한(防寒)의 약재로 쓰인다. 별명:단너삼.

• 황련(黃蓮)

깽깽이풀의 뿌리. 맛이 쓰고 성질은 약간 따뜻하다. 눈병, 설사(泄瀉) 등의 약재로 쓰인다.

• 황백(黃柏)

황벽나무의 껍질을 말린 것. 맛은 쓰고 성질은 차갑다. 습열설사, 이질, 황달, 임증(淋證), 폐결핵, 유정(遺精), 음부 가려움증, 습진의 치료에 쓴다. 별명:소벽(小蘗), 자벽(子蘗).

• 황정(黃精)

죽대의 뿌리. 성질이 평온하며 맛이 달다. 자양(滋養), 강장(强壯), 해열(解熱)의 효능이 있으며 병후허약증(病後虛弱症)의 치료에 쓴다. 별명:죽대근(竹大根), 황지(黃芝).

• 황주(黃酒)

벼의 성숙한 열매를 발아시켜 술로 담근 것. 소화를 촉진시키고 비위가 허약해 생긴 설사, 복통 등을 치료하는 효능이 있다.

• 황토(黃土)

땅 밑 약 1m에 있는 회황색 진흙. 맛은 달고 성질은 평하다. 옛날에는 서사(暑邪)로 토하고 설사할 때, 적백리, 부스럼, 고기 및 버섯 중독 등의 치료에 썼다.

• 후박(厚朴)

후박나무의 줄기나 뿌리껍질을 말린 것. 맛은 맵고 쓰며 성질은 따뜻하다. 소화장애, 구토, 설사, 위장염, 위경련, 기관지염, 기관지천식 등의 치료에 쓴다. 별명:열박(烈朴), 적박(赤朴), 후피(厚皮).

• 흑염소탕

흑염소 고기와 뼈를 고은 국물에 파, 마늘을 넣어 먹는 탕. 흑염소 고기는 단백질, 칼슘, 철분 등이 많이 들어 있어 기력 회복에 좋으며 임산부, 여성, 노인, 성장기 어린이의 보양식으로 쓴다.

한방 용어 해설

ㄱ

각기종(脚氣腫) 비타민 B1의 결핍으로 일어나는 각기병으로 붓는 증세.

간기울결(肝氣鬱結) 스트레스로 인해 간을 풀어 주는 기능이 상실된 증세.

간농양(肝膿瘍) 균에 의해 간에 고름집이 생기는 질환.

간울(肝鬱) 간이 스트레스나 과로로 인하여 열을 받아 울체(鬱滯)된 것.

간종(肝腫) 간이 붓는 증세.

간증(肝蒸) 간으로 허로병(虛勞病)이 유발된 병증.

간화(肝火) 간기(肝氣)가 몹시 왕성하여 생긴 열증으로, 머리가 어지럽고 얼굴이 붉어지는 등의 증세.

감(疳) 음식 조절을 잘못하여 어린아이의 얼굴이 누렇게 뜨고 몸이 여위며, 목이 마르고 영양장애가 나타나는 증세.

감모(感冒) 풍한사(風寒邪)나 풍열사(風熱邪)로 외감병(外感病)이 생기는 병증.

강근골(强筋骨) 근육을 강화하고 뼈를 튼튼하게 하는 효능. 강근건골(强筋健骨).

강기(降氣) 지나치게 치밀어오른 기(氣)를 내리는 효능.

강심(强心) 심(心)을 강하게 하는 효능.

강장(强壯) 쇠약한 체질을 좋은 상태로 만들고 체력을 돕는 효능.

강정(强精) 정력을 강하게 하는 효능.

강하(降下) 거슬러 올라오는 것을 아래로 내려 주거나 본래 아래로 내리는 성질을 뜻함.

강화(降火) 몸 속에 있는 화기(火氣)를 풀어 내리는 효능.

개(疥) 풍독(風毒)의 사기(邪氣)가 피부 얕은 데에 있어 헌 것.

개규(開竅) ①심장의 통로가 막혀서 생긴 폐증을 치료하는 효능. ②정신을 들게 하는 효능.

개나악창(疥癩惡瘡) 창양(瘡瘍)으로 인한 농혈(膿血)이 부패하여 오래 되어도 낫지 않는 병증.

개선(疥癬) 풍독(風毒)의 사기(邪氣)가 피부에 침입한 것으로 옴과 버짐을 뜻하는 병증.

개울(開鬱) 기혈이 몰려 있는 것을 풀어 주는 효능.

개위관장(開胃寬腸) 위(胃)를 열어 주고 장(腸)을 편하게 하는 효능.

개창(疥瘡) 살갗이 몹시 가려운 전염성 피부병. 옴.

객열단종(客熱丹腫) 몸 밖에서 침입한 열사(熱邪)로 붉게 붓는 증세.

객혈(喀血) ①혈액이나 혈액이 섞인 가래를 기침과 함께 배출해 내는 증세. ②기도(氣道)를 통해 피가 나오는 것.

거담(祛痰) 가래를 삭이고 없애는 효능. 기관지 점막의 분비를 높여 가래를 묽게 하고 삭이는 효능.

거부(祛腐) 썩은 살을 제거하는 효능.

거습(祛濕) 풍기 및 습기를 없애는 효능.

거어(祛瘀) 어혈을 제거하는 효능.

거풍(祛風) 밖에서 들어온 풍사(風邪)를 제거하는 효능.

거풍습(祛風濕) 풍기(風氣) 및 습기를 없애는 효능.

거풍담(祛風痰) 풍증을 일으키는 담병을 제거하는 효능.

거풍열(祛風熱) 풍(風)과 열(熱)을 제거하는 효능.

거한반(去汗斑) 땀과 피부의 반흔을 없애는 효능.

건비(健脾) 비장을 튼튼하게 하는 효능.

건위(健胃) 위장을 튼튼하게 하는 효능.

견골(堅骨) 골조직을 견고하게 하는 효능.

결석(結石) 몸 안의 장기(臟器) 속에 생기는 돌처럼 단단한 물질.

경간(驚癎) 놀라서 생기는 간증(癎證).

경간광조(驚癎狂躁) 몹시 놀라서 몸이 괴롭고 어찌할 바를 몰라 미친 듯이 날뛰는 증세.

경결(硬結) 조직이나 그 한 부분이 염증이나 출혈 때문에 결합 조직이 증식하여 단단하게 굳는 상태.

경계(驚悸) 놀라서 가슴이 두근거리고 불안한 증세.

경락(經絡) 인체 전신의 기혈을 운행하고 각 부분을 조절하는 통로. 경맥(經脈)과 낙맥(經脈).

경련(痙攣) 근육이 갑자기 수축하거나 떨게 되는 현상.

경증(痙症) 목덜미와 등이 뻣뻣하면서 팔다리가 오그라들거나 몸이 뒤로 기우는 병증.

경증(痙證) 입이 꽉 물리고 팔다리가 떨리며 몸이 각궁(角弓)처럼 뒤로 휘는 병증.

경직(痙直) 경축(痙縮). 경성마비에서 볼 수 있는 특유한 근의 긴장 상태.

경창(驚瘡) 경풍(驚風)을 앓을 때 혈기(血氣)가 경락(經絡)에 울적(鬱積)하여 피부로 넘쳐서 창(瘡)이 생기는 병증.

경폐(經閉) 월경(月經)이 있어야 할 시기에 나오지 않는 증세.

경풍(驚風) 어린이가 경련을 일으키는 질환. 경궐(驚厥).

고신(固腎) 신(腎)을 튼튼하게 하는 효능.

고열신혼(高熱神昏) 고열로 정신이 혼미하거나 정신을 잃는 증세.

고정(固精) 정(精)을 밖으로 새지 않도록 하는 효능.

고증(蠱證) 충독(蟲毒)이 뭉쳐서 낙맥(絡脈)을 막음으로써 더부룩해지고 덩어리가 쌓이는 질환.

고창(鼓脹) 뱃가죽이 북처럼 팽팽하게 부풀고 속이 그득하며 더부룩한 질환.

고표지한(固表止汗) 체표를 튼튼하게 하여 땀을 멈추게 하는 효능.

곤비(困脾) '비를 피곤하게 한다'는 뜻으로 비의 생리 기능을 실조케 하는 것.

골절통(骨節痛) 관절이 아픈 증세.

골증(骨蒸) 열이 골수(骨髓)로부터 증발되어 나오는 증세. 기침·미열·식은땀이 나고 뼛속이 달아오르며 몸이 점차 여위는 병증.

골증노열(骨蒸勞熱) 오장이 허약하여 생긴 허로병 때문에 뼛속이 달아오르는 증세.

곽란설리(霍亂泄利) 음식이 체하여 토하고 설사하는 급성 위장병으로 대소변을 참지 못하고 지리는 일.

관절동통(關節疼痛) 관절이 아픈 것.

관절불리(關節不利) 관절의 움직임이 잘 되지 않는 것.

광견교상(狂犬咬傷) 미친 개에게 물려서 생긴 상처.

광조(狂躁) 열병이나 정신병 때문에 몸이 괴로워 어찌할 바를 몰라하며 미친 듯이 날뛰는 증세.

괴저(壞疽) 몸의 일정한 부위가 손상되거나 기와 혈액 순환이 장애되어 괴사(壞死)된 상태.

괴사(壞死) 생체의 한 국소(局所)의 조직 세포가 죽는 일, 또는 죽어 있는 상태.

구건번갈(口乾煩渴) 입 안이 마르고 가슴이 답답하며 갈증이 나는 것.

구리(久痢) 오랜 이질.

구사(久瀉) 오랜 설사.

구설생창(口舌生瘡) 장부(臟腑)에 생긴 열기가 심(心)과 비(脾)를 타고 치받아 입과 혀에 부스럼이 생긴 병증.

구역탄산(嘔逆吞酸) 구역질이 나면서도 신물을 머금고 토하지는 않는 증세.

구조인건(口燥咽乾) 입 안과 목구멍이 마르는 증세.

구창(灸瘡) 뜸뜬 자리의 피부가 데어 상처가 생기거나 곪는 것.

구창(口瘡) 입 안이 허는 병증.

구충소적(驅蟲消積) 몸 속의 기생충을 제거하고 뱃속에 생긴 덩어리를 없애는 것.

구토홰역(嘔吐噦逆) 구토를 하면서 딸꾹질을 하는 병증.

구풍(驅風) 인체에 침입한 풍사(風邪)를 제거하는 효능.

권태소기(倦怠少氣) 권태로 기가 부족한 것.

궤양(潰瘍) 저절로 헐거나 부스럼을 째 놓은 자국을 통틀어 일컫는 병증.

근골경련(筋骨痙攣) 근골(筋骨)이 말려서 뭉치고 경련이 있는 증세.

근골구련(筋骨拘攣) 근골에 경련이 일면서 뭉치고 오그라드는 증세.

근골동통(筋骨疼痛) 날씨가 나쁘거나 환절기에 근골이 쑤시고 아픈 것.

근골절상(筋骨折傷) 근육이 다치거나 뼈가 부러진 것.

근골위약(筋骨萎弱) 근육과 뼈가 저리고 약한 것.

근맥(筋脈) 힘줄과 핏줄.

근맥구련(筋脈拘攣) 지체(肢體)의 근맥(筋脈)이 수축해서 잘 펴지지 않으며, 경련하고 통증이 있는 증세.

근맥소통(筋脈) 인체의 힘줄과 혈맥을 연결시켜 막힘 없이 통하도록 하는 효능.

금창(金瘡) 금속에 의한 상처.

금창출혈(金瘡出血) 금속 기구 등에 다쳐 팔다리에 난 상처에서 피가 나는 증세.

급경풍(急驚風) 열이 나고 잘 놀라며, 의식이 혼미하고 숨이 차며, 팔다리가 경련을 일으키고 거품을 물면서 눈을 치뜨는 병증.

기력(氣癧) 목 양쪽에 생기는 멍울

기열(肌熱) 근육에 열증이 있는 증세.

기울(氣鬱) 기가 한 곳에 뭉쳐서 마음이 울적하고 가슴이 아픈 증세.

기창(氣脹) 배가 많이 불러오고 두드려 보면 빈 듯한 소리가 나며, 트림이나 방귀를 뀌면 속이 좀 편안해지며, 팔다리가 마르고 음식에 대한 생각이 없는 병증.

기체(氣滯) 체내의 기 운행이 순조롭지 못하여 어느 한 곳에 정체되어 막히는 증세.

기폐(氣閉) 기기(氣機)가 막혀 발생한 병증.

기폐이농(氣閉耳聾) 기(氣)가 쌓여서 청각 기능이 저하되는 병증.

기허(氣虛) ①기가 허약해지는 증세. ②맥이 약하고 혈액순환 부조로 혈액 내 산소 부족이 일어나 자주 졸음이 오고 하품이 많아지며 축 늘어지는 증세.

기혈(氣血) 원기와 혈액.

꽃돋이 홍역에서 나타나는 피부발진.

ㄴ

나력(癩癧) 목 뒤나 귀 뒤, 겨드랑이 사타구니 쪽에 크고 작은 멍울이 생긴 병증.

낙맥(絡脈) 몸 안에서 기혈(氣血)이 순환하는 통로의 하나로 경맥(經脈)에서 갈라져 온몸의 각 부위를 그물처럼 얽은 가지.

난요슬(暖腰膝) 허리와 무릎을 따뜻하게 하는 효능.

납기평천(納氣平喘) 신(腎)이 허한 것을 보하여 납기(納氣)기능이 장애된 것을 치료하여 천식을 멈추는 효능.

낭습증(囊濕症) 음낭에 땀이 많이 나서 축축한 증세.

내상(內傷) 허손, 외상 등에 의해 내장 장기와 기혈이 상한 증세.

내장하수(內臟下垂) 복강 내의 장기(臟器)가 아래로 늘어진 상태.

내통(耐痛) 통증을 치료하는 효능.

냉대하(冷帶下) 한사(寒邪)로 인해서 발생한 대하(帶下).

냉담(冷痰) 팔과 다리가 차고 마비되어서 근육이 군데군데 쑤시고 아픈 질환. 한담(寒痰).

냉복통(冷腹痛) 배에 냉기가 느껴지면서 아픈 증세.

노상(勞傷) 내상(內傷)으로 늘 노곤해하는 병.

노수(勞嗽) 병이 극도로 악화되어 폐(肺)를 손상시킴으로써 해수(咳嗽)가 발생한 것.

노학(勞虐) 오래 된 학질(虐疾)을 이르는 병증.

농양(膿瘍) 세균의 침입으로 신체 조직 속에 고름이 고이는 증세.

농종(膿腫) 고름이 있는 종기나 부스럼.

농혈(膿血) 피고름. 고름 속에 피가 섞여 나오는 것.

뇨독증(尿毒症) 신장의 기능이 극도로 저하하여 오줌으로 배설되어야 할 각종 노폐물이 혈액 속에 축적되어 일어나는 중독증.

뇨실금(尿失禁) 소변을 참지 못해 자기도 모르게 조금씩 새어나가는 증세.

뇨적(尿赤) 소변이 붉게 나오는 병증.

뇨통(尿痛) 소변을 볼때 통증이 있는 증세.

ㄷ

다루(多淚) 눈물이 많이 흘러나오는 증세.

다음(多飮) 물을 많이 마시는 증세.

단독(丹毒) 살갗이 빨갛게 달아오르고 열이 나는 증세.

담궐(痰厥) 추운 기운을 받아서 담이 막히고 팔다리가 싸늘해지며, 맥박이 약해지고 마비·현기증을 일으키는 질환.

담기(痰氣) 가래가 많이 나오는 증세.

담도감염(膽道感染) 담즙이 운반되는 경로에 생긴 염증.

담병(痰病) 몸 안에 진액이 순환하지 못하고 일정한 부위에 몰려서 생긴 질환.

담습(痰濕) 담으로 인하여 생기는 습기.

담식(淡食) ①짠 음식을 많이 먹지 않고 싱겁게 먹는 것. ②고기 등, 속이 느끼한 음식을 많이 먹지 않는 것.

담연옹성(痰涎癰盛) 가래와 침이 가슴 속에 몰려 가슴이 답답하고 가래가 심하고 거품이 있는 침이 나오는 증세.

담열(膽熱) 담에 열이 왕성한 증세. 목이 마르고 입이 쓰며, 소변이 붉고 양이 적으며, 옆구리가 아프고 황달 등이 생기는 증세.

담옹(痰癰) 담(痰)이 몰려서 특정 부분의 순환(循環), 소통(疏通)을 방해하는 병증.

담음(痰飮) 몸 안에 진액이 여러 가지 원인으로 제대로 순환하지 못하고 일정한 부위에 몰려서 생기는 증세.

담중대혈(痰中帶血) 가래와 함께 피가 나오는 증세.

담즙(膽汁) 담액(膽液). 간 실질세포로부터 생산되는 황갈색 액체.

담화핵(痰火核) 목 양쪽에 알이 있는 것.

대두온(大頭瘟) 머리와 얼굴이 붉게 붓는 역병(疫病).

대변조결(大便燥結) 대변이 마르고 굳어서 보지 못하는 증세.

대보원기(大補元氣) 원기(元氣)를 강하게 보하는 효능.

대복수종(大腹水腫) 배는 커지면서 팔다리는 마르는 수종병(水腫病).

대장기체(大腸氣滯) 대장의 장부(臟腑)와 경락(經絡)의 기가 돌아가지 못하고 몰려 있는 증세.

대하증(帶下症) 여성의 성기에서 나오는 분비물이 많아서 질구의 바깥까지 흘러 외음부 및 그 부근을 오염시키는 병.

도한(盜汗) 잠자는 사이에 몸에서 저절로 나는 식은땀.

독기(毒氣) ①독의 기운. ②사납고 모진 기운.

독사교상(毒蛇咬傷) 독이 있는 뱀에게 물린 상처.

독창(禿瘡) 머리에 헌데가 생겨 머리카락이 끊기거나 빠지는 병증.

독충교상(毒蟲咬傷) 독을 품고 있는 벌레에 물리거나 쏘인 상처.

독충자상(毒蟲刺傷) 독을 품고 있는 벌레의 침·발톱 등에 찔린 상처.

동통(疼痛) 몸이 쑤시고 아픈 증세.

동계(動悸) 가슴이 두근거리면서 불안해하는 증세.

두목현훈(頭目眩暈) 머리와 눈이 어지러운 증세.

두운(頭運) 어지럼증, 현기증. 현훈(眩暈).

두통선훈(頭痛旋暈) 머리가 핑 돌면서 어지럽고 몹시 아픈 증세.

두훈불면(頭暈不眠) 정신이 아찔거려 어지러워 잠을 자지 못하는 증세.

ㅁ

마른기침 가래가 없는 기침. 건해(乾咳).

마른버짐 건선(乾癬). 풍선(風癬).

만경풍(慢驚風) 어린이들이 중한 병 또는 병을 오래 앓는 경우에 천천히 발병하는데, 열이 없으며 경련이 반복하는 증세.

매핵기경(梅核氣梗) 목구멍에 막힌 것 같은데 뱉어도 나오지 않고 삼켜도 넘어가지 않으며, 또한 아프지도 않는 증세.

맥일(脈溢) 피가 땀구멍을 통해 계속 나오는 증세.

면부(面浮) ①얼굴이 들떠서 붓는 병증. ②살갗에 생긴 거무스름한 점. 간증기미.

명목(暝目) 눈을 감고 뜨려고 하지 않는 것.

명목(明目) 눈을 밝게 하는 효능.

명문(命門) 몸을 지탱하고 유지하는 물질을 다루는 기관.

목암(目暗) 눈이 어두워 잘 분간하지 못하는 증세.

목적(目赤) 눈 흰자위가 붉게 충혈되는 병증.

목적종통(目赤腫痛) 눈이 충혈(充血)되면서 부어오르고 아픈 증세.

목적현훈(目赤眩暈) 현훈목적(眩暈目赤). 어지러우며 눈이 붉게 충혈되는 증세.

목주야통(目珠夜痛) 눈동자가 밤에 몹시 아픈 증세.

목청(目靑) 눈의 흰자위가 푸른색으로 변하는 병증.

목현(目眩) 눈이 아찔한 증세.

목혼(目昏) 눈이 어두워져 물체가 잘 보이지 않고 간혹 눈앞에 안개나 별 또는 모기 같은 것이 어른거리는 증세.

ㅂ

반위(反胃) 음식을 먹으면 구역질이 심하게 나며 먹은 것을 토해내는 위병.

반진(斑疹) 열병(熱病)이 진행되는 과정에서 살갗에 피어나는 반(斑)과 진(疹).

반표반리증(半表半裏症) 몸이 으슬으슬 추워지며 입이 쓰고 어지러우면서 골이 아프고 잘 먹지 못하고 옆구리가 걸리는 증세의 병.

발독(撥毒) 병독(病毒)을 없애는 효능.

발독(拔毒) 독을 빼내는 효능.

발반(發斑) 피부에 발긋발긋하게 부스럼과 반진(斑疹)이 돋는 병증.

발열(發熱) ①몸에 열이 나는 증세. ②체온조절 중추기능에 변화가 일어나 보통 때보다 체온이 상승하는 현상.

발진(發疹) 열사(熱邪)로 인하여 피부(皮膚)나 점막에 좁쌀 만한 종기(腫氣)가 돋는 증세.

발표(發表) 땀을 내어서 겉에 있는 사기를 없애는 효능.

발한(發汗) 피부의 땀샘에서 땀을 체표로 분비하는 효능.

방광결석(膀胱結石) 방광에 발생한 결석.

방부(防腐) 썩는 것을 억제하거나 방지하는 효능.

방향화습(芳香化濕) ①체내에 있는 습탁(濕濁)을 방향성이 있는 약물을 써서 치료하는 효능. ②소화 질환을 해소하는 효능.

배농(排膿) 고름을 뽑아내는 효능.

배통(背痛) 등이 아픈 증세.

백대하(白帶下) 자궁이나 질벽의 점막에 염증이나 울혈이 생겨서 백혈구가 많이 섞인 흰색 분비물(대하)이 질에서 나오는 질환.

백선(白癬) 풍사(風邪)로 피부가 가렵고 환부가 백색을 띠는 선증(癬症).

백절풍(百節風) 혈분(血分)에 열이 있고 풍한습(風寒濕)이 경맥(經脈)에 침입해 일어나는 비증(痺證).

백탁(白濁) 요도(尿道)에 뿌옇고 탁한 물이 조금씩 나와 있고 소변이 잘 나오지 않으며 통증이 있는 증세.

백태(白苔) 열이나 위(胃)의 병 때문에 혓바닥에 끼는 황백색 물질.

백회혈(百會穴) 머리 꼭대기의 한가운데에 있는 혈자리.

번갈(煩渴) 가슴이 답답하고 입 안이 마르며 갈증이 나는 증세.

번열(煩熱) 몸에 열이 몹시 나고 가슴 속이 답답하여 괴로운 증세.

번조(煩躁) 가슴이 답답하고 팔다리를 요동하면서 편하게 있지 못하는 증세.

변통(便通) 병적으로 잘 나오지 아니하던 대변이 잘 나오는 효능.

보간(補肝) 간의 기능이 원활하도록 도와주는 효능.

보간신(補肝腎) 간과 신의 기능이 원활하도록 도와주는 효능.

보기(補氣) 기를 보충하는 효능. 허약한 원기를 돕는 효능.

보비(補脾) 비의 기능이 원활하도록 도와주는 효능.

보비익폐(補脾益肺) 건비(脾)를 보하고 폐(肺)의 기능을 더하는 효능.

보신강정(補身强精) 마음을 안정시키고 신기를 돕는 효능.

보신장양(補腎壯陽) 신(腎)을 보하고 인체의 양기(陽氣)를 강건하게 하는 효능.

보양(補養) 기혈(氣血)과 음양(陰陽)이 부족한 것을 보충하고 자양하는 효능.

보양(補陽) ①몸의 양기를 북돋우는 효능. ②신양(腎陽)을 보하는 효능.

보음(補陰) 몸의 음기가 허약한 것을 보충하는 효능.

보익(補益) 혈의 기능을 늘려 면역기능을 활성화시키는 등 도움이 되게 하는 효능.

보중(補中) 중기(中氣)에 도움이 되는 효능.

보폐(補肺) 폐(肺)를 보하는 효능.

보허(補虛) 허한 것을 보하는 효능.

보혈(補血) 혈액을 잘 생성하게 하는 효능.

복고종(腹臌腫) 배가 종기로 인해 부풀어 오르는 것.

복내경결(腹內硬結) 복중경결(腹中硬結). 뱃속에 단단한 것이 뭉친 것.

복만급통(腹滿急痛) 배가 그득하면서 갑자기 아픈 증세.

복사(腹瀉) 대변이 묽고 횟수가 많은 병증.

복수(腹水) 배에 물이 차는 병증.

복창(腹脹) 배가 더부룩하면서 불러 오르는 병증.

복통하리(腹痛下痢) 이질로 배가 아프고 설사를 자주 하는 증세.

부녀경폐(婦女經閉) 여자가 18세 이상이 되어도 월경이 없거나 임신 · 수유기를 제외하고 3개월 이상 연속 월경이 없는 병증.

부종(浮腫) 몸 안 곳곳에 체액이 정체되어 얼굴 또는 사지 등, 심하면 온몸이 붓는 병증.

붕루(崩漏) 월경 기간이 아닌데 갑자기 많은 양의 피가 멎지 않고 계속 나오는 질환.

비기허증(脾氣虛症) 비기의 허약으로 인해서 운화 기능이 쇠약해진 증세.

비식(鼻瘜) 콧속에 군살이 생기는 병. 비치(鼻痔).

비약(脾弱) 비(脾)가 약한 것.

비약연변(脾弱軟便) 비(脾)가 약하여 묽은 똥을 싸는 것.

비연(鼻淵) 코에서 끈적하고 더러운 콧물이 흘러나오는 병증.

비질(鼻窒) 비염. 코가 만성적으로 메이는 증세.

비위(脾胃) 음식물의 소화와 흡수를 담당하는 장부인 비장과 위장.

비위기허(脾胃氣虛) 비위의 운화 기능이 약하여 식욕부진, 설사, 복통, 창백함, 피로, 활동력 저하, 자한, 추위를 타는 등의 증세.

비위허열(脾胃虛熱) 기혈 부족으로 음식물의 소화와 흡수를 담당하는 비장과 위장에 열이 나는 증세.

비위허한(脾胃虛寒) ①비위의 기운이 차고 허한 증세. ②비장과 위장이 허하고 차가워져서 기능이 저하된 증세.

비종(鼻腫) 코가 붓는 병증.

비증(痺症) 관절이 저리고 통증이 있으며 심하면 붓기도 하고 팔다리를 잘 움직일 수 없는 병증.

비출혈(鼻出血) 코에서 피가 나오는 증세.

비통(臂痛) 팔의 관절(關節)과 살이 저리고 아픈 병증.

비통(鼻痛) 코 안이 아픈 것.

비통(脾痛) 가슴이 답답하면서 통증이 있는 병증.

비허(脾虛) 소화불량으로 식욕이 없어지며 몸이 야위는 질환.

빈뇨(頻尿) 소변을 자주 보는 증세.

ᄉ

사교상(蛇咬傷) 뱀에 물린 상처.

사기(邪氣) 몸에 나쁜 영향을 끼치고 질병을 일으킬 수 있는 기운.

사수축음(瀉水逐飮) 수(水)를 없애고 음사(飮邪)를 배출시키는 효능. 한(寒)·습(濕) 등, 음(陰)의 속성을 가진 사기(邪氣).

사수음(四獸飮) 위(胃)의 기능을 조화롭게 하여 담(痰)을 제거하고 학질(虐疾)을 치료하는 처방.

사열(邪熱) 외사(外邪)에 의해 생긴 열.

사지급통연급(四肢急痛攣急) 팔다리의 근육이 수축되고 땅기면서 뻣뻣해지는, 급작스럽게 아픈 증세.

사충교상(蛇蟲咬傷) 뱀이나 벌레에 물려서 생긴 상처.

사폐(瀉肺) 폐내(肺內)에 쌓인 열을 내리는 효능.

사하(瀉下) 설사를 일으키는 효능.

사화(瀉火) 시원하게 하여 몸의 열을 없애는 효능.

산결(散結) 맺힌 것을 흩어지게 하는 효능.

산기(疝氣) 고환이나 음낭이 커지면서 아랫배가 땅기고 아픈 병증. 산증(疝症).

산맥(散脈) 맥(脈)이 모이지 않고 흩어지는 증세.

산벽적(散癖積) 배와 옆구리에 덩어리가 단단하게 맺혀지는 병증을 제거하는 효능.

산제(散劑) 가루로 된 약.

산어(散瘀) 어혈을 흩어지게 하는 효능. 산어혈(散瘀血).

산열(散熱) 열을 흩어서 내리게 하는 효능.

산예(散翳) 눈의 예막(翳膜)을 없애는 효능.

산증(疝症) 허리 또는 아랫배가 아픈 증세.

산풍(散風) 풍사(風邪)를 흩뜨리는 효능.

산통(疝痛) 급경련통. 아픈 통증이 간격을 두고 되풀이 일어나는 증상.

산한(散寒) 한사(寒邪)를 없애는 효능.

산혈(散血) 혈(血)을 흩뜨리는 효능.

산후풍(産後風) 출산 후에 관절통(關節痛)이 있거나 몸에 찬 기운이 도는 증세.

산후혈궐(産後血厥) 출산 후에 출혈을 많이 하였거나 간기(肝氣)가 위로 치밀어 혈(血)이 몰려서 생기는 증세.

산후혈민(産後血悶) 출산 후에 혈허(血虛)나 혈어(血瘀)로 정신이 혼미하고 가슴이 답답한 병증.

삼출(滲出) 염증이 있을 때 혈액 성분이 혈관에서 조직으로 나오는 현상.

삽장(澁腸) 설사를 그치게 하는 효능.

상기도염(上氣道炎) 비강(鼻腔)과 인두(咽頭)에 생긴 염증.

상악동염(上顎洞炎) 위턱뼈 가운데 있는 공간에 생기는 염증.

상토하사(上吐下瀉) 위(입)로는 토하고 아래(항문)로는 설사하는 증세.

상한(傷寒) 추위로 인하여 생기는 질환. 차가운 기운에 상하는 증세.

상한태양병(傷寒太陽病) 차가운 기운에 먼저 태양경(太陽經)에 한사(寒邪)가 침범하여 일어나는 두통, 발열, 항척강(項脊强), 신체통, 오풍자한(惡風自汗) 등의 증세.

생진(生津) 진액을 만드는 효능.

서간(暑癎) 어린이가 더위를 먹어서 갑자기 열이 심하게 나고 의식이 흐려지면서 경련을 동반하는 병증.

서근(舒筋) 경직된 근 조직을 부드럽게 풀어 주는 효능.

서습(暑濕) 더위로 인한 열증에 습(濕)을 수반하는 병증.

서열증(暑熱症) ①여름철의 더운 기운을 받아서 생긴 열증. ②서사(暑邪)를 받아서 생긴 열증.

서울(暑鬱) 더위가 심할 때 서늘하고 찬 곳에 있음으로써 양기가 속으로 몰리고 밖으로 나가지 못하여 생긴 우울증.

석림(石淋) 소변을 볼 때 모래나 돌 같은 것이 섞여 나오면서 음경 속이 아픈 병증.

선(癬) 풍독(風毒)의 기운이 피부 깊은 곳에 있는 것.

선라(癬癩) 문둥병에 의해 피부에 선창(癬瘡)이 생기는 것.

선병질(腺病質) 뼈가 가늘고 가슴이 편평하며 목에 림프절이 잘 붓는 무력 체질. 신경질적인 허약 상태의 총칭.

선증(癬證) 피부에 버짐이 난 병증. 선질병.

선훈(旋暈) 머리가 어지러운 증세.

설리(泄痢) 설사와 이질(痢疾). 설사와 함께 소변이 잘 나오는 병증.

설열(舌裂) 혀가 갈라져 터지는 증세.

설열(泄熱) 열을 내리는 효능.

소갈(消渴) 심한 갈증으로 물을 많이 마시고 음식을 많이 먹어도 몸은 여위고 오줌의 양이 많아지는 질환.

소곡이기(消穀易飢) 음식을 많이 먹어도 쉽게 소화되어 먹고 난 후에 금방 배고픔을 느끼는 증세.

소담(消痰) 막혀 있는 탁한 담(痰)을 쳐내리는 효능.

소담연(小痰涎) ①어린아이가 침을 흘리는 증세. ②가래침. 거품이 섞인 침.

소도(消導) 병증을 삭이고 내림.

소변임력(小便淋瀝) 배뇨가 잦으나 소변이 잘 나오지 않고 방울방울 떨어지는 병증.

소산(消散) 뭉쳐 있거나 얽혀 있는 어떤 것을 풀어 주고 흩어 주는 효능.

소산(疏散) 기를 소통시키고 발산(發散)하는 효능.

소아연두태독(小兒爛頭胎毒) 소아태독(小兒胎毒). 갓난아이가 뱃속에서 받은 독기운으로 태어나자마자 부스럼이 생기는 병.

소아장열(少兒壯熱) 어린이의 나쁜 고열.

소양(瘙痒) 가려움증.

소어(消瘀) 어혈(瘀血)을 삭여 없애는 효능.

소염(消炎) 염증(炎症)을 가라앉히는 효능.

소적(消積) 뱃속에 생긴 덩어리를 제거하는 효능.

소종(消腫) ①종기(腫氣)를 없애는 효능. ②부은 것을 가라앉히는 효능.

소종독(消腫毒) 헌데·종기·부스럼을 없애는 효능.

소풍(消風) 풍사(風邪)가 인체에 침입

한 것을 발산시켜 제거하는 효능.

소풍(疎風) 풍사(風邪)가 인체에 침입한 것을 소산(疎散)시키는 효능.

수근경직(手根痙直) 수근골경직. 손목뼈의 긴장 상태.

수렴(收斂) 넓게 펼쳐진 기운을 안으로 모이게 수축시키는 효능.

수삽(收澁) 받아들여 거두고 내보내지 않게 하는 효능.

수습(水濕) 노폐물, 습기 등 내부에 비정상적으로 늘어나 있는 체액.

수심(手心) 손바닥의 한가운데.

수심작열(手心灼熱) 손바닥의 열이 심하여 불덩어리처럼 뜨거워지는 병증.

수양성 하리(水樣性下痢) 물 같은 설사를 하는 병증.

수종(水腫) 신체의 조직 간격이나 체강(體腔) 안에 림프액, 장액(漿液) 등의 수습(水濕)이 많이 괴어 있어 몸이 붓는 질환.

수치질 외치(外痔) 항문 바깥쪽에 생긴 치질.

수포(水疱) 물집. 피부가 국소적으로 부풀어올라 속에 진물이 잡힌 병증.

수한(水寒) 수기(水氣)와 한사(寒邪), 또는 물의 찬 기운.

수한(受寒) 한사(寒邪)의 침입을 받은 병증.

수한(收汗) 땀을 멎게 하는 효능.

습담(濕痰) 습기가 몸 안에 오래 머물러 있어서 생기는 가래.

습비(濕痺) 습(濕)으로 인해서 피부 감각이 둔해지고 뻣뻣하며 숨이 차고 가슴이 그득해서 부어오르는 병증.

습사(濕邪) 몸 안에 들어온 습기가 병의 원인으로 작용하는 것.

습열(濕熱) 습과 열이 결합된 나쁜 기운으로 인하여 생기는 병증.

습윤(濕潤) 습기가 있고 촉촉한 상태.

습조(濕阻) 습(濕)이 기(氣)의 소통을 방해하는 것.

습창(濕瘡) 습열이 정체되어 기부(肌膚)에 머물거나 외부로부터 풍습열독(風濕熱毒)이 침범하여 다리나 발목 등에 생긴 습진.

습포(濕布) 냉수 또는 온탕에 적신 천 조각을 환부에 붙이는 것.

승습(勝濕) 습사(濕邪)를 물리치는 효능.

승양(升陽) 양기(陽氣)를 끌어올리는 효능.

시기발열(時氣發熱) 전염병으로 열이 많이 나는 증세.

식격(食膈) 음식을 먹어도 내려가지 않고 때로는 침을 토하는 병증.

식상(食傷) 음식을 무절제하게 먹거나 마셔 비위(脾胃)를 손상시켜 발생하는 병증.

식적(食積) 음식이 잘 소화되지 않고 뭉치는 증세.

식풍(熄風) 풍을 가라앉히는 효능.

신물 음식에 체하였을 때 트림과 함께 위에서 목으로 넘어오는 물.

신석증(腎石症) 신장결석증(腎臟結石症). 신장에 결석이 생겨 발병하는 질병.

신양(腎陽) 신(腎)의 생리적 기능의 동력이 되며, 생명 활동에서 힘의 근원이 되는 신의 양기(陽氣).

신양허증(腎陽虛證) 신양이 허(虛)하거나 부족하여 몸이 차고 숨이 막히며 허리와 무릎이 시큰거리고 힘이 없어지는 증세.

신염수종(腎炎水腫) 신염(腎炎)으로 몸 안에 수습(水濕)이 괴어 얼굴과 눈, 팔다리, 가슴과 배, 심지어 온몸이 붓는 질환.

신허증(腎虛症) 배꼽 아래 부위의 장기(신장, 방광, 대장, 소장)가 허약한 병증.

신허양위(腎虛陽萎) 신허(腎虛)로 음경(陰莖)이 발기되지 않거나 발기는 되지만 단단하지 않은 증세.

신혼(神昏) 졸도하거나 열이 심해 정신이 혼미(昏迷)하고 전혀 의식이 없는 병증.

실음(失音) 목이 쉬거나 말소리가 잘 나오지 않는 것.

심계(心悸) 놀라지도 않았는데 가슴이 저절로 뛰어 편하지 못한 증세.

심계항진(心悸亢進) 심장의 박동이 불규칙하거나 빠르게 느껴지는 증세.

심번(心煩) 번열(煩熱)이 나면서 답답한 증세. 번심(煩心).

심복제통(心腹諸痛) 가슴과 배 부위가 전체적으로 아픈 증세.

심부전(心不全) 심장의 기능 저하로 신체에 혈액을 제대로 공급하지 못해서 생기는 질환.

심열(心熱) 심기열(心氣熱). 심에 생긴 여러 가지 열증.

심요(心搖) 주위가 어수선하고 흐트러진 마음 상태.

심요산맥(心搖散脈) 마음이 흐트러져 어수선하고 맥이 뿌리가 없는 것처럼 미약한 증세.

심장성 부종(心臟性浮腫) 심부전이 원인으로 생기는 부종.

심장신경증(心臟神經症) 심장에 특별한 기질적 변화가 없는데 심리적 원인으로 심장 장애를 호소하는 증세.

심통(心痛) 거통(擧痛). 심장 부위와 명치 부위의 통증.

심허증(心虛證) 심기(心氣)와 심혈(心血)이 부족하여 나타난 병증. 가슴이 두근거리고 두려우며 즐겁지 않고 명치가 아프면서 말을 크게 할 수 없으며 가슴이 차고 정신이 아득한 증세.

심흉번민(心胸煩悶) 심장과 가슴 부위가 답답하고 더부룩하며 불안한 증세.

ㅇ

아장풍(鵝掌風) 손바닥이 거칠어지고 터서 거위 발바닥처럼 되는 증세.

오심구토(惡心嘔吐) 위기(胃氣)가 거슬러 올라와 속이 울렁거리고 토할 듯한 병증.

악창(惡瘡) 치료하기 어려운 부스럼. 악성 종기(腫氣).

악창궤양(惡瘡潰瘍) 치료하기 어려운 악성 종기(腫氣)와 저절로 헐거나 부스럼을 째 놓은 병증.

안면부종(顔面浮腫) 얼굴이 부어오른 증세.

안신(安神) 정신을 안정시키는 효능.

안정피로(眼睛疲勞) 눈동자가 피로한 병증. 안통(眼痛)·두통·시력 장애 등으로 눈을 계속 사용할 수 없게 된 상태.

안태(安胎) 태아를 안정시키는 효능.

양(瘍) 피부 안의 기육(肌肉)과 뼈 등에 발생하는 창양(瘡瘍)의 한 종류.

양기(陽氣) 햇볕의 따뜻한 기운.

양명두통(陽明頭痛) 상한양명병(傷寒陽明病)에서 나타나는 두통.

양명부증(陽明腑證) 양명(陽明)의 부(腑)인 대장(大腸)에 몰린 사열(邪熱)이 장 속의 내용물과 뒤섞여 생긴 병증.

양성 종양(陽性腫瘍) 종양 중 주변 기관이나 조직에 침윤 또는 전이를 하지 않은 종양.

양심(養心) 심혈(心血)이 허(虛)하여 두근거림·불면증·건망증 등이 나타날 때 쓰는 치료 방법.

양심(凉心) 심경(心經)의 열을 내려 주는 효능.

양옹(瘍癰) 피부 안의 기육(肌肉)과 뼈 등에 발생하는 종기(腫氣).

양위(陽萎) 아직 신(腎)이 쇠약해질 나이가 되지 않았는데도 음경(陰莖)이 발기되지 않거나 발기되더라도 단단하지 않은 병증.

양음(養陰) 음(陰)을 길러 주는 효능.

양음윤폐(養陰潤肺) 음액(陰液)을 보태어 폐(肺)를 윤택(潤澤)하게 하여 해수(咳嗽) 및 걸쭉하고 탁한 담(痰)을 제거하는 효능.

양진(痒疹) 피부가 가렵고 아픈 증상.

양허(陽虛) 양기부족(陽氣不足)으로 장부, 경락, 기혈 등의 기능이 쇠퇴하는 증세.

양혈(凉血) ①피를 서늘하게 하는 효능. ②혈을 시원하게 하는 효능.

양황(陽黃) 음기(陰氣)는 줄고 양기(陽氣)가 성해서 일어나는 병.

어린선(魚鱗癬) 피부가 건조하여 전신에 물고기 비늘처럼 피부 각질이 일어나는 증세.

어체(瘀滯) 뭉치고 얽혀서 정체되는 증세.

어한(禦寒) 한(寒)에 피부가 상하고 코가 막혀 기침이 나오고 숨을 헐떡이는 증세.

어해(魚蟹) 물고기와 게.

어혈(瘀血) 피가 몸 안의 일정한 곳에 몰리는 증세.

어혈종통(瘀血腫痛) 타박상이나 염좌(捻挫)로 어혈(瘀血)이 생겨 붓고 아픈 증세.

역리(疫痢) 전염성이 강하고 매우 심한 이질(痢疾).

연급(攣急) 구급(拘急). 근육이 수축되고 땅기면서 뻣뻣해지는 증세.

열독(熱毒) 더위로 생기는 발진.

열독혈리(熱毒血痢) 적리(赤痢). 더위로 대변에 피가 섞이거나 순전히 피만 나오는 이질.

열독창옹(熱毒瘡癰) 더위로 옹(癰)에 생긴 부스럼.

열리(熱痢) 대장에 열독(熱毒)이 몰려서 생긴 이질(痢疾).

열림(熱淋) 열로 생긴 임증(淋症). 습열(濕熱)이 하초(下焦)에 몰려서 소변을 조금씩 자주 보면서 잘 나오지 않는 임증(淋證).

열병상진(熱病傷津) 열병으로 진액(津液)이 손상되는 증세. 열병진상(熱病津傷).

열병음상(熱病陰傷) 열병으로 음(陰)이 상한 병증.

열병축혈(蓄血) 열병으로 어혈이 안에 뭉쳐 있는 병증.

열사(熱邪) 열의 속성을 가진 사기(邪氣).

열입혈분증(熱入血分證) 열사(熱邪)가 혈분(血分)으로 침범한 증세.

열종(熱腫) 열로 인한 종기(腫氣).

열창(熱瘡) 열이 많이 날 때 피부나 점막에 생기는 물집.

열해(熱咳) 열이 심해져 해수(咳嗽)가 도진 병증.

영(癭) 갑상선 종대에 속하는 질병으로 유(瘤)와 비교하여 붉은 색을 띠며 돌기되어 있고 양적(陽的)인 것.

영기(癭氣) 혹의 하나로, 주로 목과 어깨에 생긴다.

영류(癭瘤) 혹 같은 덩어리. 갑상선이 부어오르는 영(癭)과 몸에 생기는 종물이나 혹을 말하는 유(瘤)를 통칭하는 말.

영심(寧心) 마음의 불안 등을 가라앉히고 편안하게 하는 효능.

예(翳) 눈의 흑정(검은 눈동자)이 흐려져 시력 장애를 일으키는 병증.

예막(翳膜) 흑정이 뿌옇게 흐려지고 시력 장애가 따르는 증세.

오로(惡露) ①분만 후에 나타나는 질 분비물. 대하(帶下). ②태아에게 영양을 공급하는 혈(血).

오로부전(惡露不全) 산욕기에 자궁과 질에서 나오는 분비물이 원활하지 않은 증세.

오로불하(惡露不下) 산후에 자궁 내에서 나쁜 분비물이 나오는 것.

오심(惡心) 속이 메슥거리면서 토할 것 같은 증세.

오조(惡阻) 임신 초기의 심한 입덧.

온경지혈(溫經止血) 경맥(經脈)을 따뜻하게 하여 지혈(止血)하는 효능.

온병(溫病) 외감(外感)으로 온사(溫邪)를 받아서 생기는 급성 열병.

옹(癰) 부스럼. 종기(腫氣).

외치(外痔) 항문 바깥쪽에 생긴 치질(痔疾).

요독증(尿毒症) 신장의 기능이 극도로 저하하여 오줌으로 배설되어야 할 각종 노폐물이 혈액 속에 축적되어 일어나는 중독증.

요슬산연(腰膝痠軟) 허리와 무릎이 시큰거리고 힘이 없어지는 증세.

요슬위약(腰膝萎弱) 허리와 무릎이 결리고 시큰거리며 힘이 없는 증세.

요실금(尿失禁) 소변을 참지 못해 자기도 모르게 조금씩 새어나가는 증세.

요적(尿赤) 소변이 붉게 나오는 병증.

요충증(蟯蟲症) 백색의 가늘고 긴 충체로 인체에만 기생하는데, 특히 어린이에게 많다.

요통(尿痛) 소변을 볼때 통증이 있는 증세.

요협동통(腰脇疼痛) 허리와 옆구리가 쑤시고 아픈 증세.

용토(涌吐) 토하게 하는 효능.

우피선(牛皮癬) 완선(頑癬). 피부가 몹시 가렵고 쇠가죽처럼 두꺼워지는 피부병.

울결(鬱結) 기혈(氣血)이 신체의 한 곳에 몰려 흩어지지 않는 증세.

울혈(鬱血) 몸 안의 장기나 조직에 정맥의 피가 몰려 있는 증세.

월경부조(月經不調) 월경의 주기, 양, 색, 질에 이상이 있는 증세.

위내정수(胃內停水) 위에 수습(水濕), 담음(痰飮) 등이 몰려 있는 것. 위에 정체(停滯)되어 있는 물.

위열구토(胃熱嘔吐) 기름진 음식이나 술을 많이 마셔 습열(濕熱)이 중초(中焦)에 정체되고 위(胃)에 사열(邪熱)이 있어 토하게 되는 증세.

위증(萎症) 몸의 근맥(筋脈)이 축 늘어지고 팔다리의 피부와 근육은 위축되고 약해져 힘을 제대로 쓰지 못하는 증세.

위축성 위염(萎縮性胃炎) 위의 표면인 점막이 만성 염증으로 얇아진 것.

위허(胃虛) 위기(胃氣)가 허하거나 위음(胃陰)이 허하여 나타나는 병증.

유뇨증(遺尿症) 어린 아이가 소변을 가릴 나이가 지났음에도 불구하고 잠자리에서 소변을 보는 질환.

유루(乳漏) 유방 주위에 유옹(乳癰) 등이 생겨 오랫동안 아물지 않아 고름이나 젖이 흘러나오는 증세.

유루(流淚) 눈물이 그치지 않고 계속 흘러내리는 증세.

유미뇨(乳糜尿) 지방분(脂肪分)이나 또는 유미가 섞인 젖 빛깔의 오줌. 장시간 방치하거나 또는 질환으로 탁해진 오줌.

유선염(乳腺炎) 유선을 비롯한 유방의 염증. 유방염.

유정(遺精) 정액이 저절로 나오는 병.

유종(乳腫) 유방에 발생한 종기(腫氣).

유종(流腫) 단독(丹毒)이 이리저리 번져 나가면서 부어오르는 병증.

유창불소(乳脹不消) 유방에 생기는 부스럼이 없어지지 않는 증상.

육종(肉腫) 살이 붓는 것. 악성의 비상피성 종양.

육혈(衄血) 외상을 입지 않았는데도 두부(頭部)의 모든 구멍 및 살갗에서 피가 나오는 병증.

윤장(潤腸) 장(腸)의 기능을 원활하게 하는 효능.

윤조(潤燥) 음기(陰氣)를 길러서 윤택하게 하여 진액(津液)이나 혈(血)이 마르는 것을 치료하는 효능.

윤폐(潤肺) 폐(肺)를 적셔 주는 효능.

윤폐하기(潤肺下氣) 폐(肺)를 적셔서 기(氣)가 위로 치민 것을 가라앉히는 효능.

윤하(潤下) 장내(腸內)를 윤활하게 하여 변을 잘 보게 하는 효능.

은진(隱疹) 두드러기.

음(陰) 한냉(寒冷), 하강(下降), 회암(晦暗), 억제(抑制), 침중(沈重), 정적(靜的), 침체, 기능 저하의 속성.

음낭습양(陰囊濕痒) 음낭이 축축하고 가려운 증세.

음낭종통(陰囊腫痛) 음낭이 붓고 아픈 것.

음낭퇴질(陰囊㿉疾) 양쪽 고환이 부어서 커진 증세.

음부습양(陰部濕痒) 음부가 축축하고 가려운 증세.

음사(陰邪) 한(寒), 습(濕) 등 음(陰)의 속성을 가진 사기(邪氣).

음상(陰傷) 음진(陰津)을 상하게 하는 것.

음상목암(陰傷目暗) 음진(陰津)이 상하여 눈이 어두워지는 증세.

음위(陰萎) 양위(陽萎). 음경이 발기되지 않거나 발기되어도 단단하지 않은 증세.

음종(陰腫) 음중(陰中)에 종기(腫氣)가 생겨 아픈 증세.

음종(陰縱) 음경(陰莖)이 길게 늘어져 줄어들지 않거나 부어 있으면서 힘없이 늘어져 있는 병증.

음하습양(陰下濕痒) 사타구니가 축축하고 가려운 증세.

음허(陰虛) 음액(陰液)이 부족한 증상. 손, 발, 가슴에 열이 나는데 특히 오후에만 열이 오르고 변비가 생기며 입 안이 건조해지는 증세.

음혈(陰血) 피가 음(陰)적인 속성을 띠는 데 따른 명칭.

음황(陰黃) 양기(陽氣)는 줄고 음기(陰氣)가 성해서 일어나는 병.

이기(理氣) 기(氣)가 막힌 것을 없애는 효능.

이기통락(理氣通絡) 기가 막힌 것을 제거하고 낙맥을 소통시키는 효능.

이기화담(理氣化痰) 기를 순조롭게 통하게 하여 담음을 없애는 효능.

이농(耳膿) 귓구멍 속이 곪아 고름이 나는 병.

이농(耳聾) 청각 기능에 어느 정도의 장애가 나타나는 것.

이뇨(利尿) 소변을 잘 나오게 하는 효능.

이담(利膽) 담을 이롭게 하는 효능.

이루(耳漏) 외이도에서 배설되는 분비물.

이수(利水) 소변을 잘 나오게 하는 효능. 몸의 수분 배출을 원활하게 하는 효능.

이수(羸瘦) 몸이 허약해져 마르고 체중이 감소되는 증세.

이슬 산징(産徵) 또는 전조. 분만 개시의 중요 징후. 개구 진통의 증강과 함께 태아는 하강하고 내자궁구도 크게 벌어지며 일부 자궁벽에서 박리해 출혈하고 자궁구에서 혈성 점액이 배출된다.

이습(利濕) 인체의 습기를 소변으로 내보내는 효능.

이완(弛緩) 근육이나 관절 등의 신체 조직이 쭉 펴지고 늘어나는 상태.

이중출혈(耳中出血) 귀 안에서 피가 나오는 증세.

이하선염(耳下腺炎) 침샘에 일어나는 염증

이한증(裏寒證) 속이 차가운 증세. 체내 장부에 생긴 한증(寒證).

익기(益氣) 허약한 원기를 돕는 효능. 보기(補氣).

익신(益腎) 신(腎)을 보익(補益)하는 효능.

익위(益衛) 위기(衛氣)를 보익(補益)해 주는 효능.

익위(益胃) 위허(胃虛)를 치료하는 효능.

익혈(益血) 혈을 더해 주는 효능.

인건(咽乾) 목 안이 마른 증세.

인건후통(咽乾喉痛) 인후(咽喉)의 건조한 상태가 심하여 통증이 나타나는 증세.

인후궤양(咽喉潰瘍) 인후(목구멍)의 점막 표면이 손상되는 병증.

인후열종(咽喉癌) 인두와 후두에 생기는 열로 인한 종기(腫氣).

임병(淋病) 오줌이 잘 나오지 않으면서 아프고 방울방울 끊임없이 떨어지며, 늘 오줌이 급하게 나오면서 짧고 자주 마려운 병증.

임질(淋疾) 임병(淋病), 임증(淋證).

임탁(淋濁) 소변을 볼 때 음경 속이 아프고 역한 냄새가 나는 멀건 고름 같은 것이 나오는 성병(性病).

임파선종(淋巴腺腫) 임파선에 종양이 생기는 증세.

ㅈ

자궁경부암(子宮頸部癌) 질에 연결된 자궁경부에 발생하는 악성 종양.

자궁내막염(子宮內膜炎) 자궁의 점막에 발생한 염증.

자궁탈수(子宮脫垂) 자궁이 아래로 내려앉는 것. 심하면 음도(陰道) 밖으로 나온다.

자궁하수(子宮下垂) 음정(陰挺). 자궁탈수(子宮脫垂). 음중(陰中)에 어떤 물질이 돌출되어 나오는 병증.

자궁한냉불잉(子宮寒冷不孕) 자궁이 한랭하여 임신이 되지 않는 증상.

자궁혈종(子宮血腫) 자궁에 혈액이 응고하여 주위 조직을 밀어내면서 생긴 종기(腫氣).

자양(滋養) ①몸의 영양을 돋우는 효능. ②양기(陽氣)를 기르는 효능.

자양강장(滋養强壯) 몸의 영양을 돋우고 몸을 튼튼히 하는 효능.

자음(滋陰) 음기를 도와주는 효능.

자한(自汗) 저절로 땀이 많이 나는 질환.

작열(灼熱) 열이 심하여 몸이 불덩어리처럼 뜨거워지는 병증.

잔뇨(殘尿) 배뇨 종료 직후에 방광 내에 남아 있는 오줌.

장관(腸管) 섭취한 음식물(飮食物)의 소화, 흡수를 행하는 관(管)의 총칭.

장관이완(腸管弛緩) 근육이나 관절 등의 신체 조직이 쭉 펴지고 늘어나는 상태.

장기(瘴氣) 남쪽 지방의 숲속에 있는 습열장독(濕熱瘴毒)을 감수함으로써 발생하는 온병(溫病).

장기(腸氣) 장의 기. 장의 기능을 유지시키고 장의 생리 작용을 정상적으로 유지시키는 역할을 하는 기운.

장기악독(瘴氣惡毒) 장기(瘴氣)로 인해 생긴 독(毒).

장양(壯陽) 심과 신의 양기를 강장(强壯)시키는 효능.

장옹(腸癰) 창자 속에 옹(癰)이 생기고 아울러 배가 아픈 병증.

장위적체(腸胃積帶) 장위(腸胃)에 음식이 쌓여 정체되어 있는 상태.

장장고정(壯腸固精) 장을 튼튼하게 하여 정(精)을 밖으로 새지 않도록 하는 효능.

장조(臟躁) 정신 이상처럼 별 이유 없이 자주 슬퍼하며 발작적으로 잘 울기도 하고 하품과 기지개를 자주 하는 정신 신경 장애.

장조변비(腸燥便秘) 대장(大腸)의 진액이 줄어들어 대변이 굳어진 증세.

장풍(腸風) 치질(痔疾) 때 뒤로 새빨간 피가 나오는 증세.

장풍사혈(腸風瀉血) 장풍증(腸風症)에 대변으로 하혈하는 증세.

장풍열독(腸風熱毒) 열독(熱毒)의 기운에 발생하는 장풍(腸風).

장풍하열(腸風下熱) 장풍증(腸風症)에 하초(下焦)나 하반신(下半身)에 열증(熱症)이 있는 증세.

장풍혈변(腸風血便) 장풍증(腸風症)으로 분변(糞便) 중에 피가 섞여 나오는 증세.

장한토사(臟寒吐瀉) 비위(脾胃)가 허한(虛寒)하여 구토하고 설사하는 증세.

저(疽) 악성 종기(腫氣). 부스럼. 응어리가 생기고 뿌리가 깊은 종기(腫氣).

적(積) 오장(五臟)에 생겨서 일정한 부위에 머물러 있는 덩어리.

적괴(積塊) 배와 옆구리에 덩어리가 단단하게 맺혀 만져지는 병증.

적뇨(赤尿) 요적(尿赤). 소변이 붉게 나오는 증세.

적리(積痢) 음식이 쌓여 안을 막음으로써 발생하는 이질. 음식에 체하여 생긴 이질.

적리(赤痢) 피가 섞인 설사를 하는 증세. 혈리(血痢).

적리후종(赤痢後腫) 피가 섞인 설사를 하고 항문이 붓거나 부스럼 따위가 생긴 증세.

적백대하(赤白帶下) 음도(陰道)에서 붉은색과 흰색이 섞인 점액이 계속 흘러나오는 증세.

적백리(赤白痢) 곱과 피고름이 섞인 대변을 보는 이질.

적유단(赤游丹) 태독(胎毒)으로 인하여 소아에게 생기는 단독(丹毒)의 하나. 엄마의 뱃속에 있을 때 열을 받아 일어난다.

적체(積滯) 음식물이 제대로 소화되지 못하고 체함. 소화불량.

적취(積聚) 몸 안에 쌓인 기·혈·담(痰)이 몰려 뱃속에 덩어리가 생겨 아픈 병증.

적간(癲癎) 발작적으로 의식장애가 오는 증세. 간질(癎疾). 간병(癎病), 풍현(風眩).

적근(轉筋) 쥐가 나는 것. 추근(抽筋). 팔다리 근맥에 경련이 일어 뒤틀리는 것같이 아픈 증세.

전위(轉位) 골절을 일으킨 외력 외에 근의 수축이나 인대의 긴장 등에 의하여 골절편이 이동한 증세.

전정통(巓頂痛) 정수리가 몹시 아픈 두통.

절상(折傷) 뼈가 부러진 증세. 골절(骨折).

절상(切傷) 칼에 잘려서 난 상처.

절상(絶傷) 금속 물질이나 기타 날카로운 것들에 의해 기육(肌肉)이 잘린 상처.

절종(癤腫) 뾰루지. 부어오른 절증(癤症).

절창(切瘡) 예리한 날에 생기는 상처.

절학(截瘧) 학질(瘧疾)의 치료 방법.

정경(定痙) 경련(痙攣)을 그치게 하는 효능.

정경(停經) 월경이 정지되는 것으로 경폐(經閉)나 월경이 끝난 후를 가리킴.

정독(釘毒) 정창(釘瘡)이 중해지고 악화되는 병증. 독이 오른 종기(腫氣). 정창(釘瘡), 정종(釘腫), 자창(疵瘡).

정독창종(釘毒瘡腫) 정창이 악화되어 헌 데가 심하게 붓는 병증.

정수(停水) 수분 대사 이상으로 수기(水氣)가 위내(胃內)에 정체하는 것. 명치 밑에 물이 괴어 가슴이 아픈 증세.

정장(整臟) 장(臟)의 기능을 정상적으로 만드는 효능.

정종(釘腫) 열독(熱毒)이 몰려서 생기는 병증. 초기에 좁쌀 같은 것이 나서 딴딴하고 뿌리가 깊이 배기며 벌겋게 붓고 달아오르는 등, 심한 통증이 생기는 증세. 정창(釘瘡).

정종창독(釘腫瘡毒) 열독(熱毒)이 몰려서 생기는 온갖 창양(瘡瘍).

정창(釘瘡) 열독(熱毒)으로 생긴 창양(瘡瘍)으로 작고 딴딴하고 뿌리가 깊이 배겨 있는 것이 못과 비슷한 모양으로 허는 증세.

정혈(精血) 생기를 돌게 하는 맑은 피.

제번(除煩) 가슴 속이 달아오르면서 답답하고 편치 않아 손발을 버둥거리는 증세를 제거하는 효능.

제습(除濕) 몸 속의 끈적끈적한 습기를 제거하는 효능.

제열(除熱) 열을 제거하는 효능.

제창(臍瘡) 배꼽에 부스럼이 나는 병.

조경(調經) 월경(月經)을 고르게 함.

조경(燥痙) 조기(燥氣)가 성하여 진액(津液)이 작열하여 발생하는 소아경병(小兒痙病).

조삽(燥澁) 말라서 부드럽지 못하고 파슬파슬한 상태.

조습(燥濕) 바싹 마른 증상과 축축한 증세.

조열(潮熱) 일정한 간격으로 일어나는 신열(身熱).

조중(調中) 중초(中焦)를 조화롭게 하는 효능.

조충(條蟲) 촌충(寸蟲). 성충은 각종 동물의 소장에 기생한다.

조해(燥咳) 마른 기침.

조혈(造血) 조혈간 세포가 증식하고 분화하여 성숙 혈구를 생산하는 과정.

족위(足萎) 발의 근육이 연약해져서 걷지 못하는 증세.

졸중풍(卒中風) 풍비.

종독(腫毒) 몸의 헌 데에 독이 생긴 증세.

종양(腫瘁) 창양(瘡瘍)이 곪기 전에 부어오르는 증세. 붓고 가려운 증세.

종창(腫脹) 온몸이 붓는 증세. 세포 수가 증가하지 않은 채로 신체의 일부분에 염증이나 종양 등으로 곪거나 부어오른 병증.

종통(腫痛) 붓고 아픈 증세.

좌상(挫傷) 넘어져 다쳤거나 눌렸거나 부딪쳐 삐어 살결 또는 힘줄이 아프고 부어 탱탱하며 퍼렇게 멍드는 상처.

주마진(朱痲疹) 마증(痲證), 홍역(紅疫). 피부에 삼 씨 알 크기의 붉은색 발진(發疹)이 돋는다고 하여 주마진(朱痲疹)이라고 한다.

중기(中氣) ①비장과 위장의 기운. ②음식물을 소화하고 운송하는 기능.

중기하함(中氣下陷) 비(脾)의 기운이 허해서 장부(臟腑)가 아래로 처지는 증세. 내장하수(內臟下垂).

중서(中暑) 더위를 받아서 갑자기 어지럽고 메스껍고 토하며 가슴이 답답하고 숨이 차며 얼굴이 창백한 증세.

중설(重舌) 혀 밑에 혀 모양의 군살이 돋는 병증.

중풍폭열(中風暴熱) 풍(風)이 표(表)에 침입하여 폭열(暴熱)과 고열(高熱)이 갑자기 나는 증세.

중풍담용(中風痰湧) 중풍으로 담(痰)이 생겨 넘치는 병증.

지갈(止渴) 갈증을 그치게 하는 효능.

지구(止嘔) 속이 메슥거려 토(吐)하려

는 증세를 멈추게 하는 효능.

지대(止帶) 대하(帶下)를 그치게 하는 효능.

지번(止煩) 번조(煩躁)를 그치게 하는 효능.

지사(止瀉) 설사를 멎게 하는 효능.

지양(止痒) 가려움증을 멎게 하는 효능.

지토(止吐) 토하는 것을 그치게 하는 효능.

지통(止痛) 통증을 멎게 하는 효능.

지한(止汗) 땀을 멎게 하는 효능.

지해(止咳) 기침을 가라앉히는 효능.

진경(鎭痙) 경련을 진정시키는 효능.

진경(鎭驚) 발작을 진정시키는 효능.

진구(鎭嘔) 구토를 진정시키는 효능

진상(津傷) 진액(津液)이 손상되는 증세.

진정(鎭靜) 정신을 안정시키는 효능.

진해(鎭咳) 기침을 멎게 하는 효능.

질박손상(跌撲損傷) 넘어지거나 부딪쳐서 다친 병증.

질타박상(跌打撲傷) 넘어지거나 부딪쳐서 다친 증세.

징가(癥痂) 인체 내부에서 덩어리가 발생하고 통증이 있는 증세.

징가적취(癥痂積聚) 뱃속에 쌓인 기로 인해 덩어리가 생겨 아픈 병증.

ㅊ

찰상(擦傷) 스치거나 문질러서 생긴 상처. 찰과상.

창개(瘡疥) 살갗이 몹시 가려운 전염성 피부병. 옴. 개창(疥瘡).

창개옹종(瘡疥擁腫) 조그마한 종기(腫氣).

창구(瘡口) 입에 난 상처(傷處).

창독(瘡毒) 부스럼·헌데·상처의 독기. 창양(瘡瘍).

창만(脹滿) 배가 부르며 속이 그득한 감을 주는 병증.

창선(瘡癬) 부스럼의 피부 겉면이 해지지 않고 메마른 상태로 앓는 피부병. 몸에 종기(腫氣)가 생겨서 부스럼이 된 증세.

창양(瘡瘍) 몸 외부의 외과적 질병과 피부의 질병.

창양개선(瘡瘍疥癬) 옴, 버짐 등 모든 외과적 피부 질병.

창옹(瘡癰) 부스럼의 빛깔이 밝고 껍질이 얇은 종기(腫氣). 옹(癰)에 생긴 부스럼.

창옹종독(瘡癰腫毒) 빛깔이 밝고 껍질이 얇은 종기(腫氣)가 헌데의 독.

창절(瘡癤) 화열(火熱)로 인해 피부에 얇게 생긴 헌데.

창종(瘡腫) ①헌 데나 부스럼. ②헌데가 부어오른 증세.

천(喘) 숨결을 헐떡거리고 가빠하면서 어깨를 들먹이며 몸과 배를 움직이고 흔드는 병증.

천질(喘疾) 폐기(肺氣)가 허약하여 호흡이 빠르고 기침을 하는 증세.

천포습창(天疱濕瘡) 상처에 물집이 생기는 창양(瘡瘍).

천포창(天疱瘡) 피부와 점막에 수포(물집)를 형성하는 만성 질환.

천해(喘咳) 외감사기(外感邪氣)에 감촉되어 폐기(肺氣)가 막혀 숨이 차고 기침을 하는 증세.

천효(喘哮) 호흡이 급박하고 가쁘며 목 안에서 가래 끓는 소리가 나고 숨이 찬 병증.

청간(淸肝) 간(肝)의 열을 식혀 주는 효능.

청량(淸凉) 성질이 차갑고 서늘하게 하는 효능.

청리(淸利) 오줌 색이 맑으면서 잘 나가는 증세.

청맹(靑盲) 눈이 겉보기에는 멀쩡하면서도 점점 보이지 않아 나중에는 실명(失明)하게 되는 병증.

청심(淸心) 열사(熱邪)가 심포(心包)에 침범한 열사를 밖으로 발산시키는 효능.

청심안신(淸心安神) 심열(心熱)을 제거하여 열로 인해 정신이 혼미하고 헛소리를 하는 등의 증상을 개선하는 효능.

청심제번(淸心除煩) 심열을 제거하여 열로 인해 가슴이 답답하고 불안한 것을 치료하는 효능.

청열(淸熱) 성질이 차고 서늘한 약으로 몸 안의 열을 내리게 하는 것.

청폐(淸肺) 열기에 손상된 폐기를 맑게 식히는 효능.

청혈(淸血) 혈분(血分)의 열을 제거하는 효능.

체권무력(體倦無力) 몸이 피로하고 힘이 없는 증세.

체표(體表) 몸의 표면.

최면(催眠) 이상 흥분에 의한 불면증을 가라앉히고 잠이 들게 하는 효능.

최유(催乳) 젖이 잘 나오게 하는 효능.

최음(催淫) 성욕(性慾)을 불러 일으키는 효능.

최토(催吐) 구토를 유발시켜 사기를 제거하는 효능.

축뇨(縮尿) 소변이 너무 잦을 때 하초의 기운을 공고히 하여 이를 다스리는 효능.

축혈(蓄血) 여러 가지 어혈이 안에 뭉쳐 있는 병증.

충교상(蟲咬傷) 벌레에게 물린 상처.

충독(蟲毒) 벌레의 독이나 벌레가 문 독.

충복통(蟲腹痛) 장(腸)내 기생충에 의해서 생기는 복통.

충아통(蟲牙痛) 썩은 이빨에 통증을 느끼는 증세.

충적복통(蟲積腹痛) 장(腸)에 기생충이 쌓이고 뭉침으로써 발생하는 복통(腹痛).

치(痔) 항문의 안팎 둘레에 생기는 병.

치간화농(齒間化膿) 치아 사이에 다량의 백혈구 삼출(滲出)을 동반하는 염증(화농염)에 의해 고름이 생기는 증세.

취기(臭氣) 좋지 않은 냄새. 인간의 후각으로 느낄 수 있는 것으로 실내 공기, 급수, 하수 등에 관련한 각종 악취.

치루(痔漏) 항문선의 안쪽과 항문 바깥쪽 피부 사이에 터널이 생겨 구멍으로 분비물이 나오는 현상

치루(眵淚) 눈곱과 눈물이 뒤섞여 흘러 나오는 증세.

치루(齒瘻) 잇몸이 붓고 고름이 생기면서 잇몸이 드러나고 냄새가 나는 질병.

치습(治濕) 병의 근원인 습기(濕氣)를 다스리는 효능.

치은염(齒齦炎) 잇몸에 염증이 생긴 증세.

치장(齒長) 잇몸이 오그라들어 이가 길어 보이는 증세.

치조농루(齒槽膿漏) 치아를 턱뼈에 보호 유지시키는 치주 조직의 만성 진행성 질환.

치창출혈(痔瘡出血) 치질에 의해 출혈이 나타나는 증세. 치출혈(痔出血).

치통(痔痛) 치질(痔疾)로 인한 통증.

치핵(痔核) 정맥의 피가 몰려 혹처럼 확장되는 증세.

ㅋ·ㅌ

카타르(catarrh) 점막의 분비 기능이 이상하게 항진하는 점막 표층의 삼출성 염증.

타박내상(打撲內傷) 외부 압력으로 내장 장기와 기혈이 상한 증세.

타박절상(打撲折傷) 넘어지거나 부딪히는 등 외부 압력으로 생긴 골절상.

타박좌염(打撲挫捻) 외부 압력으로 타박을 받은 부위가 몹시 아프고 부으며 저린 증세.

탈항(脫肛) 항문부(肛門部)가 외부로 튀어나온 증세.

태기충격(胎氣衝擊) 임신부가 화를 내거나 크게 놀랐을 때 태아(胎兒)가 갑자기 충격을 받아 속이 아픈 증세.

태동(胎動) 임신 중에 태아가 산모의 뱃속에서 움직이는 증세.

태루(胎漏) 유산의 징후로, 하복통이 없이 임신기에 조금씩 자궁 출혈이 있는 증세.

태루난산(胎漏難産) 하복통이 없이 자궁 출혈이 있는 이상해산(異常解産).

태루혈붕(胎漏血崩) 월경 주기가 아닌데 갑자기 음도(陰道)에서 대량의 출혈이 있는 병증.

태양병(太陽病) 추위로 인하여 오한과 발열이 있고 머리가 아프며, 목덜미가 뻣뻣하고 부맥이 나타나는 병.

태의불하(胎衣不下) 태아출산 후 태반이 시간이 경과해서도 나오지 않는 상태.

토기(吐氣) 토할 것 같은 상태.

토사(吐瀉) 토하고 설사하는 증세.

토사전근(吐瀉轉筋) 구토와 설사가 같이 나타나면서 쥐가 나는 병증.

토출(吐出) 먹은 것을 토해냄.

토혈(吐血) 소화관 내에서 대량의 출혈이 발생하여 피를 토하는 증세. 위장관 출혈.

통경(通經) 월경이 원활하도록 하는 효능.

통경락(通經絡) 경락을 통하게 하는 효능.

통기(通氣) 기운을 소통시키는 효능.

통락(通絡) 낙맥을 소통시키는 효능.

통리혈맥(通利血脈) 혈맥의 흐름을 원활히 하는 효능.

통림(通淋) 소변을 잘 나오게 하는 효능.

통유(通乳) 젖을 잘 나오게 하는 효능.

통풍(痛風) 경맥(經脈)을 통해서 풍한습사(風寒濕邪)가 침입하여 팔다리 여기저기가 붓고 통증이 극심한 비증. 역절풍(歷節風).

퇴(㿉) 음낭(陰囊)이 붓거나 짓물러서 농혈(膿血)이 흐르는 병증.

퇴황(退黃) 황달을 제거하는 효능.

투진(透疹) 온열병으로 생긴 좁쌀만 한 종기(腫氣)에서 진독(疹毒)을 배설시켜 진자(疹子)가 쉽게 나오게 하는 효능.

ㅍ

파상출혈(破傷出血) 상처에서 피가 나오며 경련이 일어나는 병증.

파어(破瘀) 어혈을 강하게 깨뜨려서 제거하는 효능.

파적취(破積聚) 뱃속에 결괴(結塊)가 생겨 항상 배가 더부룩하거나 아픈 병증을 흩어 주는 효능.

파혈(破血) 비교적 강한 거어약(祛瘀藥)을 사용하여 어혈(瘀血)을 없애는 효능.

편고(偏枯) 기혈(氣血)이 허(虛)하거나 담(痰), 어혈(瘀血)이 몰려서 생기는 중풍(中風). 한쪽 팔다리를 쓰지 못하는 병증.

평간(平肝) 내풍(內風)을 없애는 효능. 간기(肝氣)를 화평(和平)하게 해 주는 효능.

평천(平喘) 천(喘)을 치료하는 방법임.

폐경(閉經) 생리적으로 월경이 없어지는 것. 경수단절(經水斷絶).

폐기(肺氣) 폐(肺)의 정기(精氣) 및 기능.

폐기허(肺氣虛) 폐기가 부족하거나 약하여 생긴 병증.

폐농양(肺膿瘍) 고름이 폐 안에서 주머니 형태로 차 있는 질환.

폐농종(肺膿腫) 폐 안에 고름이 있는 종기(腫氣)나 부스럼이 발생한 증세.

폐로(肺勞) 과로로 폐를 손상시킴으로써 발생하는 병증.

폐로야한(肺勞夜寒) 밤에 땀이 심하게 나오는 증세.

폐상해혈(肺傷咳血) 폐가 상하여 기침을 하며 피를 뱉는 병증.

폐열(肺熱) 폐의 열기. 폐에 생긴 열증(熱證). 폐기열(肺氣熱).

폐열조해(肺熱燥咳) 폐에 생긴 열증(熱證)으로 마른기침이 나는 증세.

폐옹(肺癰) 폐(肺)에 옹양(癰瘍)이 생겨 열이 나고 추워하며, 기침이 나고 가슴이 아픈 증세. 농양(膿瘍)이 폐에 생긴 병증.

폐옹객혈(肺癰喀血) 폐에 옹양(癰瘍)이 발생하여 기도(氣道)에서 피가 나오는 증세.

폐위(肺萎) 폐열(肺熱)로 진액(津液)이 고갈되는 증세.

폐음(肺陰) 폐의 음혈(陰血)과 음액(陰液).

폐음보익(肺陰補益) 폐의 음혈(陰血)과 음액(陰液)이 부족한 것을 보양하는 효능.

폐한해수(肺寒咳嗽) 폐에 한(寒)이 성하여 기침이 심하게 나는 병증.

폐허(肺虛) 폐의 기혈(氣血)과 음양(陰陽)이 부족하고 약해진 증세.

폐허노수(肺虛勞嗽) 폐의 기혈음양(氣血陰陽)이 부족하여 폐가 손상되어 발생하는 해수(咳嗽).

폭열(暴熱) 갑자기 몸에 고열(高熱)이 나는 증세.

표(表) 신체의 외부. 몸을 덮고 있는

피부나 그 밑에 있는 조직.

표사(表邪) 신체의 외부에 있는 사기(邪氣). 병사(病邪)가 입이나 코·땀구멍으로 침입하여, 발열·오한(惡寒)·오풍(惡風)·두통·해수 등을 일으킨다.

표증(表症) 오한·발열·두통 등, 겉으로 드러나는 병증.

표허(表虛) 표의 기혈(氣血)과 음양(陰陽)이 부족하고 약해진 증세.

풍간(風癇) 열이 나면서 손발이 오그라들고 놀라서 울다가 경련이 일어나는 열병(熱病).

풍담(風痰) 풍으로 생기는 담 질환.

풍비(風痺) 졸중풍. 풍사(風邪)가 침입하여 몸과 팔다리가 마비되고 감각과 동작이 자유롭지 못한 병증.

풍사(風邪) 바람이 병의 원인으로 작용하는 상태. 질병을 일으키는 원인이 되는 바람(風).

풍습비통(風濕痺痛) 풍습비로 팔다리가 아픈 증세.

풍습사(風濕邪) 바람과 습기가 병의 원인으로 작용하는 상태.

풍습증(風濕症) 풍습사(風濕邪)에 의하여 생긴 병증.

풍습창(風濕瘡) 풍사와 습사로 인해 뼈마디가 저리고 아픈 증세.

풍습표증(風濕表證) 풍습이 표부(表部)에 침입해 발생하는 병증.

풍양(風痒) 풍사가 침입하여 피부가 가려운 병증.

풍양창개(風痒瘡疥) 풍사가 침입하여 살갗이 몹시 가려운 전염성 피부병. 옴.

풍열(風熱) 풍사에 열이 섞인 증세.

풍열예막(風熱翳膜) 풍열로 인해 흑정이 뿌옇게 흐려지고 시력 장애가 따르는 증세.

풍열표증(風熱表證) 풍열이 침입하여 발생하는 표증.

풍온(風溫) 풍열에 의해 발생한 온병(溫病). 열이 나고 머리가 아프며 기침이 나고 목이 마르고 맥이 부삭(浮數)한 병증.

풍증(風症) 외풍과 내풍을 받아 생긴 질환.

풍진(風疹) 풍진 바이러스에 의한 감염증으로 미열과 홍반성 구진, 림프절 비대를 특징으로 하는 급성 감염성 질환.

풍치(風齒) 이에 바람이 들어 아프며 뿌리가 들뜬 병증.

풍한(風寒) 풍사와 한사가 겹친 증세. 감기.

풍한감모(風寒感冒) 풍한사(風寒邪)로 인해 생긴 감기.

풍한두통(風寒頭痛) 풍한사가 침범하여 오풍·오한이 있고 뼈마디가 아프며, 목덜미에서 등까지 땅기고 머리가 아픈 증세.

풍한표증(風寒表證) 풍한에 의해 표에 외사(外邪)가 침범하여 생긴 병증.

풍한습비(風寒濕痺) 풍한습이 결합하여 기혈(氣血)을 울체(鬱滯)시켜 통증이 나타나는 증세.

풍한습사(風寒濕邪) 바람·찬 기운·습한 기운 등, 몸에 나쁜 기운.

풍화(風火) 병의 원인이 되는 풍기와 화기.

풍화안질(風火眼疾) 풍열(風熱)이 눈을 침범해서 일어나는 눈병.

피부동통(皮膚疼痛) 피부가 욱신거리고 아픈 증세.

피부소양(皮膚瘙痒) 풍한·풍열 등의 사기(邪氣)로 피부가 가려운 증세.

피부습양(皮膚濕瘍) 살갗의 주름지고 잘 접히는 부위가 땀 때문에 짓물러서 생기는 피부병.

피부양진(皮膚痒疹) 피부가 가렵고 몹시 아픈 증상.

피부육종(皮膚肉腫) 피부가 붓는 증세.

피부풍열(皮膚風熱) 살갗에 나타나는 풍열의 증세.

ㅎ

하기(下氣) ①기가 위로 치민 것이 가라앉는 것. ②하초의 기운, 몸 아랫도리의 기운. ③방귀가 나가는 것.

하기소적(下氣消積) 기운이 아래로 내려 쌓인 것들을 삭혀 주는 효능.

하리(下痢) 아주 묽거나 액상(液狀)의 분변(糞便)이 반복되어 배설되는 상태.

하사태(下死胎) 자궁 안에서 죽은 태아를 밖으로 나오게 하는 것.

하열(下熱) 하초(下焦)나 하반신(下半身)에 발생한 열증(熱證).

하원(下元) 하초(下焦)의 원기.

하유(下乳) 산모의 젖이 잘 나오게 하는 효능. 하유즙(下乳汁).

하초(下焦) ①배꼽 아래의 부위의 장기(신장, 방광, 대장, 소장). ②간장, 신장을 포함한 인체 하부 장기.

한담(寒痰) 팔과 다리가 차고 마비되어 근육이 군데군데 쑤시고 아픈 질환. 냉담(冷痰).

한반(汗班) 땀에 젖어서 생긴 반진(斑疹).

한사(寒邪) 추위나 찬 기운이 병을 일으키는 사기(邪氣)로 된 것.

한산(寒疝) 음낭(陰囊)이 차가우면서 단단하게 뭉치고 아픈 병증.

한선(汗腺) 땀샘. 땀을 분비하는 선.

한성(寒性) 약재의 찬 성질.

한습(寒濕) 질병을 일으키는 차갑고 축축한 기운.

한입혈실(寒入血室) 월경기에 한사(寒邪)가 침범하여 찬기운이 혈실(血室)에 들어가는 증상. 월경이 없어지고 배꼽 주위가 차고 아프며 맥이 침침한 증세.

한해(寒咳) 한사(寒邪)에 의한 해수(咳嗽).

항강(項强) 목 뒤가 뻣뻣하고 아프며 잘 돌리지 못하는 증상.

항배강직(項背剛直) 목 뒷부분과 등이 꼿꼿해지는 증세.

해경(解痙) 사지가 뻣뻣해지는 경(痙)을 풀어 주는 효능.

해번열(解煩熱) 가슴이 답답하고 열이 나는 것을 내려 주는 효능.

해서(解暑) 더위 먹은 것을 풀어 주는 효능.

해수(咳嗽) 기침. 만성 기침.

해수기천(咳嗽氣喘) 기침할 때 숨은 가쁘나 가래 끓는 소리가 없는 증세.

해수농혈(咳嗽膿血) 기침하면서 피를 뱉는 병증.

해역(咳逆) 기침을 하면서 기운이 치밀어 올라 숨이 차는 증세.

해역상기(咳逆上氣) 기침하면서 기운이 치밀어 오르고 숨이 가쁜 증세.

해울(解鬱) 기(氣)나 음식물 등이 막혀서 뭉친 것을 풀어 주는 효능.

해천(咳喘) 해수와 천식을 발할 때 답답하고 숨이 끊어질 듯한 증세.

해표(解表) 땀을 내어 체표의 사기를 풀어 표증(두통·발열 등)을 치료하는 효능.

해혈(咳血) 기침을 할 때 피가 나는 증세.

행기(行氣) 기를 잘 돌게 하는 효능.

행수(行水) 기기(氣機)를 잘 통하게 하고 수도(水道)를 소통, 조절하는 효능.

행어(行瘀) 활혈약(活血藥)과 이기약(理氣藥)을 같이 써서 어혈(瘀血)을 없애는 치료 방법.

행체(行滯) 기(氣)나 물질 따위가 체한 것을 소통시켜 주는 효능.

행혈(行血) 혈의 순환을 촉진하여 어혈을 없애는 효능.

허로(虛勞) 오장(五臟)이 허약(虛弱)하여 생기는 병증.

허로기열(虛勞肌熱) 오장이 허약하여 근육에 열증이 발생하는 증세.

허손해천(虛損咳喘) 폐병으로 기침이 나고 숨이 차는 증세.

허열(虛熱) 몸이 허약하여 나는 열증.

허한(虛汗) 허약하여 땀이 쉽게 나는 증세.

허한(虛寒) 정기(精氣)가 허약하여 속이 찬 증후가 나타나는 증세.

허해천촉(虛咳喘促) 몸이 허약하여 기침이 심하고 천식을 앓는 증세.

허증(虛症) 기력이나 피가 모자라 몸이 쇠약한 증세.

허훈(眩暈) 어지럼증. 정신이 어지러운 증세. 현기증

혈궐(血厥) 출혈을 많이 하였거나 간기(肝氣)가 위로 치밀어 혈(血)이 몰려서 생기는 증세.

혈기(血氣) 피와 관련된 병변(어혈 등). 혈(血)과 기(氣).

혈뇨(血尿) 소변에 피가 섞여 나오는 증세.

혈담(血痰) 가래에 피가 섞여 나오는 병증.

혈리(血痢) 적리(赤痢). 대변에 피가 섞이거나 순전히 피만 나오는 이질.

혈림(血淋) 소변이 껄끄럽고 아프면서 피가 섞여 나오는 임증(淋症).

혈맥통리(血脈通利) 통리혈맥(通利血脈). 혈맥의 흐름을 원활히 하는 효능.

혈붕(血崩) 월경 주기가 아닌데도 갑자기 음도(陰道)에서 대량의 출혈이 있는 병증.

혈비(血痺) 기혈(氣血)이 허약해져 순환이 잘되지 않아서 생긴 비증(痺證).

혈비(血秘) 혈열(血熱), 혈허(血虛)로 인한 변비(便秘).

혈색(血塞) 혈(血)이 막힌 증세.

혈어(血瘀) 피가 뭉쳐진 증세.

혈열(血熱) 세균이 혈액에 침입하여 생기는 열증.

혈전(血栓) 혈관 속에서 피가 굳어진 조그마한 핏덩이.

혈조(血燥) 속에 쌓인 열사(熱邪)가 매우 성하여 혈이 작상(灼傷)되어 마른 것.

혈종(血腫) 출혈이 국한되어 혈액이 응고하여 주위 조직을 밀어내고 생긴 종기(腫氣).

혈체경폐(血滯經閉) 혈(血)의 운행이 막혀 월경이 일어나지 않는 증세. 혈체로 인해서 월경이 멎은 증세.

혈하(血下) ①월경. ②자궁출혈.

혈하(血瘕) 아랫배에 어혈(瘀血)이 몰리면서 점차적으로 커지는 증세.

혈허(血虛) 혈이 허하거나 혈분이 부족하여 생기는 증세.

혈허두통(血虛頭痛) 혈이 부족해서 머리가 지끈거리고 아픈 증세.

협복동통(脇腹疼痛) 옆구리와 배가 쓰리고 아픈 증세.

혼암(昏暗) 정신이 희미하고 머리가 도는 것같이 방향을 잘 분간하지 못하며, 눈이 흐려져 잘 보이지 않는 증세.

화기(火氣) 가슴이 번거롭고 답답하여 기가 치밀어 오르는 증세.

화농(化膿) 곪아서 고름이 생기는 증세.

화담(化痰) 담을 변화시켜 제거하는 효능. 담을 삭이는 효능.

화습(化濕) 습사(濕邪)를 없애는 효능.

화어(化瘀) 어혈을 풀어 주는 효능.

화위(和胃) 위기(胃氣)를 조화롭게 하는 효능.

화적(化積) 적취(積聚)를 삭히는 효능.

화중(和中) 중초(中焦)를 조화롭게 하여 기능을 정상으로 만드는 효능.

화혈(和血) 혈(血)의 운행을 조화롭게 하는 효능.

활락(活絡) 낙맥(絡脈)의 운행을 활발하게 하는 효능.

활장(滑腸) 장(腸)을 윤활하게 하여 대변을 잘 보게 하는 효능.

활혈(活血) 혈을 잘 돌아가게 하는 효능.

황수창(黃水瘡) 살갗에 생기는 농포성(膿疱性) 질환.

회궐(蛔厥) 회충으로 인한 발작성 복통으로 번조(煩躁), 팔다리가 싸늘해지는 증세.

회지갑(灰指甲) 손발톱 무좀.

효천증(哮喘症) 담천(痰喘)이 급하여 가슴이 답답한 증세.

후비(喉痺) 목구멍이 붓고 아프며 무언가 막혀 있는 느낌이 들어 답답한 등의 증상이 있는 인후병.

후종(後腫) 설사 후 항문이 붓거나 부스럼 따위가 생긴 증세.

후통(喉痛) 목 안에 통증이 있는 증세.

후풍(候風) 목 안이 벌겋게 붓거나 목덜미 밖까지 근육이 수축되고 땅기면서 뻣뻣해지는 증세.

흉격창만(胸膈脹滿) 가슴이 팽팽하게 부풀어 오르면서 속이 그득한 증세.

흉만협통(胸滿脇痛) 가슴이 그득하고 옆구리가 몹시 아픈 증세.

흉통(胸痛) 가슴이 아프거나 결린 증세.

흉중번열(胸中煩熱) 가슴이 답답하면서 열감(熱感)을 느끼는 증세.

ㅈ

■ 주요 참고 문헌

- 《大韓植物圖鑑》李昌福著 鄕文社刊
- 《原色韓國植物圖鑑》李永魯著 敎學社刊
- 《韓國樹木圖鑑》山林廳林業研究院刊
- 《몸에좋은山野草》尹國炳 · 張俊根著 石悟出版社刊
- 《빛깔있는책들 약이되는야생초》김태정著 대원사刊
- 《식물도감》이창복 감수 (주)은하수미디어刊
- 《약이 되는 한국의 산야초》김태정著 국일미디어刊
- 《약이 되는 야생초》김태정著 대원사刊
- 《원색도감 한국의 야생화》김태정著 敎學社 刊
- 《原色資源樹木圖鑑》金昌浩 · 尹相旭編著 아카데미서적刊
- 《韓國野生花圖鑑》김태정著 敎學社刊
- 《꽃이 있는 삶 上 · 下》김대성 · 오병훈著 반야刊
- 《나의 꽃 문화산책》손광성지음 을유문화사刊
- 《독도의 우리 꽃》김태정著 집현전刊
- 《우리 꽃 참 좋을씨고》한국생태조경연구소著 얼과알刊
- 《趣味의 山野草》(株)月刊さつき研究所(일본)刊
- 《한국 민속 식물》최영전著 아카데미서적刊
- 《한국의 천연 기념물》윤무부 · 서민환 · 이유미共著 敎學社刊
- 《종합 약용 식물학》한국 약용 식물학 연구회著 학창사刊
- 《임상 한방 본초학》서부일 · 최호영共編著 영림사刊
- 《방제학》한의과 대학 방제학 교수共編著 영림사刊
- 《한약 생산학 각론》최성규著 신광출판사刊
- 《약용 식물》농촌 진흥청 농촌 인적자원 개발센터刊
- 《약용 작물 표준 영농교본》-7(개정) 농촌진흥청 약용작물과刊
- 《실용 동의 약학》차진헌著 과학백과사전출판사(북한)刊
- 《原色韓國本草圖鑑》安德均著 敎學社刊
- 《食品秘方》韓成昊外編著 東西文化院刊
- 《醫林養神》丁海哲外編著 東西文化院刊
- 《益壽本草》丁海哲外編著 東西文化院刊

저자 소개

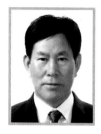

저자는 성균관대학교에서 문학전공으로 문학사 · 문학석사 · 문학박사를 졸업하였고, 공무원으로 25년간 근무한 후 2003년 공직을 사직하고 국립순천대학교 한약자원학과를 졸업하였으며, 중의학을 공부하여 국제중의사자격을 취득하였고, 원광대학교 일반대학원 한약학과 학위과정 졸업(한약학박사).

한약학박사 최수찬

●경력
- 2008년 경남생약농업협동조합 "한약관리사"
- 2011년 농촌진흥청 우수약초개량재배를 위한 "약초연구원"
- 2011년 농촌진흥청 농산물 가격 및 판매를 위한 "유통기술자문위원"
- 2012년부터 농촌진흥청 농업경영체 소득증대를 위한 진단 · 분석 · 처방을 위한 "경영전문가"
- 2013년부터 서울시산업통산진흥원 글로벌자문단 "자문위원" 및 "경영지원단" "코칭교수"
- 2019년 재)경남항노화연구원 선임직 이사

●강의 경력
- 경남과학기술대학교 '한약과 건강' (2009년)
- 충주대학교 '한방건강약술' '주요 약초재배' (2010년)
- 충북대학교-충북 진천군 공동개설 자연치유 프로그램 '(2010년)
- 안동대학교 생약자원학과 '한약재 유통학' '약사법규' (2010년)
- 서울교육대학교 '한방약초재배' (2012년)
- 충남 부여군농업농업센터 약초재배 적지 선택 및 재배법(2013년)
- 국립한국농수산대학 특용작물학과 출강(2016년)

●출판 저서
- 동의보감 한방 약차(2011년 지식서관)
- 경혈 지압도감(2012년 지식서관)
- 처방이 있는 동의한방 약초 도감(2013년 지식서관)
- 산과 들에 있는 약초(2014년 지식서관)
- 주변에 있는 약초(2014년 지식서관)
- 361 지압 경혈 백과(2015년 지식서관)
- 내 몸을 살려 주는 100가지 약초(2016년 지식서관)
- 361 지압 · 경혈 수첩(2017년 지식서관)
- 처방이 있는 동의 본초 한약 보감(2018년 지식서관)
- 항노화 약초대사전(2020년 경남매일출판국)
- 현대인의 건강 백서 민간 요법(2022년 지식서관)